Олена Березовська

Основи здоров'я дівчаток:

Практичний путівник для батьків

International Academy of Healthy Life

2025

Основи здоров'я дівчаток: Практичний путівник для батьків

Олена Березовська

Видавець: International Academy of Healthy Life
ISBN: 978-1-0691603-6-2

566 стор.

Опис:
Основи здоров'я дівчаток — це практичний посібник для батьків, опікунів і педагогів, що охоплює ключові аспекти фізичного, репродуктивного, психічного та емоційного здоров'я дівчат від народження до дорослості. У книзі розглянуто питання росту, гормональних змін, харчування, гігієни, пубертату, менструального циклу, статевого виховання та впливу соціальних факторів. Авторка — лікар і письменниця Олена Березовська — надає науково обґрунтовані рекомендації, які допомагають підтримувати дівчат на кожному етапі розвитку, сприяючи їхньому здоров'ю, впевненості та самореалізації.

Опубліковано в Канаді

2

Від автора

Дорогі читачі: матері, батьки та юні дівчатка!

Ця книга призначена для всіх, хто прагне зрозуміти та підтримати здоров'я дівчаток від народження до завершення періоду статевого дозрівання. Вона пропонує перспективний погляд на подорож дівчинки до того, щоб стати жінкою, дружиною, матір'ю, а, можливо, колись і тим, хто виховає власних дітей.

Протягом багатьох років я прагнула створити книгу, присвячену здоров'ю дівчаток. Ця тема надзвичайно важлива, але залишається недостатньо висвітленою як у популярній, так і в медичній літературі.

Як жінка, я особисто пройшла всі етапи росту, пубертату та переходу до дорослого життя, включаючи материнство. Це надає мені унікальну «жіночу» перспективу — досвід, який жоден чоловік не може повністю відчути чи зрозуміти.

Крім того, я маю доньку, яка виросла під моєю повною опікою, без залучення зовнішніх вихователів. Спостерігаючи за її ростом і розвитком, я була свідком усіх етапів її перетворення. Наші теплі й довірливі стосунки, а також мої спілкування з її подругами, дали мені унікальне розуміння потреб, турбот, страхів і хибних уявлень, які часто супроводжують шлях юної дівчинки, особливо в підлітковому віці.

Як лікар, я маю привілей поєднувати особистий досвід із професійною експертизою в галузі гінекології — медичної сфери, присвяченої здоров'ю жінок. Протягом багатьох років я тісно співпрацювала з батьками та їхніми дочками, слухала їхні історії, відповідала на запитання та розвіяла сумніви. Мій досвід у сфері освіти з питань здоров'я, включаючи проведення лекцій про статеве дозрівання і супутні теми в школах, ще більше поглибив моє розуміння викликів, з якими стикаються юні дівчатка. Ці лекції, часто орієнтовані на дітей і підлітків, підкреслювали важливість надання чіткої та достовірної інформації.

Одним із мотивів написання цієї книги стало зростаюче комерціалізоване ставлення до охорони здоров'я. У деяких регіонах медична допомога перетворилася на товар, де діагнози та лікування часто продиктовані прагненням до прибутку, а не справжньою необхідністю. Це призвело до надмірного використання діагностичних тестів, багато з яких є дорогими та непотрібними, а також до агресивних методів лікування, які іноді бувають інвазивними та невиправданими.

На жаль, дитяча гінекологія також не уникла цих тенденцій. У багатьох країнах відчувається гостра нестача спеціалізованої підготовки в галузі здоров'я дівчаток, а наявні ресурси часто застарілі або недостатні. Водночас безпідставні медичні втручання в життя юних дівчаток починаються вже з народження.

Ця книга покликана заповнити ці прогалини. Вона пропонує чіткі, науково обґрунтовані рекомендації для батьків і юних дівчаток, допомагаючи їм приймати усвідомлені та зважені рішення для здоровішого майбутнього.

Важливо пам'ятати, що життя дитини складається не лише з візитів до лікарів, аналізів і вакцинацій, хоча ці компоненти залишаються важливими складовими здоров'я. Виховання здорової дитини потребує постійних зусиль, турботи та уваги з боку батьків. Здоров'я починається ще до народження, формуючись завдяки фізичному благополуччю жінки під час вагітності та умовам, у яких зростає дитина. Такі фактори, як харчування, відпочинок, фізична активність, сімейні стосунки та емоційне благополуччя, відіграють вирішальну роль у формуванні загального стану здоров'я дитини.

У 2018 році моя книга *«Дочки-матери: Все, о чем вам не рассказывала ваша мама и чему стоит научить свою дочь»* була опублікована в Росії та стала бестселером. Її успіх підкреслив нагальну потребу в доступній, всеосяжній та достовірній інформації про здоров'я дівчаток.

Напочатку 2025 року з'явилося видання англійською мовою – *«Growing Up Strong: A Guide to Girls' Health and Well-Being»* Воно включає багато нових розділів і містить повністю оновлену, науково обґрунтовану інформацію, яка відображає найновіші наукові дослідження та медичні рекомендації. Написання цієї книги англійською мовою має особливе значення, оскільки робить ці важливі знання доступними для ширшої, глобальної аудиторії, забезпечуючи можливість для більшої кількості сімей отримати точні й практичні поради щодо виховання здорових дівчаток.

І ось збулася ще одна моя мрія – видання українською мовою!

У цій книзі я детально розглядаю багато аспектів розвитку дівчаток, висвітлюючи часто ігноровані питання дитячого здоров'я. Моя мета — надати вам знання та розуміння, які допоможуть виростити здорову, щасливу дівчинку як фізично, так і емоційно.

Я сподіваюся, що ця книга стане для вашої сім'ї цінним ресурсом і надихне вас на цьому важливому шляху.

Приємного читання!

Др. Олена Березовська

Як починається дівчинка?

Нам відомо, що стать дитини визначається складною взаємодією різних факторів, починаючи з статевих хромосом. **Хромосоми** — це ниткоподібні структури, які містяться майже в кожній клітині людського тіла. Вони утримують ДНК (дезоксирибонуклеїнову кислоту) — молекулу, яка містить інструкції для побудови та підтримки живого організму. ДНК, у свою чергу, поділяється на **гени**, які контролюють конкретні риси, такі як колір очей, зріст і функціонування організму. Разом хромосоми є планом для людського тіла, бо містять ключі до розуміння того, як починається і розвивається життя.

У кожної людини зазвичай є **46 хромосом**, розташованих у 23 парах. З них 22 пари є **аутосомами** — хромосомами, які однакові у чоловіків і жінок. Аутосоми несуть більшість генетичних інструкцій організму, проте лише мінімально впливають на визначення статі. 23-я пара складається зі **статевих хромосом**, які безпосередньо визначають біологічну стать. Повний набір хромосом у людини називається **каріотипом**, і він може бути візуалізований за допомогою діагностичного методу, відомого як каріотипування. Цей метод часто використовують для визначення статі дитини або виявлення певних генетичних порушень.

У жінок каріотип позначається як **46 ХХ**, що означає наявність двох Х-хромосом. Ці хромосоми ідентичні за структурою, але мають різне походження — одну вони отримують від матері, а іншу від батька. У чоловіків каріотип позначається як **46 ХY**, що означає наявність однієї Х-хромосоми від матері та однієї Y-хромосоми від батька. Саме ця різниця між Х- і Y-хромосомами визначає біологічну стать на рівні хромосом.

Визначення статі починається в момент зачаття, коли один сперматозоїд (чоловіча статева клітина) запліднює жіночу яйцеклітину, утворюючи нову, унікальну клітину, що називається зиготою. **Зигота** є першою клітиною нового людського організму і містить повний набір із 46 хромосом — половину від матері та половину від батька. Яйцеклітина завжди містить Х-хромосому, оскільки у жінок є тільки Х-хромосоми для передачі. Проте сперматозоїди можуть нести або Х-хромосому, або Y-хромосому. Якщо сперматозоїд з Х-хромосомою запліднює яйцеклітину, зигота матиме каріотип ХХ, і дитина буде жіночої статі. Якщо сперматозоїд з Y-хромосомою запліднює яйцеклітину, зигота матиме каріотип ХY, і дитина буде чоловічої статі. Таким чином, **стать дитини повністю визначається тим, який сперматозоїд запліднює яйцеклітину, що робить генетичний внесок батька вирішальним у цьому процесі.**

Хоча мати безпосередньо не впливає на стать дитини, її організм відіграє важливу роль у підтримці процесу зачаття. Після того як сперматозоїди потрапляють у жіночу репродуктивну систему під час статевого акту, вони долають складний шлях. Вони повинні пройти з піхви через матку до фаллопієвих труб, де знаходиться яйцеклітина. На цьому шляху сперматозоїди стикаються з різними природними механізмами відбору, такими як кислотність середовища піхви та структура цервікального слизу. Ці механізми можуть впливати на виживання та якість сперматозоїдів, і деякі дослідники припускають, що вони можуть тонко впливати на ймовірність зачаття хлопчика (Y-хромосома) або дівчинки (X-хромосома). Проте це питання все ще залишається предметом наукових досліджень.

Незважаючи на складність цього процесу, глобальне співвідношення народжуваності хлопчиків і дівчаток протягом століть залишалося надзвичайно стабільним. **У середньому на кожні 101 хлопчика народжується 100 дівчаток, що створює**

майже рівне співвідношення 1:1. Це співвідношення може незначно відрізнятися в різних популяціях через екологічні, генетичні або культурні фактори. Наприклад, у деяких регіонах соціальні переваги або медичні втручання змінили природні показники статевого співвідношення. Проте в глобальному масштабі цей баланс зберігається.

Цікаво, що співвідношення 1:1 є унікальним для людей, оскільки в інших видів воно може значно змінюватися залежно від екологічного тиску або репродуктивних стратегій.

Також варто зазначити, що, хоча визначення статі здебільшого є питанням хромосом, інші фактори можуть впливати на репродуктивні моделі. Наприклад, деякі дослідження вказують на те, що екологічні умови, такі як стрес або вік батьків, можуть впливати на співвідношення статей у певних популяціях. Проте ці ефекти є незначними і ще недостатньо вивченими.

У підсумку, визначення статі — це складний процес, що керується тонкою взаємодією генетики, біології та природного відбору. Формування зиготи знаменує початок дивовижної подорожі росту, розвитку та становлення особистості — подорожі, яку ми детальніше дослідимо в цій книзі.

Чи знали ви?

- *У середньому на кожні 101 хлопчика народжується 100 дівчаток, що створює майже рівне співвідношення статей.*

- *Сперматозоїди з Y-хромосомою рухаються швидше, але мають менший запас енергії, тоді як сперматозоїди з X-хромосомою рухаються повільніше, але живуть довше, що може впливати на зачаття хлопчика чи дівчинки залежно від часу овуляції.*

Від хромосом до гонад

Після зачаття статеві хромосоми відіграють вирішальну роль у визначенні біологічної статі. У зародків як жіночої, так і чоловічої статі починають формуватися **гонади** — органи, які згодом розвинуться в яєчники або яєчка. Ці органи є ключовими для репродуктивної системи, дозволяючи організму виробляти потомство в період зрілості. Проте гонади виконують дві взаємопов'язані функції, які виходять за межі репродукції:

1. **Виробництво та дозрівання статевих клітин:** Це **гамети** — яйцеклітини у жінок і сперматозоїди у чоловіків, які несуть половину

16

генетичного матеріалу, необхідного для розмноження.

2. **Вироблення гормонів:** Гормони діють як хімічні посередники, що регулюють не лише репродукцію, а й ріст та розвиток вторинних статевих ознак, таких як розвиток молочних залоз у дівчаток і огрубіння голосу у хлопчиків.

Хоча ці функції починають формуватися ще під час ембріонального розвитку, вони повністю активуються лише в період статевого дозрівання, коли організм набуває здатності до розмноження.

На ранніх стадіях розвитку гонади всіх зародків є **біпотенційними**, тобто вони можуть розвинутися як у яєчники, так і в яєчка, незалежно від хромосомного набору ембріона (XX для дівчаток, XY для хлопчиків). Цей етап, відомий як *біпотенційність*, триває лише кілька днів після зачаття. Далі починається процес **статевої диференціації** — розвиток чоловічих або жіночих фізичних ознак, керований переважно статевими хромосомами.

У зародків із Y-хромосомою (XY) ключову роль відіграє специфічний ген, розташований на цій хромосомі, — ген **SRY** (Sex-determining Region Y). Він діє як головний перемикач для розвитку чоловічої статі.

17

Ген SRY виробляє білок, відомий як **тестикулярно-детермінуючий фактор (TDF)**, який запускає каскад генетичних процесів, що ведуть до формування яєчок. Яєчка починають виробляти невеликі кількості тестостерону — гормону, відповідального за формування чоловічих структур, таких як **сім'явиносні протоки** (трубки, що транспортують сперматозоїди) і **насінні бульбашки** (залози, що виробляють компоненти сперми).

У ембріонів із двома X-хромосомами (XX) відсутність гена **SRY** дозволяє гонадам природним чином розвиватися в яєчники. Цей процес відбувається трохи пізніше, ніж розвиток яєчок у ембріонів з XY-хромосомами, що дослідники називають «періодом очікування». Без сигналів, які запускає SRY, активуються інші гени, що сприяють розвитку яєчників і пригнічують чоловічі ознаки. Жіночий розвиток активно залучає певні генетичні та молекулярні шляхи, зокрема **RSPO1** і **WNT4**, які стимулюють формування яєчників і пригнічують чоловічі риси.

На цій стадії гормональне середовище в жіночих ембріонах залишається відносно «спокійним», оскільки яєчники не виробляють значних кількостей гормонів до більш пізніх етапів внутрішньоутробного розвитку.

Цей природний перехід від біпотенційних гонад до статево-специфічних органів підкреслює тонкий взаємозв'язок генетичних і гормональних сигналів, які визначають, чи розвинеться ембріон як чоловічий чи жіночий. Хоча жіночий розвиток традиційно вважався «основним» шляхом, сучасні дослідження продовжують відкривати складні механізми, які роблять ці процеси однаково цікавими й складними.

На відміну від чоловічих ембріонів, розвиток яких залежить від активних сигналів специфічних генів, таких як **SRY**, аналогічних «жіночих» генів, які безпосередньо керують розвитком яєчників, не було виявлено. Натомість жіночий розвиток відбувається за відсутності чоловічих сигналів. Ця відсутність підкреслює вирішальну роль чоловічих генів, тоді як жіноча диференціація покладається на скоординовану активацію та пригнічення різних генетичних шляхів.

У ембріонах обох статей первинні статеві клітини — попередники яйцеклітин і сперматозоїдів — виникають поза ембріоном у структурі, що називається **жовтковим мішком**. Звідти ці клітини мігрують до гонад (яєчок у чоловіків і яєчників у жінок). Ця міграція є важливим етапом для правильного репродуктивного розвитку. У чоловіків ці клітини згодом переміщуються зовнішньо в мошонку, де розташовані яєчка.

На ранніх етапах розвитку ці первинні статеві клітини проходять **мітотичний поділ** — процес, який збільшує їхню кількість. На цьому етапі вони залишаються біпотенційними, тобто можуть розвинутися як у чоловічі, так і в жіночі статеві клітини. Цікаво, що цей процес не контролюється статевими хромосомами або специфічними генами чоловічої чи жіночої статі, а регулюється механізмами, які досі залишаються недостатньо вивченими.

У чоловічих ембріонах програма сперматогенезу (розвитку сперматозоїдів) починається приблизно на **12,5 день після зачаття** (приблизно 4-й акушерський тиждень вагітності). Хоча ця рання програма закладає основу для вироблення чоловічих статевих клітин, вона залишається неактивною до настання статевого дозрівання, коли яєчка стають повністю функціональними.

У жіночих ембріонах програма *оогенезу* (розвитку яйцеклітин) активується на **13-й день після зачаття**. На цьому етапі первинні статеві клітини починають **мейотичний поділ** — спеціалізований процес, що зменшує кількість хромосом удвічі, готуючи клітини до репродукції. На відміну від чоловіків, у жіночих ембріонах цей початковий етап поділу завершується ще до народження. Після цього яйцеклітини входять у «призупинений», незрілий стан, у якому залишаються до початку статевого дозрівання, коли їх остаточне дозрівання та вивільнення під час овуляції починається.

Чоловічий розвиток часто описують як «активний», оскільки він залежить від активації специфічних генів, таких як **SRY**, і вироблення тестостерону. Натомість жіночий розвиток вважається «пасивним», оскільки він відбувається за відсутності сигналів, притаманних чоловічій статі. Проте таке визначення є дещо оманливим, оскільки жіночий розвиток включає точно налаштовані генетичні та гормональні процеси, які є не менш складними, ніж ті, що спричиняють чоловічу диференціацію.

Що батькам і дочкам слід знати про здоров'я яєчників

Цікавим аспектом жіночої репродуктивної системи є те, що **яєчниковий резерв** — загальна кількість яйцеклітин, які жінка матиме протягом життя, — формується ще до народження. Цей обмежений запас починає природним чином зменшуватися ще до статевого дозрівання. До моменту досягнення дівчинкою пубертату залишається лише невелика частина цих яйцеклітин, і лише невелика їх кількість дозріває та вивільняється під час овуляції.

Оскільки яєчниковий резерв не поповнюється, будь-яке пошкодження яєчників або прилеглих органів малого таза (внаслідок операцій, травм або певних медичних процедур) може суттєво вплинути на репродуктивний потенціал жінки. Такі порушення можуть призвести до зменшення резерву яйцеклітин, раннього настання менопаузи або навіть безпліддя.

Батьки відіграють важливу роль у тому, щоб навчити своїх дочок цінувати та захищати своє репродуктивне здоров'я. Прості заходи, такі як уникнення непотрібних процедур і увага до екологічних та способу життя факторів, можуть допомогти зберегти фертильність.

Навчання дівчаток тому, як дбати про своє репродуктивне здоров'я, дає їм змогу приймати обґрунтовані рішення щодо свого тіла, забезпечуючи їхнє благополуччя як зараз, так і в майбутньому.

Чи знали ви?

- *На ранніх стадіях розвитку всі ембріони мають гонади, які можуть розвинутися як у яєчники, так і в яєчка, незалежно від їхніх статевих хромосом.*

- *Загальна кількість яйцеклітин у жінки визначається ще до народження і не може поповнюватися, що робить здоров'я яєчників важливим для підтримки фертильності протягом життя.*

Від гонад до гормонів

Тепер ви вже знаєте, що стать дитини визначається статевими хромосомами, успадкованими від батьків, формуванням репродуктивних органів, насамперед гонад (яєчників і яєчок), і появою в них первинних статевих клітин. Однак цих основних факторів недостатньо. Дівчинка не зможе повністю розвинутися як дівчинка, а хлопчик як хлопчик, без потужного впливу статевих гормонів.

В організмі людини існують дві основні групи статевих гормонів. **Чоловічі статеві гормони**, які називаються **андрогенами**, включають **тестостерон**. Він відповідає за розвиток чоловічих ознак, таких як ріст м'язів, огрубіння голосу та вироблення сперми. **Жіночі статеві гормони**, відомі як **естрогени**, включають кілька форм, з яких **естрадіол** є найважливішим. Він відіграє ключову роль у розвитку жіночих ознак, таких як ріст молочних залоз, регуляція менструального циклу та підтримка здоров'я кісток.

Статеві гормони є частиною більшої групи хімічних речовин, які називаються **стероїдними гормонами**. Вони утворюються з **холестерину** (типу жиру, що міститься в організмі). Окрім андрогенів і естрогенів, до цієї групи належать **прогестерон**, який є життєво важливим для підтримки вагітності, а також **гормони надниркових залоз**, зокрема **кортизол** (допомагає організму справлятися зі стресом) і **альдостерон** (регулює баланс солей і води в організмі).

Хоча **прогестерон** не класифікується як справжній статевий гормон, він відіграє важливу роль у процесі розмноження. Наприклад, прогестерон готує матку до вагітності, підтримує її середовище для розвитку плода і допомагає запобігти передчасним скороченням матки.

Роль статевих гормонів була детально вивчена на різних тваринних моделях, що пролило світло на їхній вплив під час розвитку. Наприклад, введення андрогенів або естрогенів у ембріони багатьох тварин може переважити вплив їхніх хромосом, спричиняючи розвиток яєчок або яєчників, навіть якщо хромосомний набір суперечить цьому процесу. Це демонструє величезну силу цих гормонів у формуванні репродуктивних органів і вторинних статевих ознак.

У людей хромосомний набір (**XX** або **XY**) забезпечує «план» для розвитку, але статеві гормони діють як «будівельники», виконуючи інструкції, закодовані в хромосомах. Їхня наявність, рівні та час активності мають вирішальне значення для правильного статевого розвитку і диференціації.

У 1987 році дослідники висунули теорію, що статева диференціація залежить не від абсолютного рівня статевих гормонів, а від співвідношення андрогенів (чоловічих гормонів) до естрогенів (жіночих гормонів). Це співвідношення визначає, чи розвинуться гонади в яєчка або яєчники, і керує загальною диференціацією плода на чоловічу або жіночу стать.

Певні гени, наприклад **CYP19** (ароматаза), регулюють цей баланс. *Ароматаза* — це фермент, який перетворює тестостерон в естрадіол, забезпечуючи належне гормональне середовище для розвитку. Цей процес є особливо важливим на ранніх стадіях вагітності, коли будь-який збій у цьому балансі може призвести до аномалій у статевій диференціації.

Розуміння важливої ролі статевих гормонів у розвитку підкреслює потенційні небезпеки зовнішнього гормонального впливу під час вагітності. Надмірне або необґрунтоване використання гормонів, особливо у високих дозах, у ранні етапи розвитку плода може порушити природні процеси статевої диференціації. Це може спричинити дефекти розвитку, неправильне формування репродуктивних органів або ускладнення в статевому розвитку в майбутньому.

З цієї причини важливо, щоб медичні працівники дотримувалися обережності при призначенні гормональних препаратів під час вагітності. Майбутнім матерям також слід уникати самолікування гормональними ліками або добавками, оскільки навіть невеликі дози можуть мати тривалий вплив на репродуктивне здоров'я дитини.

Чи знали ви?

- *Статеві гормони, такі як тестостерон і естрадіол, впливають не лише на розвиток репродуктивних органів, а й на вторинні ознаки, наприклад, глибину голосу та здоров'я кісток.*

- *Порушення балансу статевих гормонів під час вагітності можуть вплинути на статевий розвиток і репродуктивне здоров'я дитини протягом усього життя.*

Від гормонів до статевих ознак

Останнім етапом статевої диференціації або визначення статі є формування чоловічого або жіночого *фенотипу* — фізичних і внутрішніх ознак, які відрізняють одну стать від іншої. **Фенотип** означає спостережувані характеристики, що формуються під впливом генетики, гормонів і довкілля. До них належать такі фізичні риси, як колір шкіри, волосся і очей, будова тіла та риси обличчя, а також внутрішні ознаки, зокрема структура і функції репродуктивних органів.

Хоча внутрішні структури, такі як гонади і репродуктивні органи, мають вирішальне значення для статевої функції, зовнішні ознаки, зокрема геніталії та **вторинні статеві ознаки**, які з'являються під час статевого дозрівання, відіграють ключову роль у визначенні чоловічого та жіночого фенотипу. Взаємодія між хромосомами, гонадами та гормонами спричиняє ці відмінності. Порушення на будь-якому рівні цього процесу може призвести до нетипових статевих ознак або репродуктивних проблем.

Статеві гормони, такі як тестостерон і естрогени (наприклад, естрадіол), є центральними у розвитку чоловічих і жіночих характеристик. Ці гормони діють як «посередники», перетворюючи генетичні інструкції у фізичні ознаки. Наприклад:

- **Тестостерон** стимулює розвиток чоловічих рис, зокрема: зростання м'язів, появу волосся на обличчі та огрубіння голосу.

- **Естрадіол**, основний естроген у жінок, сприяє розвитку молочних залоз, розподілу жирової тканини та регуляції менструальних циклів.

Статеві гормони можуть впливати на розвиток незалежно від генів у певних умовах. Наприклад, введення тестостерону або естрогену може спричинити появу чоловічих або жіночих ознак незалежно від хромосомного набору. Це чітко видно в клінічних випадках, таких як:

- **Терапія тестостероном** для стимуляції пубертату у хлопчиків із затримкою розвитку.

- **Терапія естрогеном** для полегшення симптомів менопаузи або підтримки фемінізації у трансгендерних жінок.

Крім того, дослідження зворотного визначення статі на тваринних моделях показують, що зміна рівнів гормонів може переважити генетичні сигнали, підкреслюючи важливість гормонального балансу.

Проте вплив статевих гормонів залежить від їхньої дози та співвідношення. Зміни у співвідношенні андрогенів і естрогенів можуть порушити нормальний розвиток, що призводить до таких станів, як нечітко виражені геніталії або затримка розвитку вторинних статевих ознак.

Процеси **фемінізації** (розвиток жіночих ознак) і **маскулінізації** (розвиток чоловічих ознак) регулюються як генетичними, так і гормональними сигналами. Гени, розташовані на аутосомах (22 нестатевих хромосомах, спільних для чоловіків і жінок), відіграють ключову роль у регуляції репродуктивної системи та розвитку внутрішніх органів.

Мутації або дефекти в цих генах можуть призводити до безпліддя або атипового статевого розвитку, підкреслюючи складність і чутливість процесів, що формують статеву диференціацію.

Зовні хлопчики і дівчатка відрізняються насамперед **первинними статевими ознаками**, тобто будовою зовнішніми статевими органами при народженні. Проте в період пубертату різке підвищення вироблення статевих гормонів запускає розвиток

вторинних статевих ознак, які ще більше визначають чоловічий і жіночий фенотипи:

- **У хлопчиків** вторинні ознаки включають ріст волосся на обличчі та тілі, збільшення м'язової маси й огрубіння голосу.

- **У дівчаток** ці ознаки включають розвиток молочних залоз, розширення стегон і зміни в розподілі жирової тканини.

Внутрішні процеси також формують репродуктивні органи та їхні функції. Наприклад:

- **У хлопчиків:** Яєчка виробляють сперматозоїди і тестостерон.

- **У дівчаток:** Яєчники виробляють яйцеклітини, естроген і прогестерон.

Статева диференціація — це не одноразова подія, а тривалий процес, який починається ще під час внутрішньоутробного розвитку і триває до дорослого віку. Під час внутрішньоутробного періоду закладається основа, коли хромосоми, гонади й гормони взаємодіють для формування первинних статевих ознак. Статеве дозрівання є наступним важливим етапом, коли активація гормонів запускає розвиток вторинних статевих ознак, остаточно визначаючи статевий фенотип.

Навіть після пубертату **гормональні зміни** протягом життя продовжують впливати на статеві ознаки. Наприклад:

- Вагітність у жінок супроводжується різким підвищенням рівня естрогену та прогестерону, що змінює форму тіла і функції репродуктивної системи.

- Менопауза характеризується зниженням вироблення гормонів яєчниками, що призводить до змін у щільності кісток, еластичності шкіри та обміні речовин.

- Андропауза у чоловіків супроводжується поступовим зниженням рівня тестостерону, що впливає на м'язову масу, рівень енергії та лібідо.

Чи знали ви?

- *Розвиток чоловічих або жіночих ознак залежить як від генетики, так і від балансу гормонів, які в деяких випадках можуть навіть переважати генетичні сигнали.*

- *Пубертат викликає різкий сплеск статевих гормонів, що формує вторинні статеві ознаки, такі як ріст волосся на обличчі у хлопчиків або розвиток молочних залоз у дівчаток.*

Вітаємо, у вас буде дівчинка!

Багато майбутніх батьків із нетерпінням чекають на можливість дізнатися стать своєї дитини, особливо матері, які часто відчувають сильну цікавість щодо того, чи вони очікують хлопчика чи дівчинку. Уже з перших тижнів вагітності деякі батьки поспішають на ультразвукове дослідження в надії отримати відповідь.

Але наскільки важливо знати стать дитини до її народження? Відповідь залежить від кожної сім'ї. Для одних це приємна цікавість, а для інших — принципове питання. Однак чимало батьків засмучуються, коли лікарі відмовляються повідомити стать малюка до більш пізнього терміну вагітності.

Чому так відбувається? Чи справді неможливо визначити стать дитини на ранніх термінах? Відповідь — і так, і ні. Хоча раннє УЗД іноді може визначити стать дитини, результати менш точні, особливо якщо у фахівця недостатньо досвіду. Основна причина відмови у розкритті цієї інформації, однак, полягає не стільки в технічних обмеженнях, скільки в етичних міркуваннях.

У багатьох розвинених країнах оголошення статі дитини до **24–26 тижнів вагітності** не рекомендується через побоювання щодо селективного аборту — навмисного переривання вагітності на основі статі дитини. Така практика є поширеною в певних регіонах, особливо в деяких частинах Азії, де культурні норми надають перевагу народженню хлопчиків через питання спадкоємності та родоводу.

Зі зростанням імміграції з цих регіонів до розвинених країн професійні медичні організації часто рекомендують відкладати оголошення статі для зниження ризику таких практик. Хоча суворих законів, що регулюють це питання, немає, більшість сучасних лікарів дотримуються цих рекомендацій, щоб підтримувати етичні стандарти. Тому, якщо ваш лікар відмовляється повідомити про стать дитини на ранніх термінах, це не пов'язано з браком навичок або байдужістю, а є проявом прихильності до етичних принципів.

Винятки з цього правила можливі у випадках, коли стать дитини має медичне значення — наприклад, якщо в родині є спадкові захворювання, пов'язані зі статтю, або виявлені аномалії сечовидільної чи репродуктивної систем.

Коли можна точно дізнатися стать дитини?

Рання можливість визначення статі дитини з'являється на стадії восьми клітин під час *екстракорпорального запліднення* (ЕКЗ). На цьому етапі за допомогою **передімплантаційного генетичного тестування** (ПГТ) можна перевірити ембріони на хромосомні і генетичні порушення та визначити їхню стать ще до імплантації.

Хоча ця методика є надзвичайно корисною для виявлення спадкових захворювань, пов'язаних зі статевими хромосомами, її використання для особистих цілей, наприклад, балансування хлопчиків і дівчаток у сім'ї, викликає суперечки та критику.

Ще одним методом є аналіз **фетальної ДНК**, яка потрапляє в кров матері з плаценти вже на ранніх термінах вагітності. Цю ДНК можна дослідити на наявність **Y-хромосомних маркерів**, які вказують на чоловічу стать плода. Якщо маркери Y-хромосоми не виявлені, припускається, що плід жіночої статі. Цей метод є неінвазивним і все частіше використовується для раннього визначення статі та скринінгу хромосомних аномалій.

34

Сучасні діагностичні методи та питання безпеки

Хоча сучасні неінвазивні методики набувають все більшої популярності, традиційні методи визначення статі дитини або її каріотипу (хромосомного набору) все ще використовуються в певних клінічних випадках. До них належать:

1. **Взяття хоріонічних ворсинок (CVS):**

- Проводиться між 6–15 тижнями вагітності.

- Включає взяття зразка тканини хоріону (ранньої плаценти) для виявлення генетичних аномалій.

- Ризик: приблизно 1 випадок на 100 може призвести до втрати вагітності.

- Використовується лише за медичними показаннями, наприклад, при підозрі на хромосомні порушення.

2. **Амніоцентез:**

- Проводиться після 16 тижнів вагітності.

- Включає взяття невеликої кількості амніотичної рідини для аналізу хромосом плода.

- Ризик: приблизно 1 випадок на 200 може призвести до втрати вагітності.

- Часто використовується для діагностики таких станів, як синдром Дауна.

3. **Кордоцентез (забір крові з пуповини):**

- Використовується, коли плід виявляє ознаки анемії або потребує внутрішньоутробного переливання крові.

- Включає взяття зразка крові з пуповини для діагностичних цілей.

- Не використовується лише для визначення статі дитини через інвазивність процедури.

Ці методи мають певні ризики і рекомендуються тільки в разі крайньої необхідності для діагностики генетичних або хромосомних відхилень.

Ультразвук: Найбезпечніший метод визначення статі плода

Ультразвукове дослідження залишається найпоширенішим і найбезпечнішим методом визначення статі дитини. Проте його точність залежить від термінів вагітності та досвіду фахівця.

- На терміні **11–14 тижнів** іноді можна побачити ранні структури зовнішніх статевих органів, але на цьому етапі часто трапляються помилки.

- До **20 тижня** точність визначення суттєво підвищується, роблячи цей період найкращим часом для встановлення статі дитини.

Важливо зазначити, що медичні працівники зазвичай утримуються від повідомлення статі дитини, якщо батьки самі не запитують про це. Фрази на кшталт «У вас буде дівчинка!» без запиту можуть порушити право батьків вирішувати, чи хочуть вони знати стать до народження.

Для сімей, які хочуть дізнатися стать, друга половина вагітності є найкращим часом для запиту. Знання статі дозволяє батькам підготувати одяг, декор дитячої кімнати і навіть імена. Хоча в деяких культурах забороняють ранні приготування через забобони, такі переконання рідко поширені в сучасному суспільстві.

Чи знали ви?

- *Ранні неінвазивні аналізи крові можуть визначити стать дитини, аналізуючи фетальну ДНК у крові матері.*

- *Ультразвук є найбезпечнішим і найпоширенішим методом визначення статі дитини, забезпечуючи найвищу точність після 20 тижнів вагітності.*

Дев'ять місяців внутрішньоутробного розвитку дівчинки

Чи відрізняються розвиток і здоров'я жіночих плодів від чоловічих? Найбільш суттєва різниця полягає у формуванні та розвитку репродуктивних органів, хоча етапи їхнього формування у дівчаток і хлопчиків доволі схожі. Але що стосується загального здоров'я?

Вагітність, народження і дитинство — це три основи, які визначають майбутнє здоров'я дорослої людини. Для тих, хто вірить у «долю», важливо розуміти, що життя в утробі, процес народження та раннє дитинство мають найглибший вплив на майбутнє людини. У цих трьох стовпах прихований ще один майже невидимий елемент — геном (генотип) зачатої дитини. Сучасна наука дає змогу досліджувати його на молекулярному рівні.

Набір генів людини, розташованих у хромосомах, походить від батька й матері. Цей генетичний набір може здаватися незмінним, але насправді генотип — це динамічна система, яка постійно змінюється. Ці зміни відбуваються від моменту зачаття і до кінця життя, як і у будь-якої живої істоти, що несе закодовану інформацію у вигляді РНК і ДНК. Генетичні зміни є основою еволюції, яка привела до появи тисяч різних видів флори і фауни, як у минулому, так і сьогодні. Ця генетична адаптивність є безперервним процесом, що дозволяє живим організмам пристосовуватися до змін у внутрішньому та зовнішньому середовищі.

Епігенетика та фактори, що впливають на здоров'я плода

Останніми роками **епігенетика** — наука, яка об'єднує медицину, генетику, біохімію, біологію, екологію та інші галузі, стрімко розвивається. Епігенетика вивчає зміни у роботі генів, викликані внутрішніми та зовнішніми факторами середовища, що науковці називають **«генотипною активністю»**. Інтерес до змін геному зріс завдяки дослідженням причин захворювань і впливу раннього розвитку (включно з вагітністю) на здоров'я в дорослому віці.

На ймовірність здорової вагітності та народження здорової дитини впливає безліч факторів, серед яких найважливішим є здоров'я матері. Гени, які дитина отримує від обох батьків, визначають структуру клітин, тканин і органів. Однак здоров'я матері, її харчування та перебіг вагітності є додатковими, але не менш важливими факторами, що впливають на благополуччя дитини. Ці фактори також залежать від зовнішнього середовища, в якому проживає мати, адже воно суттєво формує здоров'я майбутньої дитини. Середовище охоплює не лише екологічні чинники (забруднення, екстремальні температури, шум), але й політичні та соціальні (війни, економічні кризи, нестабільність).

Епігенетика впливає на здоров'я плода, змінюючи роботу генів без змін у їхній ДНК. Наприклад, стрес матері під час вагітності може впливати на гени, пов'язані зі стресовою реакцією, підвищуючи у дитини чутливість до стресу та ризик розвитку емоційних розладів. Подібним чином, нестача таких поживних речовин, як фолієва кислота або йод, може негативно впливати на розвиток мозку та когнітивні здібності. Це підкреслює, наскільки важливою є турбота про здоров'я матері для нормального розвитку дитини.

Ставлення суспільства до вагітних жінок і дітей — від агресії та байдужості до поваги до сім'ї та материнства — також впливає на розвиток плода. Важливу роль відіграють стосунки матері з її партнером та іншими членами родини. Навіть якщо жінка має добрий стан здоров'я, конфлікти та насильство у стосунках із майбутнім батьком можуть спричинити серйозні ускладнення під час вагітності, пологів і негативно вплинути на здоров'я новонародженого.

Відмінності у реакціях плода у дівчаток і хлопчиків

Існує помітна різниця у тому, як чоловічі та жіночі плоди реагують на внутрішні та зовнішні фактори. Перші дослідження впливу цих факторів на внутрішньоутробний розвиток, виживаність і здоров'я новонароджених розпочалися ще у 1980-х роках.

Виявилося, що вагітності з чоловічими плодами частіше мають негативні наслідки, тоді як вагітності з жіночими плодами зазвичай проходять більш гладко. Це явище також було підтверджено у дослідженнях, проведених на початку цього століття.

Жіночі плоди розвиваються повільніше, ніж чоловічі, починаючи з доімплантаційного етапу. Чоловічі ембріони та плоди є більш чутливими до порушень харчування, які можуть виникати через погану роботу плаценти або недостатнє харчування матері. Внутрішньоутробна затримка росту частіше спостерігається у чоловічих плодів, а структурні чи функціональні аномалії плаценти також частіше зустрічаються при вагітностях з хлопчиками. На жаль, чоловічі плоди мають вищий рівень смертності до народження, що означає підвищений ризик ускладнень під час вагітності з хлопчиком.

Як можна пояснити цю різницю у внутрішньоутробному розвитку та результатах вагітностей з чоловічими й жіночими плодами? Вчені та лікарі вважають, що це може бути пов'язано з вищими потребами чоловічих плодів у поживних речовинах. Харчування матері та здатність плаценти засвоювати ці речовини з організму матері є критично важливими факторами, які впливають на ріст і розмір плода.

Фактор	Плоди чоловічої статі	Плоди жіночої статі
Швидкість розвитку	Розвиваються швидше, особливо на ранніх стадіях.	Розвиваються повільніше, починаючи з доімплантаційн ого періоду.
Ефективніс ть плаценти	Плацента працює ефективніше, але має менший резерв, що робить їх більш вразливими до стресу чи недоїдання.	Має вищий резервний потенціал, що забезпечує більшу стійкість до несприятливих умов.
Чутливість до	Більш чутливі до нестачі поживних	Краще адаптуються до

харчування	речовин; вищий ризик затримки внутрішньоутробн ого розвитку (ЗВУР).	дефіциту поживних речовин.
Рівень виживання	Вищий рівень смертності до народження через підвищену чутливість до стресу та порушень плаценти.	Нижчий рівень смертності до народження; вищі показники виживання.
Терміни народженн я	Народжуються трохи раніше, зазвичай із тією ж вагою або більшою, ніж у дівчаток.	Народжуються трохи пізніше; мають тенденцію «наздоганяти» вагу перед пологами.
Пропорції тіла при народженні	Довші та худіші; більший окружний розмір голови.	Кругліші форми тіла; менший окружний розмір голови.
Довгострок ові наслідки для здоров'я	Вищий ризик серцево-судинних захворювань при низькій вазі при народженні.	Нижча ймовірність серцево-судинних захворювань; вищі механізми виживання.

Плацента і розвиток плода: Генетичний зв'язок

Варто пам'ятати, що **плацента розвивається з заплідненої яйцеклітини, маючи ту саму генетичну та хромосомну ідентичність, що й плід**. По суті, плацента (плідне місце, послід) є продуктом плода, хоча її формування та розвиток ембріона відбуваються окремо з найперших тижнів вагітності. Таким чином, здорове зачаття зазвичай забезпечує як здорову плаценту, так і здоровий плід. Натомість, якщо зачаття було дефектним, можуть виникати аномалії як у плода, так і в плаценті, яка може не справлятися зі своїми функціями. Такі вагітності часто припиняються природним шляхом.

Дослідження, під час яких порівнювали розміри плаценти і плодів, виявили пропорційний взаємозв'язок між ними. Іншими словами, менші діти зазвичай мають менші плаценти. Загалом, розмір плаценти відповідає розміру плода як у дівчаток, так і у хлопчиків. Однак подальші порівняння виявили суттєві відмінності у співвідношенні ваги плаценти до плода та пропорціях тіла під час вагітностей хлопчиками і дівчатками. У дівчаток співвідношення ваги плаценти до ваги плода зазвичай більше, навіть якщо сама плацента менша.

«Програмування» плоду на розвиток і здоров'я

Концепція програмування плода підкреслює, як несприятливі умови під час вагітності, такі як дефіцит поживних речовин або стрес матері, можуть вплинути на довгострокове здоров'я. Наприклад:

- Кровотік перенаправляється до життєво важливих органів, таких як мозок і серце, на шкоду іншим, наприклад, ниркам чи печінці.

- Таке перенаправлення може порушувати розвиток органів, підвищуючи ризик розвитку захворювань, таких як гіпертонія чи метаболічні розлади, у дорослому віці.

Дослідження на тваринах підтверджують, що жіночі плоди є більш стійкими до стресу та недоїдання порівняно з чоловічими. Проте хлопчики, народжені вчасно, часто бувають міцнішими та здоровішими за дівчаток, які зазвичай мають дещо нижчу вагу при народженні.

Дослідження впливу статі плода на його розвиток і довгострокові наслідки для здоров'я все ще перебувають на ранньому етапі. Чоловічі плоди можуть бути більш вразливими до ускладнень, тоді як жіночі виявляють кращу здатність до адаптації, що сприяє їхньому виживанню та довшій тривалості життя.

Чи знали ви?

- *Чоловічі плоди ростуть швидше, але є більш чутливими до стресу та дефіциту поживних речовин, що підвищує ризик ускладнень до народження.*

- *Жіночі плоди розвиваються повільніше, проте вони більш стійкі до несприятливих умов, що сприяє їхній виживаності та довшому життю.*

Дівчатка і хлопчики: створені за різними шаблонами?

Чим відрізняються розвиток і ріст дівчаток та хлопчиків? Батьки (та дідусі й бабусі), які виховують дітей обох статей, легко підтвердять, що відмінності між дівчатками та хлопчиками помітні вже з перших місяців життя.

Йдеться не лише про відмінності у статевих органах чи вторинних статевих ознаках. Фізично дівчатка й хлопчики після народження виглядають майже ідентично, за винятком зовнішніх статевих органів. Однак із часом різниця проявляється не лише у фізичних особливостях, а й у набутті різних навичок, реакціях на оточення, взаємодії з людьми, поведінці тощо.

Що є причиною цих відмінностей? У першу чергу, це різниця у розвитку мозку, яка починає формуватися ще в утробі. Чи зумовлений цей унікальний розвиток мозку генетично або під впливом інших факторів (наприклад, гормонів), поки що не зовсім зрозуміло. Найімовірніше, це комбінація факторів, серед яких генетика відіграє ключову роль. Зокрема, наявність генів, які умовно можна поділити на «чоловічі» та «жіночі», значною мірою впливає на формування чоловічого та жіночого організмів.

Хоча генетика має визначальне значення, гормони, такі як тестостерон і естроген, відіграють потужну роль під час пренатального розвитку. Тестостерон у чоловічих плодів стимулює розвиток ділянок мозку, пов'язаних із просторовим мисленням і поведінкою. Натомість естроген у жіночих плодів сприяє кращій асоціації між ділянками мозку, відповідальними за словесну комунікацію та емоційну регуляцію.

Важливо зазначити, що ці біологічні відмінності не є фіксованими. **Нейропластичність** мозку, його здатність адаптуватися і перебудовуватися під впливом досвіду, означає, що фактори зовнішнього середовища, такі як виховання, освіта та соціальні взаємодії, можуть як посилювати, так і згладжувати ці відмінності з часом.

Хоча науковці з різних галузей лише нещодавно почали ретельно вивчати ці відмінності в науковому контексті, популярні публікації на цю тему існують уже давно. Прогрес у науці та медицині зробив можливим проведення багатьох таких досліджень із мінімальним втручанням у життя дітей і без ризику для їхнього здоров'я.

Практичне значення розуміння відмінностей між дівчатками та хлопчиками

Яке практичне значення має наукове вивчення відмінностей між дівчатками та хлопчиками? Ці знання, основані на наукових доказах, допомагають краще зрозуміти причини та перебіг різних захворювань, а також вплив ліків та інших методів лікування залежно від статі людини. Наприклад:

- Певні захворювання частіше зустрічаються у чоловіків, ніж у жінок, і навпаки.

- Медичні методи лікування, включно з дозуванням ліків і побічними ефектами, можуть суттєво відрізнятися залежно від біологічної статі.

Такі знання також є надзвичайно корисними в освіті. Вони допомагають зрозуміти, як діти сприймають інформацію, дозволяючи вчителям адаптувати навчальні програми з урахуванням відмінностей у способах обробки інформації хлопчиками та дівчатками. Це сприяє створенню індивідуалізованих підходів до навчання. Крім того, розуміння цих відмінностей допомагає батькам краще інтерпретувати поведінку своїх дітей.

Наприклад, дівчатка часто краще справляються із завданнями, пов'язаними з вербальними навичками, що дозволяє їм отримувати більше користі від методів навчання, які акцентують увагу на розповідях і дискусіях. Натомість хлопчики зазвичай досягають успіху в фізично активному навчальному середовищі, що допомагає їм краще зосереджуватися та запам'ятовувати інформацію.

Люди часто прагнуть зрозуміти себе та інших, аналізуючи помітні відмінності. Усвідомлення того, що є фундаментально зумовленим біологією та статевою диференціацією, і відокремлення цього від міфів чи дезінформації може допомогти вибудовувати здоровіші стосунки, почуватися комфортніше в суспільстві та підтримувати тих, хто потребує розуміння й допомоги.

У цій узагальненій таблиці представлені відмінності у розвитку дівчаток і хлопчиків за різними ключовими факторами розвитку. Таблиця була створена на основі аналізу численних наукових статей і досліджень про здоров'я та розвиток дітей.

Фактор розвитку	Дівчатка	Хлопчики
Розвиток мозку		
Ліва півкуля (вербальні навички)	Розвивається першою та швидше — можливо, це пояснює, чому дівчатка частіше є більш говіркими.	Розвивається повільніше.
Права півкуля (просторові навички)	Розвивається повільніше.	Розвивається першою та швидше — можливо, це пояснює кращу просторову орієнтацію у хлопчиків.
Префронтальна кора (контроль імпульсів,	Розвивається до пізнього підліткового	Дозріває майже до 30 років.

рішення)	віку (19–20 років); більша за розміром.	
Мигдалеподібне тіло (емоції)	Розвивається пізніше; починається з лівого боку; емоції виражаються словами; негативні емоції обробляються у корі.	Розвивається раніше; починається з правого боку; емоції виражаються діями; важче висловлювати словами негативні емоції.
Гіпокамп (пам'ять)	Розвивається раніше; відповідає за пам'ять на об'єкти й деталі.	Розвивається пізніше; відповідає за пам'ять на зображення та основні відчуття
Мозолисте тіло (зв'язок між півкулями)	На 25% більше в підлітковому віці; забезпечує кращу комунікацію між півкулями.	Півкулі спілкуються менш ефективно, ніж у дівчаток.
Режим роботи мозку	Легко перемикаєтьс	Потребує відпочинку для

	я між завданнями без відпочинку.	перезавантаження.
Використання мозку	Більша активність у корі.	Активніші примітивні області мозку.
Кровообіг	Більше крові спрямовуєтьс я до центральних областей мозку.	Більше крові спрямовується до периферійних областей мозку.
Вплив тестостерону	Мінімальний вплив на розвиток мозку.	Формує ранні просторові й моторні навички через сплески тестостерону.
Когнітивні навички		
Просторове сприйняття	Віддає перевагу статичним об'єктам (наприклад, лялькам); краще описує об'єкти.	Віддає перевагу рухомим об'єктам (наприклад, машинам, літакам); краще описує місця.
Мовлення	Починає говорити раніше (приблизно в	Починає говорити пізніше (13–14 місяців);

	12 місяців); словниковий запас — 100 слів до 16 місяців.	словниковий запас — 30 слів до 16 місяців.
Тонка моторика	Більш розвинена до 6 років (малювання, письмо).	Грубі моторні навички розвиваються до 4 років (стрибки, біг).
Фокус уваги	Більше зосереджуєть ся на обличчях і статичних об'єктах; віддає перевагу теплим кольорам.	Більше зосереджується на русі; віддає перевагу холодним кольорам.
Обробка інформації	Краще працює з вербальними та слуховими сигналами.	Краще сприймає тактильні та візуальні сигнали.
Самооцінка	Частіше недооцінює свої здібності.	Частіше переоцінює свої здібності.
Розв'язання проблем	Віддає перевагу дипломатичн им рішенням із низьким	Схильний до більшого ризику; імпульсивні рішення.

	ризиком.	
Багатозадачність	Легко виконує кілька завдань одночасно та перемикаєтьс я між ними.	Віддає перевагу послідовним завданням; повільніше перемикається.
Реакція «бийся або тікай» (адреналін)	Рідше активується.	Активується частіше.
Відповідь на дружбу/прив'язані сть (окситоцин)	Переважає; має заспокійливи й ефект.	Рідше проявляється.
Реакція на загальні твердження	Частіше дратується.	Частіше реагує гнівом.
Фізичний розвиток		
Темпи зростання	Зростають швидше в ранньому дитинстві, але повільніше після початку статевого дозрівання.	Стрибки зростання відбуваються пізніше, але вони зазвичай більш виражені.
Щільність кісток і м'язова маса	Кістки стають міцнішими раніше; вища частка жиру,	Більша м'язова маса та більш підтягнута композиція

	менша м'язова маса.	тіла; довший ріст кісток під час підліткового віку.
Початок статевого дозрівання	Починається раніше (8–13 років): розвиток грудей, менструація.	Починається пізніше (9–14 років): ріст яєчок, огрубіння голосу.
Гормональна регуляція		
Естроген vs. Тестостерон	Естроген сприяє дозріванню скелету та розподілу жирової тканини.	Тестостерон стимулює ріст м'язів і сприяє агресивній поведінці.
Кортизол (гормон стресу)	Вища чутливість до кортизолу; схильність до тривожності у стресових ситуаціях.	Менша схильність до тривожності, але більша фізична фрустрація під час стресу.
Соціальні навички		
Розпізнавання емоцій	Краще читає вирази обличчя та емоційні	Менш уважний до емоційного стану інших.

	сигнали.	
Дружба	Заснована на особистих якостях; орієнтована на спілкування; уникає ієрархії.	Заснована на спільних інтересах; розмови вторинні; приймає ієрархію.
Стиль спілкування	Віддає перевагу спілкуванню віч-на-віч.	Віддає перевагу спілкуванню пліч-о-пліч.
Прив'язаність	Формує глибокі емоційні зв'язки через спільний досвід.	Формує зв'язки через спільні дії або інтереси.
Чутливість до подразників		
Слух	Більш чутливий; краще розрізняє тон і гучність.	Частіше виникають труднощі з розпізнавання м звукових сигналів.
Зір	Краще бачить близькі, статичні об'єкти; краще запам'ятовує	Краще оцінює далекі, рухомі об'єкти; менше фокусується на кольорах.

	кольори й відтінки.	
Дотик	Віддає перевагу спостереженню та тактильній точності.	Віддає перевагу активному дослідженню через дотик.
Чутливість до болю	Вища чутливість до болю; частіше виражає дискомфорт.	Менш чутливий до болю; частіше пригнічує прояви дискомфорту.
Ігрова поведінка та уподобання		
Стиль гри	Віддає перевагу співпраці у рольових іграх (наприклад, «сім'я»).	Віддає перевагу активним іграм і змаганням.
Обережність vs. Ризик	Більш обережна; уникає ризикованої фізичної поведінки.	Більш авантюрний; схильний до ризикованих фізичних дій.
Почуття та емоції		
Вираження емоцій	Частіше	Складні емоції

	вербально виражає емоції; комфортніше ділиться почуттями.	частіше виражає через дії; менш комфортно говорить про почуття.
Реакція на страх	Схильна відчувати слабкість або безпорадність у страхітливих ситуаціях.	Частіше відчуває силу або збудження у відповідь на страх.
Агресія	Рідко виражається під час гри.	Частіше проявляється в ігровій поведінці.
Плач	Більше плаче під час підліткового віку.	Більше плаче у віці 6 місяців – до дошкільного віку.
Тривога через розлуку	Легше пристосовується.	Відчуває більше труднощів.
Справляння зі стресом	Справляється важче; стрес може впливати на навчання.	Краще справляється зі стресом, але може виявляти більше зовнішньої фрустрації.
Навчання та школа		

Адаптація до дитячого садка	Легше адаптується.	75% відчувають труднощі з адаптацією.
Математика	Потребує більшої зосередженості, але краще працює за структурованим підходом.	Розв'язує завдання швидше, але часто з меншою увагою до деталей.
Читання	Починає читати раніше; віддає перевагу художнім текстам.	Відстає на 1–1,5 року; віддає перевагу технічним і фактичним текстам.
Слова vs. Зображення	Краще навчається через текст або звук.	Краще навчається через візуалізацію та діаграми.
Перемикання між завданнями	Швидше.	Повільніше.
Поза для навчання	Краще навчається, сидячи й у розслабленому стані.	Краще навчається стоячи або в активному стані.
Розмір групи	Ефективніше працює у невеликих групах (2–4	Віддає перевагу більшим групам, але легко

	особи).	відволікається.
Домашні завдання	Частіше виконує завдання ретельно й до кінця.	Частіше менш точний; іноді не завершує завдань.
Стиль вирішення проблем	Віддає перевагу обговоренню проблем віч-на-віч.	Віддає перевагу вирішенню проблем пліч-о-пліч.
Мотивація до навчання	Вважає, що успіх залежить від зусиль.	Вважає, що успіх залежить від природних здібностей.
Оцінки	Близько 30% отримують задовільні або середні оцінки.	Близько 70% отримують задовільні або середні оцінки.
Вплив вчителя	Частіше звертається за допомогою; цінує дружні стосунки з учителем.	Підпадає під вплив, але не любить надто балакучих учителів; рідше звертається за допомогою.
Поведінка в класі	У 20% виникають проблеми з поведінкою; часто вважаються	У 80% виникають проблеми з поведінкою; їхня поведінка часто

	«зразковими».	сприймається через «жіночі» стандарти.
Розлади уваги та навчання		
Дефіцит уваги та СДУГ	Менш поширений; краще зосереджується.	Частіше зустрічається; більше проблем із утриманням уваги.
Навчальні розлади	30% випадків.	70% випадків.
Дислексія	Менш поширена.	Частіше зустрічається.
Дисграфія/Диспраксія	Більш точна у письмі й граматиці.	Має більше труднощів із написанням і вираженням думок письмово.
Рівень відрахувань зі школи	20% тих, хто залишає школу, але рідше залишають школу раніше часу.	Вища частка тих, хто залишає школу.

Природно, це лише загальні відмінності між дівчатками та хлопчиками. Важливо пам'ятати, що багато жінок можуть мати особливості характеру та поведінки, які зазвичай асоціюються з чоловіками, і навпаки, багато чоловіків можуть виявляти характеристики, що традиційно вважаються жіночими. Ці перетини підкреслюють різноманітність і складність індивідуальних особистостей та поведінки.

Хоча більшість цих відмінностей має коріння в генетиці та розвитку мозку, середовище також відіграє важливу роль у формуванні розвитку дитини. Такі чинники, як умови життя, харчування, а особливо соціальне оточення — люди, які постійно взаємодіють із дитиною та впливають на неї, мають значний вплив на її розвиток.

У новонароджених і немовлят гендерні відмінності мінімальні. З часом «чоловічі» та «жіночі» риси проявляються завдяки взаємодії з найближчими членами родини, вихователями та суспільством у цілому. З моменту зародження цивілізації культурні очікування визначали виховання дівчаток і хлопчиків, і багато з цих очікувань зберігаються й досі. У результаті розвиток чоловіків і жінок часто відображає давні цінності та традиції суспільства. Навіть у сім'ях із одинокого батька чи матері діти зазвичай переймають риси, пов'язані з їхньою біологічною статтю, спостерігаючи та імітуючи поведінку інших у своєму оточенні.

Втім, важливо поважати індивідуальність дитини. Дітей не слід перетворювати на маріонеток, ляльок чи копії батьків, а також змушувати їх відповідати жорстким стандартам, що ґрунтуються на уподобаннях батьків або суспільних стереотипах. Натомість батьки мають спостерігати за природними інтересами, сильними сторонами та захопленнями своєї дитини й підтримувати їх.

У сучасному світі, що постійно змінюється, ми також починаємо усвідомлювати, що гендерна ідентичність може виходити за межі традиційних понять «чоловічого» та «жіночого». Хоча біологічні відмінності є незаперечними, кожна дитина є унікальною, і її ідентичність формується через комбінацію природи (вроджених особливостей) та виховання. Прийняття цієї різноманітності дозволяє батькам забезпечити підтримку й розуміння, яких заслуговує кожна дитина.

Розуміння психофізіологічних відмінностей між статями допомагає батькам краще цінувати та підтримувати унікальні якості своїх дітей. Ці знання сприяють не лише побудові здоровіших стосунків між батьками й дітьми, а й поглиблюють розуміння та гармонію в родинах і між партнерами.

Заохочуйте свою дитину досліджувати свою індивідуальність, одночасно поважаючи її природний розвиток. Радійте її успіхам, підтримуйте в труднощах і, що найважливіше, дайте їй можливість вирости найкращою версією самої себе. Дотримуючись цих принципів, ми можемо створити майбутнє, в якому діти почуватимуться впевненими, зрозумілими та високо цінованими за те, ким вони є насправді.

Чи знали ви?

- *Дівчатка зазвичай розвивають вербальні навички раніше, тоді як хлопчики частіше досягають успіху у просторових завданнях, що демонструє різні моделі розвитку мозку.*

- *Нейропластичність мозку означає, що виховання, освіта та соціальне середовище можуть змінювати та збалансовувати ці природні відмінності з часом.*

Що впливає на здоров'я дівчинки?

Навіть без медичної освіти більшість читачів погодяться, що на здоров'я як дівчаток, так і хлопчиків впливає багато факторів. Проте ставлення батьків і суспільства до дівчаток, включно з рівнем догляду, часто відрізняється від ставлення до хлопчиків. Багато людей сприймають дівчаток як більш делікатних і, відповідно, більш схильних до хвороб. Дослідження показують, що батьки, особливо матері, проводять більше часу з дівчатками з моменту народження, ніж із хлопчиками.

Але чи справді дівчатка слабкіші й менш здоровіші, ніж хлопчики? Хоча дівчатка зазвичай народжуються з меншою вагою й можуть мати більше ускладнень у ранній неонатальний період, їхнє здоров'я швидко покращується, а ріст і розвиток при належному догляді вирівнюються з такими ж показниками у хлопчиків. Дівчатка зазвичай менш примхливі (за винятком тих випадків, коли їм надмірно догоджають) і більш терплячі, що свідчить про те, що їх не слід автоматично вважати «слабшою» статтю.

Цікаво, що дівчатка й жінки можуть довше витримувати помірну фізичну активність із меншим впливом на здоров'я, ніж хлопчики й чоловіки. Однак короткотривалі інтенсивні фізичні навантаження є більш складними для жіночого організму. Це спостереження підкреслює відмінності у біологічній витривалості, а не у фізичній силі.

Біопсихосоціальна модель: цілісний підхід до здоров'я

Щоб зрозуміти фактори, які впливають на здоров'я дівчаток, необхідно розглянути ширші чинники, що визначають здоров'я людини.

У 1977 році американський психіатр Джордж Енгель представив революційну концепцію — **біопсихосоціальну модель**, опубліковану в журналі *Science*. Ця модель класифікувала фактори, що впливають на здоров'я, на три взаємопов'язані категорії:

1. **Біологічні**: Спадковість, генетичні риси, стать і фізичний стан.

2. **Психологічні**: Думки, емоції та поведінка.

3. **Соціальні**: Соціально-економічні фактори, навколишнє середовище, культура та суспільні норми.

Ця всеосяжна модель підкреслила взаємозв'язок між внутрішніми та зовнішніми факторами, що впливають на здоров'я та хвороби. Робота Енгеля змінила світогляд багатьох лікарів, заохочуючи їх розглядати пацієнта як цілісну особистість, а не зосереджуватися лише на окремих органах чи симптомах.

Сьогодні модель Енгеля залишається актуальною, особливо в педіатрії. Для батьків розуміння біопсихосоціальної моделі дає глибокі уявлення про фактори, які формують добробут їхньої дитини. Такий підхід заохочує перейти від ізольованого спостереження за симптомами до всебічного розуміння, яке враховує фізичні, емоційні та навколишні впливи.

Усі процеси в людському організмі відбуваються на молекулярному рівні, керуючись складними хімічними реакціями, які виробляють або поглинають енергію та створюють необхідні речовини.

Здорові клітинні структури утворюють основу для тканин, з яких будуються функціональні органи. Ці органи залежать від біохімічних реакцій, які забезпечують виконання генетичних інструкцій, закодованих у ДНК. Нервова система, особливо мозок, відіграє ключову роль у координації цих процесів, забезпечуючи гармонію у всіх системах організму.

Застосовуючи біопсихосоціальну модель Енгеля, батьки можуть краще зрозуміти, як взаємопов'язані фактори впливають на їхніх дітей, і сприяти підтримці балансу в їхньому розвитку.

Інші моделі здоров'я та розвитку

Хоча біопсихосоціальна модель Енгеля залишається основоположною для розуміння здоров'я, з часом з'явилися додаткові концепції, які поглиблюють наші уявлення про фактори, що впливають на здоров'я, особливо в дітей. Ці моделі підкреслюють складну взаємодію біологічних, поведінкових і зовнішніх факторів, розширюючи наше бачення здоров'я та розвитку.

- ### Теорія екологічних систем (Бронфенбреннер, 1979)

Теорія екологічних систем, розроблена відомим американським психологом розвитку Урі Бронфенбреннером, пропонує всеосяжний погляд на розвиток дитини. Вона наголошує, що розвиток дитини формується під впливом багатьох взаємопов'язаних систем. Кожен із цих рівнів взаємодіє з іншими, створюючи динамічне середовище для розвитку:

- **Мікросистема**: Безпосереднє оточення дитини, таке як сім'я, школа, друзі та прямі взаємодії з вихователями. Ці близькі стосунки мають найшвидший і найбільший вплив на добробут дитини.

- **Мезосистема**: Зв'язки між мікросистемами, наприклад, стосунки між батьками та вчителями або взаємодія між братами, сестрами та друзями. Позитивні взаємодії в мезосистемі зміцнюють відчуття стабільності та підтримки у дитини.

- **Екзосистема**: Непрямі впливи, такі як місце роботи батьків або умови проживання в певному районі. Хоча дитина не бере участі в цих аспектах безпосередньо, вони впливають на динаміку та ресурси родини.

- **Макросистема**: Ширші суспільні та культурні впливи, включно із суспільними нормами, законами, політикою та культурними цінностями. Вони формують основу, в межах якої функціонують усі інші системи.

- **Хроносистема**: Часовий вимір, що враховує життєві зміни (наприклад, переїзд сім'ї, розлучення батьків) і історичні або світові події (наприклад, пандемії чи економічні кризи), які впливають на розвиток дитини.

Ця теорія підкреслює, що розвиток дитини не відбувається ізольовано, а формується через взаємодії всередині та між цими системами. Розуміння цих рівнів дозволяє батькам, педагогам і медичним працівникам ефективніше долати виклики в оточенні дитини.

- **Соціальні детермінанти здоров'я (ВООЗ, 2008)**

Модель соціальних детермінантів здоров'я, запропонована Всесвітньою організацією охорони здоров'я, підкреслює, як суспільні та екологічні фактори суттєво впливають на стан здоров'я. Ця модель визначає ключові детермінанти, які можуть як сприяти покращенню здоров'я, так і перешкоджати йому:

- **Доступ до медичної допомоги**: Наявність і доступність якісних медичних послуг безпосередньо впливають на фізичне та психічне благополуччя.

- **Освіта та грамотність**: Вищий рівень освіти покращує здоров'я через підвищення обізнаності, що дозволяє людям ухвалювати зважені рішення щодо свого здоров'я.

- **Економічна стабільність**: Стабільний дохід і фінансова безпека знижують стрес та дають змогу сім'ям отримувати доступ до якісного харчування, безпечного житла та медичних послуг.

- **Житлові умови та умови проживання**: Чисте, безпечне й стабільне житло є основою доброго здоров'я. Перенаселеність або небезпечне середовище можуть призводити до фізичних і психічних проблем.

- **Соціальна підтримка та інтеграція**: Сильні соціальні мережі та відчуття спільноти підвищують емоційну стійкість і зменшують ризик проблем зі здоров'ям, пов'язаних із соціальною ізоляцією.

Ця модель підкреслює структурні та системні впливи на здоров'я, наголошуючи на необхідності боротьби з нерівністю, щоб забезпечити всім дітям рівні можливості для здорового життя.

- *Модель життєвого циклу (1995)*

Модель життєвого циклу, популяризована доктором Клайдом Герцманом та іншими дослідниками, розглядає здоров'я як динамічний процес, що формується через досвід упродовж усього життя, починаючи ще до народження. Ця концепція значною мірою спирається на гіпотезу Девіда Баркера про «внутрішньоутробні причини хвороб дорослого віку». Основні принципи моделі включають:

- **Ранній досвід формує основу для майбутнього здоров'я**: Пренатальний догляд, харчування немовляти та взаємодії в ранньому дитинстві мають значний вплив на довгострокове благополуччя. Наприклад, стрес або недостатнє харчування матері під час вагітності можуть програмувати здоров'я дитини на все життя.

- **Несприятливі дитячі події мають тривалі наслідки**: Події, такі як насильство, нехтування чи нестабільність у сім'ї, підвищують ризик розвитку хронічних захворювань, психічних розладів та нижчих соціально-економічних показників у дорослому віці.

- **Поведінка та ризики для здоров'я накопичуються з часом**: Звички, впливи навколишнього середовища та життєві вибори впливають на результати здоров'я. Позитивні поведінкові моделі, такі як фізична активність і збалансоване харчування, зміцнюють стійкість, тоді як негативні фактори, такі як куріння або незбалансований раціон, посилюють ризики.

Ця модель підкреслює важливість раннього втручання та постійної підтримки протягом усього життя людини. Усвідомлення того, що здоров'я є накопичувальним процесом, допомагає батькам і вихователям сприяти розвитку здорових звичок і мінімізувати ризики з найперших етапів життя.

Здоров'я — це не незмінний стан, а безперервний процес, що постійно розвивається під впливом різноманітних взаємопов'язаних факторів. Від сімейного середовища до суспільних умов, від генетичних особливостей до впливів навколишнього середовища — кожен із цих чинників відіграє роль у формуванні здоров'я та розвитку дитини. Ці фактори тісно переплітаються, створюючи складну систему, яка постійно змінюється впродовж життя.

Для батьків розуміння цих моделей — це своєрідна дорожня карта, що допомагає створити умови для всебічного розвитку дитини, сприяючи її фізичному, емоційному та соціальному благополуччю. Усвідомлення важливості не лише біологічних потреб, а й психологічних і соціальних чинників дозволяє закласти міцний фундамент для здорового майбутнього не тільки для сучасних дітей, а й для наступних поколінь.

Людина за своєю природою — соціальна істота, яка для виживання й розвитку потребує міцних зв'язків із сім'єю, громадою та суспільством. Ці стосунки формують світогляд, впливають на ставлення до власного здоров'я і навіть на фізичний стан. Динаміка в родині, культура спілкування, підтримка оточення й суспільні норми — усе це суттєво впливає на психічний та емоційний розвиток дитини.

Крім соціального середовища, важливу роль відіграють і умови навколишнього середовища: клімат, рівень життя, доступ до якісної медичної допомоги. Соціально-економічні чинники визначають, наскільки сім'я може забезпечити дитині збалансоване харчування, своєчасне медичне обслуговування та безпечне середовище для навчання й розвитку. Наприклад, родини, які живуть у районах із низьким рівнем доходів, часто стикаються з такими проблемами, як тісні житлові умови, обмежений доступ до якісної освіти, відсутність безпечних місць для ігор і навіть вплив шкідливих екологічних факторів. Усі ці чинники можуть негативно позначатися на здоров'ї дитини та її здатності до самореалізації.

Для дітей, особливо для дівчаток, якість цих зовнішніх факторів безпосередньо впливає на їхній фізичний, емоційний і психосоціальний розвиток. Суспільні очікування щодо ролі жінок і дівчат, стереотипи щодо їхніх можливостей можуть формувати ставлення дівчинки до самої себе, впливати на її впевненість, самооцінку та здоров'я. Це, у свою чергу, визначає її здатність приймати відповідальні рішення, дбати про власне благополуччя та розвиватися як особистість.

Розуміння цих впливів дає батькам змогу створювати позитивне середовище, яке підтримує розвиток стійкості, самоповаги та внутрішньої гармонії у їхніх дочок. Активне залучення до життя дитини, увага до її потреб, відкритість у спілкуванні та підтримка у прагненні до самовираження — усе це формує надійний фундамент для її успішного майбутнього.

Фокус на дівчатках: подолання унікальних викликів

Дівчатка стикаються з особливими соціальними викликами, які можуть прямо чи опосередковано впливати на їхнє здоров'я та добробут. Ці виклики часто виникають через культурні норми та очікування, що формують уявлення дівчат про себе та їхнє місце у світі.

Однією з помітних проблем є стереотипи щодо **фізичної активності**. Культурні погляди, навіть у сучасних суспільствах, можуть стримувати дівчат від участі у спорті чи фізичної активності, укріплюючи хибне уявлення, що такі заняття є «нежіночними». Проте регулярні фізичні вправи є життєво важливими для фізичного та психічного здоров'я дівчат, оскільки вони покращують серцево-судинну систему, зміцнюють м'язи та підвищують емоційну стійкість. Заохочуючи дівчат долати ці стереотипи та займатися фізичною активністю, можна не лише зміцнити їхню самооцінку, але й закласти основу для здорових звичок на все життя.

Ще одним значним викликом є тиск, пов'язаний із **зовнішністю**. Дослідження показують, що дівчатка вже у віці восьми років можуть починати турбуватися про свою зовнішність через вплив суспільних стандартів краси. Ці нереалістичні ідеали часто призводять до нездорової поведінки, наприклад, до обмеження харчування чи надмірних фізичних навантажень, у спробі відповідати стандартам. Батьки відіграють ключову роль у формуванні позитивного ставлення до свого тіла, наголошуючи на цінності здоров'я, а не зовнішності, та навчаючи дочок цінувати свої унікальні риси. Демонстрування самосприйняття та уникання негативних коментарів щодо ваги чи зовнішності є важливими стратегіями для допомоги дівчатам у формуванні впевненості.

Нарешті, **доступ до освіти та медичних послуг** залишається проблемою для багатьох дівчат у світі. У деяких регіонах дівчата стикаються зі значними бар'єрами у здобутті якісної освіти чи медичної допомоги, часто через гендерну упередженість або економічні обмеження. Обмежений доступ до цих ресурсів позбавляє дівчат можливості повноцінно розвиватися як фізично, так і психічно. Захист рівного доступу до освіти та охорони здоров'я є важливим для забезпечення їхнього добробуту та реалізації їхнього потенціалу.

Долання цих унікальних викликів дає змогу батькам зміцнити своїх дочок у боротьбі із суспільним тиском, сприяючи формуванню впевненості, стійкості та почуття власної гідності.

Висновки сучасних досліджень

Наукові дослідження підкреслюють глибокий вплив, який батьківська участь і суспільні впливи мають на психічне та фізичне здоров'я дівчат:

- **Стійкість до психічних розладів**: Дослідження 2022 року показало, що доньки, які мають сильний емоційний зв'язок із батьками, на 40% рідше страждають від тривожності та депресії в підлітковому віці. Ключовим захисним фактором було визнання батьками емоцій своїх дочок, що сприяло формуванню емоційної безпеки та самоповаги.

- **Довгострокові здорові звички**: Дівчатка, чиї батьки активно заохочують до занять фізичною активністю, удвічі частіше зберігають звичку до регулярних тренувань у дорослому віці порівняно з тими, хто не отримував такого заохочення. Це підкреслює важливість раннього залучення до спорту та фітнесу у формуванні тривалих здорових звичок.

- **Вплив ранніх втручань**: Огляд 2020 року встановив, що батьки, які активно протидіють суспільним упередженням, таким як гендерні стереотипи, значно підвищують самооцінку та кар'єрні амбіції своїх дочок. Викорінення цих упереджень на ранньому етапі допомагає дівчатам упевнено досягати своїх цілей, не відчуваючи обмежень через застарілі очікування.

Застосовуючи ці наукові висновки, батьки можуть зробити практичні кроки для оптимізації здоров'я та розвитку своїх дочок. Надання емоційної підтримки, заохочення до активного способу життя та подолання суспільних упереджень не лише приносять користь дівчатам у дитинстві, але й закладають основу для їхнього довгострокового благополуччя та успіху.

Батьки як перша лінія турботи

Батьки відіграють ключову роль у забезпеченні росту, розвитку та загального здоров'я своїх дітей. Хоча педіатри відіграють важливу роль у виявленні та лікуванні проблем зі здоров'ям, саме батьки спостерігають за щоденним життям своїх дітей і помічають тонкі зміни, які можуть залишитися непоміченими під час клінічного огляду. Їхня уважність часто стає першою лінією захисту від можливих проблем зі здоров'ям.

Звісно, не всі батьки однаково залучені, і деякі можуть нехтувати потребами своїх дітей. Проте ця книга адресована матерям і батькам, які щиро піклуються про добробут своїх дітей. Ці батьки не лише ставлять на перше місце правильне харчування та здорове середовище, але й поважають кожного члена родини — доньку, сина чи партнера — як унікальну особистість із внутрішнім світом, на який впливають зовнішні обставини.

Для батьків це означає бути проактивними, спостережливими та готовими до адаптації. Заохочуючи відкриту комунікацію, здорові звички та надаючи емоційну підтримку, батьки можуть дати своїм дітям сили для процвітання у складному та мінливому світі.

- **_Практичні поради для батьків_**

Батьки можуть зробити кілька важливих кроків для підтримки цілісного здоров'я своїх дітей:

1. **Створюйте рутинний розпорядок без стресу**: Послідовний щоденний графік із достатньою кількістю часу для сну, прийому їжі та ігор допомагає регулювати емоції дитини й зменшувати рівень стресу.

2. **Заохочуйте хобі та корисні заняття**: Дівчатка особливо виграють від занять, які розвивають впевненість у собі та стійкість, таких як спорт, мистецтво чи ігри з вирішенням проблем. Це також допомагає долати стереотипи щодо їхніх здібностей.

3. **Забезпечте збалансоване харчування**: Правильне харчування є ключовим для когнітивного та фізичного розвитку. Залучайте дітей до планування харчування, щоб навчити їх здорових харчових звичок.

4. **Сприяйте відкритому спілкуванню**: Заохочуйте дитину ділитися своїми думками та почуттями. Дослідження показують, що сильна батьківська підтримка знижує ризик тривожності та депресії, особливо у підлітковому віці дівчат.

5. **Будьте прикладом для наслідування**: Демонструйте здорові звички та ставлення до свого власного здоров'я. Діти частіше переймають поведінку, яку бачать у батьків.

Зрештою, фактори, що впливають на здоров'я дівчаток, є такими ж, як і для хлопчиків, усіх дітей і навіть дорослих. **Найважливіше — здатність забезпечувати дитині цілісний розвиток, враховуючи її фізичні, емоційні та соціальні потреби, і водночас визнавати унікальні якості кожної особистості.**

Розуміння цих взаємопов'язаних факторів і їхнє впровадження в життя допомагає створити міцну основу для здоров'я й благополуччя протягом усього життя. Приймаючи цю цілісну перспективу, батьки й вихователі можуть допомогти кожній дитині, незалежно від статі, досягти процвітання та розкрити свій повний потенціал.

Чи знали ви?

- *Теорія екологічних систем Урі Бронфенбреннера стала основою для розробки програми «Head Start» у США. Ця програма допомагає дітям із малозабезпечених сімей через інтеграцію освіти, харчування та медичних послуг, відображаючи переконання Бронфенбреннера в необхідності багатошарової підтримки розвитку дитини.*

- *Модель життєвого циклу простежує шлях здоров'я дитини ще з утроби матері. Харчування матері, її стрес і події раннього життя мають глибокий вплив на здоров'я впродовж життя, пов'язуючи внутрішньоутробний досвід із захворюваннями дорослого віку.*

Етапи розвитку дитини та їхні характеристики

Діти — це динамічні, живі системи, які постійно зазнають швидких перетворень, що робить порівняння з фізіологічними процесами дорослих майже неможливим. Подумайте лише про надзвичайне перетворення з однієї заплідненої яйцеклітини в немовля вагою 3,5 кілограма всього за дев'ять місяців вагітності! Після народження, хоча темпи росту дещо сповільнюються, перший рік життя все одно відзначається вражаючими віхами розвитку. Немовлята, як правило, подвоюють свою масу тіла і збільшують довжину приблизно в півтора раза.

Від народження через підлітковий період і до завершення статевого дозрівання організм зазнає постійних трансформацій, хоча й у повільнішому темпі. Якби ці зміни відобразити на графіку, вони сформували б криву, що нагадує обернену геометричну прогресію.

Незважаючи на це уповільнення, діти залишаються у стані постійних змін. Їхні організми надзвичайно динамічні, з темпами росту, розвитку та відновлення, які значно перевищують можливості дорослих. Хвороби у дітей можуть виникати та прогресувати швидше, проте їхня вражаюча здатність до відновлення відображає вищі показники метаболізму, кращий кровообіг у тканинах і більший вміст рідини в організмі.

Розуміння швидких змін у розвитку дитини

Від народження до приблизно 21–22 років тіло дитини зазнає серії швидких перетворень, що визначають ріст і розвиток. Ця динаміка пояснює, чому захворювання у дітей можуть виникати і прогресувати інакше, ніж у дорослих. Проте ця ж динамічність забезпечує дітей унікальною здатністю до відновлення, підкреслюючи стійкість організму, що розвивається.

Фахівці поділили дитинство та підлітковий вік на окремі періоди, які є орієнтирами для оцінки етапів розвитку. Хоча хронологічний вік не завжди збігається з біологічним, особливо в разі передчасних пологів, ці категорії забезпечують практичну основу для розуміння закономірностей росту.

Існує багато теорій розвитку дитини, зокрема екологічні, психоаналітичні та когнітивні підходи. Однак класифікації за віком залишаються найзручнішими інструментами в педіатрії. Вони допомагають медичним працівникам і батькам оцінювати, чи досягають діти своїх вікових віх розвитку, і вчасно виявляти можливі проблеми.

Сучасна педіатрія часто починає оцінювати розвиток дитини ще з плодової стадії, яка триває в середньому 280 днів. Цей **пренатальний** етап є критично важливим, оскільки закладає основу для довготривалого здоров'я. Педіатри часто запитують детальні дані про перебіг вагітності, включно з результатами аналізів і ультразвукових досліджень, щоб краще зрозуміти ранній розвиток дитини.

Життя починається з моменту зачаття, а не з народження. Усвідомлення цього є важливим для забезпечення належного догляду та уникнення шкоди під час пренатального розвитку. Після народження дитина переходить у нове зовнішнє середовище, де її ріст і розвиток тривають на різних етапах:

- **0—1 рік**: Період новонародженості та раннього дитинства, поділяється на:
  - 0—2 місяці
  - 2—6 місяців
  - 6—12 місяців

- **1—3 роки**: Ранній дошкільний вік, включає:
  - 12—18 місяців
  - 18—24 місяці
  - 24—36 місяців

- **3—6 років**: Дошкільний період.

- **6—12 років**: Шкільний вік, включно з раннім періодом статевого дозрівання (8—12 років).

- **12—20 (21) років**: Підлітковий період.

Ці етапи відповідають теоріям розвитку, які використовуються медичними працівниками для оцінки інтелектуальних, психосоціальних та моторних навичок дитини. **Однак головне питання, яке найчастіше хвилює батьків під час візиту до лікаря, зводиться до одного: «Чи здорова моя дитина?»**

Батьки зазвичай оцінюють ріст і здоров'я дитини на основі власних спостережень, покладаючись на особистий досвід і знання. Доступ до надійних, доказових ресурсів, написаних медичними фахівцями, є надзвичайно цінним. На жаль, багато батьків звертаються до анекдотичних порад, а не до авторитетних джерел. Завчасна підготовка до вагітності та виховання дітей може значно полегшити виклики батьківства.

Закономірності росту у хлопчиків і дівчаток

Графіки росту показують, що зріст хлопчиків трохи перевищує зріст дівчаток приблизно до 10–11 років. Проте в період раннього статевого дозрівання дівчатка переживають стрибок росту, тимчасово випереджаючи хлопчиків за зростом. З 14 років ріст хлопчиків різко прискорюється, і вони зазвичай переростають дівчаток, оскільки їхній період росту триває довше.

Після народження темпи росту природно сповільнюються, але знову прискорюються в період статевого дозрівання. Дівчатка досягають пікових темпів росту на 2–3 роки раніше, ніж хлопчики, хоча в підсумку хлопчики зазвичай досягають більшого загального збільшення зросту.

Набір маси тіла, як правило, йде паралельно зі зростом. У підлітковому віці дівчатка досягають пікового набору ваги раніше, ніж хлопчики. Хлопчики пізніше переживають різке збільшення ваги, яке переважно зумовлене зростанням м'язової маси та зростом.

Генетика суттєво впливає на будову тіла та швидкість обміну речовин. Наприклад, високі та стрункі батьки, як правило, мають дітей з подібними характеристиками. Однак спосіб життя, зокрема харчування та фізична активність, відіграє не менш важливу роль. У сучасному суспільстві з раціонами, що містять велику кількість рафінованих цукрів і жирів, а також зі зниженим рівнем фізичної активності, рівень ожиріння серед дітей тривожно зростає.

Два періоди в житті дитини виділяються через динамічні зміни: період немовляти (до 1 року) та підлітковий вік (11–20 років).

Період немовляти: Цей етап, хоча й гормонально неактивний, характеризується швидким фізичним ростом, розвитком органів чуття та адаптацією до життя поза утробою. У цей час інтенсивно розвиваються когнітивні та моторні навички.

Підлітковий вік: Відзначається активністю гормонів, прискореним ростом, статевим дозріванням і формуванням самосвідомості («Его»). Підлітковий період супроводжується значними емоційними та психологічними змінами, обумовленими розвитком незалежності та становленням особистості.

Хоча питання статевого розвитку буде розглянуто в окремому розділі, новітні дослідження свідчать, що вторинні статеві ознаки (наприклад, розвиток грудей, зміни зовнішніх статевих органів, поява волосся на тілі) залежать не лише від віку, а й від статі та етнічної приналежності.

Батькам і медичним працівникам важливо враховувати ці фактори під час оцінки розвитку підлітків.

Чи знали ви?

- *Немовлята зазвичай подвоюють свою вагу при народженні протягом першого року життя. Такий стрімкий ріст підкреслює важливість належного харчування в ранньому дитинстві.*

- *Генетика значною мірою визначає зріст дитини, але харчування і фізична активність мають істотний вплив на вагу. Заохочення до здорового харчування та активного способу життя допомагає зменшити вплив генетичних факторів.*

Здоров'я в перші роки життя (від народження до 2 років)

Перші два роки життя — це період стрімкого та вражаючого росту, який закладає основу для довготривалого здоров'я та розвитку дитини. У цей критичний етап досягаються фізичні, когнітивні та емоційні віхи з безпрецедентною швидкістю, що робить надзвичайно важливим для батьків та опікунів пріоритетний підхід до добробуту дитини та адаптацію до її зростаючих потреб.

- ### *Фізичний розвиток*

Немовлята переживають швидкісний ріст: вони подвоюють вагу до шести місяців і потроюють її до одного року. Зріст швидко збільшується, кістки зміцнюються, а нервова система розвивається, забезпечуючи значний прогрес у моторних навичках. Від рефлекторних рухів новонародженого до перших кроків малюка — цей період відзначається безперервним розвитком. Правильне харчування, зокрема грудне вигодовування або годування сумішами в період немовляти, а також поступове введення твердих продуктів, відіграє ключову роль у підтримці цього росту.

- **_Когнітивний розвиток_**

Перші два роки також є часом інтенсивного розвитку мозку. Нейронні зв'язки формуються з надзвичайною швидкістю під впливом сенсорного досвіду, взаємодії з дорослими та вивчення навколишнього середовища. Немовлята починають упізнавати знайомі обличчя, реагувати на голоси та розвивати здатність розуміти й виражати свої потреби. Заохочення до взаємодії через дотики, зоровий контакт і розмови сприяє інтелектуальному та емоційному розвитку, закладаючи основу для мовних і соціальних навичок.

- **_Емоційний і соціальний розвиток_**

Перші роки життя визначаються формуванням надійних емоційних зв'язків. Зв'язок між опікуном і дитиною слугує основою для емоційної регуляції, довіри та побудови стосунків у майбутньому. Постійна турбота, ласка і чуйність до потреб немовляти допомагають створити відчуття безпеки та комфорту у світі.

У цей період основна увага приділяється профілактичним заходам і моніторингу етапів розвитку. Регулярні педіатричні огляди, вакцинації та скринінги допомагають вчасно виявляти потенційні проблеми зі здоров'ям і швидко їх вирішувати. Батькам і опікунам також слід приділяти увагу гігієні, безпечному сну та запобіганню нещасним випадкам, щоб захистити дитину від хвороб і травм.

Перші два роки — це також час інтенсивного навчання для батьків, які пристосовуються до потреб зростаючої дитини. Розуміння важливості ранніх медичних втручань, створення підтримуючого середовища та виховання люблячих стосунків є ключовими для забезпечення фізичного, емоційного та когнітивного добробуту дитини.

У цей критичний період життя кожна взаємодія та рішення щодо догляду роблять внесок у формування міцної основи для майбутнього дитини. Задовольняючи базові потреби й реагуючи на її етапи розвитку, ми забезпечуємо їй інструменти для зростання, процвітання та досягнення повного потенціалу.

Чи знали ви?

- *Протягом першого року життя мозок немовляти подвоюється в розмірах, утворюючи понад мільйон нових нейронних зв'язків щосекунди.*

- *До двох років дитина зазвичай досягає приблизно половини свого дорослого зросту і потроює вагу при народженні, демонструючи вражаючі темпи фізичного розвитку в ранні роки життя.*

«Дивні» явища у новонароджених

Перші дні та тижні після народження часто супроводжуються стресом з багатьох причин: фізичне виснаження після пологів, емоційні коливання та адаптація матері до післяпологових змін, що часто супроводжуються дискомфортом і скаргами. Додатковим викликом стає необхідність налагодження нового щоденного розпорядку, зосередженого навколо потреб новонародженого.

Догляд за новим членом родини може здаватися надзвичайно складним, особливо для батьків, які стикаються з цим уперше. Тривожність щодо здоров'я малюка часто виникає, коли дитина багато плаче, підвищується температура, спостерігається здуття живота або затяжна жовтяниця.

На жаль, надмірне втручання медичних працівників через часті рекомендації та інструкції іноді може посилювати, а не зменшувати стрес у батьків.

- ***Перші кілька тижнів: подвійний процес адаптації***

Перші три тижні після народження часто є найскладнішими як для батьків, так і для новонародженого. Цей період знаменує собою час значної адаптації: новонароджений пристосовується до життя поза утробою матері, а батьки звикають до задоволення постійних потреб своєї дитини. У цей час починають формуватися ритми неспання, годування та сну.

Серед численних змін, які батьки помічають у свого новонародженого в цей період, є певні «дивні» явища, пов'язані з гормональним впливом, зокрема вагінальні виділення, набухання грудних залоз і навіть виділення з сосків. Хоча ці явища часто згадуються в педіатричних текстах, їх зазвичай пояснюють надто спрощено.

Зазвичай зазначається, що під час вагітності материнські естрогени потрапляють у кровообіг дитини, а їх залишкова присутність після народження спричиняє ці зміни. Хоча це частково відповідає дійсності, таке пояснення не відображає всієї складності цих процесів.

Щоб надати точніше розуміння, розгляньмо гормональне середовище вагітності та унікальні процеси, які відбуваються в організмі новонародженого в перші дні та тижні життя.

- **Розуміння гормональної динаміки під час вагітності**

Вагітність є унікальним фізіологічним станом, під час якого тимчасово припиняється діяльність яєчників матері. Приблизно на 7–8 тижні вагітності яєчники матері фактично переходять у стан «фізіологічної менопаузи» і залишаються неактивними до завершення вагітності. Овуляція та менструальні цикли повністю припиняються, оскільки плацента бере на себе повну відповідальність за вироблення гормонів.

Спочатку, після зачаття, жовте тіло — структура, що формується в яєчнику після овуляції, — виробляє прогестерон, необхідний для підтримки ранніх стадій вагітності. Проте його роль є короткочасною. Після імплантації та початку розвитку плаценти вона поступово перебирає на себе функцію вироблення прогестерону, роблячи жовте тіло непотрібним уже до кінця першого триместру вагітності.

Плацента — не лише джерело поживних речовин, а й потужний ендокринний орган, який виробляє величезну кількість стероїдних гормонів, зокрема прогестерон, естрогени й андрогени. Ці гормони мають критичне значення як для матері, так і для плода, сприяючи його росту та забезпечуючи стабільність вагітності.

Концентрація гормонів у середовищі плода — амніотичній рідині, тканинах плода та його крові — значно вища, ніж у крові матері. Це занурює плід в унікальну гормональну «ванну», яка відіграє важливу роль у його розвитку. Наприклад:

- **Естрадіол**, домінуючий естроген у дорослих жінок, також присутній у високих концентраціях під час вагітності. Його рівень у крові матері приблизно в 2,5 раза вищий, ніж у плода.

- **Естріол**, інший вид естрогену, майже виключно виробляється плацентою. Його рівень у плода в чотири рази вищий, ніж у матері, що підкреслює незалежність синтезу гормонів у плода від материнських джерел.

До кінця вагітності майже всі стероїдні гормони в організмі плода синтезуються плацентою і самими

тканинами плода. Хоча гормональні зміни в організмі матері на ранніх стадіях вагітності можуть впливати на розвиток плода, на пізніших етапах плід і плацента переважно функціонують незалежно.

- *Післяпологові гормональні зміни у новонароджених*

Під час народження новонароджений раптово втрачає зв'язок із плацентою — основним джерелом стероїдних гормонів. Незважаючи на цю втрату, рівень гормонів у крові дитини залишається надзвичайно високим одразу після пологів як спадок внутрішньоутробного середовища. Протягом перших 24 годин ці гормони починають розщеплюватися та виводитися з організму. Процес метаболізму й виведення гормонів найінтенсивніший у перші дні життя, що призводить до швидкого зниження їх концентрацій. Наприклад:

- **Рівень прогестерону** в пуповинній крові коливається в межах від 440 до 2000 нг/мл, у середньому становлячи близько 1030 нг/мл. До кінця першої доби цей рівень знижується приблизно до 20 нг/мл, а до третього дня стабілізується на рівні близько 8 нг/мл.

- **Естріол**, ще один важливий гормон, також значно зменшується протягом перших кількох днів після народження.

Ці гормональні коливання виявляються у низці фізичних змін, які часто викликають занепокоєння у батьків, зокрема:

- Набрякання статевих губ і пліви в дівчаток.

- Вагінальні виділення, іноді з домішками крові (часто називаються «міні-менструацією»).

- Набухання грудей і виділення з сосків («відьомське молоко») у дітей обох статей.

- ***Заспокоєння для батьків: що є нормою?***

Батьки повинні розуміти, що ці явища є нормальними та тимчасовими. Вони відображають адаптацію організму до втрати плацентарних гормонів і не вказують на жодні серйозні проблеми зі здоров'ям.

Поширені ознаки, які є нормальними:

- **Набряк:** Тимчасове збільшення статевих губ, пліви або грудей зазвичай минає протягом кількох тижнів.

- **Виділення:** Прозорі, молочного кольору або з домішками крові вагінальні виділення у дівчаток є безпечними й зазвичай тривають лише кілька днів.
- **Виділення з сосків:** Невеликі кількості молокоподібних виділень із сосків у хлопчиків і дівчаток є нормальними та проходять самостійно.

Коли варто звернутися до лікаря:

- Симптоми тривають довше ніж шість тижнів.
- Зміни супроводжуються ознаками інфекції, такими як підвищена температура, почервоніння або гнійні виділення.
- Спостерігаються інші тривожні симптоми, наприклад, поганий апетит або млявість.

Хоча ці гормональні явища можуть спочатку викликати занепокоєння, вони є природною частиною адаптації новонародженого до життя поза утробою. Розуміння цих процесів допомагає батькам відчувати впевненість і спокій у перехідний період розвитку їхньої дитини. Якщо ж залишаються сумніви, консультація з педіатром забезпечить додаткову інформацію та спокій.

Чи знали ви?

- *Набухання грудей у новонароджених, яке іноді називають «відьомським молоком», є природною реакцією на гормональні зміни й не повинно викликати занепокоєння.*
- *Плацента виробляє набагато більше гормонів під час вагітності, ніж яєчники жінки в будь-який інший період її життя.*

Харчування немовлят

Належне харчування протягом першого року життя є надзвичайно важливим для росту, розвитку та довготривалого здоров'я дитини. Період новонародженості — це період найшвидшого фізичного та когнітивного розвитку, що потребує ретельно продуманого та чутливого підходу до годування. Від грудного або штучного вигодовування в перші місяці до введення прикорму в другій половині року батьки й опікуни відіграють ключову роль у формуванні здорових основ харчування.

Проте хочу уточнити, що мета цієї книги — не надавати вичерпний опис післяпологового періоду чи лактації (ця тема вже висвітлювалася мною в іншій книзі). Так само ця книга не є докладним посібником із педіатрії або комплексним керівництвом з годування й догляду за дитиною в перший рік життя (існує чимало чудових книг інших авторів, присвячених цим питанням).

З цієї причини я не зосереджуватиму надмірної уваги на темі харчування новонароджених і немовлят. Натомість я подам короткий огляд основних знань і висновків, що стосуються найважливіших аспектів цього питання.

Грудне молоко визнане золотим стандартом у харчуванні немовлят. Воно забезпечує ідеально збалансований склад поживних речовин, антитіл і ферментів, які відповідають потребам дитини.

Окрім живлення, грудне вигодовування сприяє глибокому емоційному зв'язку між матір'ю та малюком, надаючи відчуття комфорту, безпеки та фізичної близькості.

Всесвітня організація охорони здоров'я (ВООЗ) та багато педіатричних асоціацій рекомендують виключно грудне вигодовування протягом перших шести місяців життя.

Виключно грудне вигодовування означає, що дитина не отримує жодних інших продуктів або рідин, окрім грудного молока, яке повністю забезпечує її водою, калоріями та поживними речовинами.

Однак не всі лікарі, опікуни та батьки погоджуються з такими рекомендаціями ВООЗ, вважаючи, що вони в першу чергу орієнтовані на регіони світу, де діти стикаються з голодом, а материнське молоко часто є єдиним доступним джерелом харчування.

Переваги грудного вигодовування:

- **Імунний захист:** Антитіла в грудному молоці захищають від інфекцій, зокрема респіраторних захворювань, діареї та запалення вух.
- **Здоров'я травної системи:** Грудне молоко легко засвоюється, знижуючи ризик колік, закрепів і гастроезофагеального рефлюксу.
- **Профілактика хронічних захворювань:** Грудне вигодовування пов'язують із меншим ризиком розвитку астми, алергій, ожиріння та цукрового діабету 2 типу в майбутньому.

Однак грудне вигодовування не завжди дається легко кожній матері. Можуть виникати труднощі, такі як проблеми з прикладанням до грудей, недостатня кількість молока або стан здоров'я матері. Підтримка медичних фахівців, консультантів з лактації та груп взаємодопомоги може допомогти успішно подолати ці виклики.

Дитяча суміш є безпечною та поживною альтернативою для матерів, які не можуть або не бажають годувати груддю. Вона спеціально розроблена для того, щоб максимально наблизитися за складом до грудного молока та забезпечити немовля необхідними поживними речовинами для росту і розвитку. Хоча суміш не містить антитіл чи живих компонентів грудного молока, сучасні формули є повноцінними з точки зору харчування та сприяють здоровому розвитку за умови правильного приготування та використання.

Під час вибору дитячої суміші батькам слід консультуватися з педіатром, особливо якщо у немовляти є особливі потреби, такі як непереносність лактози чи алергія на білок коров'ячого молока. Базові суміші виготовляються на основі коров'ячого молока, адаптованого для кращого засвоєння немовлям. Альтернативи включають соєві суміші, гідролізовані формули для чутливого травлення або спеціалізовані варіанти для недоношених дітей чи немовлят із метаболічними порушеннями.

Близько шести місяців більшість немовлят досягають стадії розвитку, коли вони готові до поступового введення твердої їжі. Цей етап, відомий як прикорм, допомагає малюкові знайомитися з новими смаками й текстурами, доповнюючи основне харчування грудним молоком або сумішшю.

Ознаками готовності до прикорму є:

- Вміння сидіти з мінімальною підтримкою.
- Хороший контроль голови та шиї.
- Зацікавленість у їжі, наприклад, спроби тягнутися до неї або імітація процесу їжі.
- Зменшення рефлексу виштовхування язиком, що дозволяє ковтати тверду їжу без її випльовування.

Введення прикорму має бути поступовим і продуманим. Починати слід з однокомпонентних, багатих на залізо продуктів, таких як збагачені залізом каші, пюре з м'яса або сочевиці. Після цього можна додавати овочеві та фруктові пюре, забезпечуючи різноманітність поживних речовин.

Підхід до введення прикорму не залежить від статі дитини.

Основні принципи введення прикорму:

- **Залізо в першу чергу:** Залізо є життєво важливим для розвитку мозку та росту. Його запаси в організмі немовлят починають виснажуватися приблизно в шість місяців. Пріоритет слід надавати збагаченим залізом кашам, м'ясному пюре та бобовим.

- **По одному продукту:** Вводьте один новий продукт кожні 3–5 днів, щоб стежити за можливими алергічними реакціями або чутливістю. Поширені алергени, такі як яйця, арахіс або риба, можуть бути введені на ранньому етапі в невеликих кількостях відповідно до рекомендацій педіатра.
- **Текстура та поступовість:** Починайте з гладких пюре та поступово переходьте до розім'ятих продуктів і їжі для поїдання руками в міру розвитку навичок жування.

Продукти, яких слід уникати в перший рік життя:

- Мед: Через ризик дитячого ботулізму.
- Коров'яче молоко: Не підходить як основний напій до 12 місяців через низький вміст заліза та ризик порушення засвоєння поживних речовин.
- Продукти, що можуть викликати задуху: Дрібні, тверді або липкі продукти, такі як цілі горіхи, попкорн або великі шматки сирих овочів.
- З високим рівнем солі і цукру: Уникайте перероблених продуктів і їжі з високим вмістом цукру або солі, оскільки вони

можуть перевантажувати незрілі нирки та сприяти формуванню нездорових харчових звичок.

Годування в ранньому віці – це не лише процес харчування, а й можливість встановити довіру та реагувати на сигнали дитини. **Чутливе годування** заохочує батьків і опікунів звертати увагу на ознаки голоду та насичення, а не дотримуватися жорсткого розкладу. Такий підхід допомагає уникнути як перегодовування, так і недостатнього харчування, сприяючи формуванню здорового ставлення до їжі.

Чи знали ви?

- *Грудне молоко визнане золотим стандартом харчування немовлят, оскільки забезпечує ідеальний баланс поживних речовин, антитіл і ферментів, що відповідають потребам дитини.*

- *Приблизно у шість місяців більшість немовлят готові до переходу на прикорм. Початок із продуктів, багатих на залізо, таких як збагачені каші та м'ясні пюре, підтримує розвиток мозку. Поступове введення інших продуктів допомагає розширити смакові вподобання дитини та знижує ризик алергій.*

Основні показники розвитку дітей в 0-2 роки

Перші два роки життя — це винятковий період росту та перетворень. Немовлята проходять шлях від безпомічних новонароджених до активних малюків із власною індивідуальністю, рухливістю та початками незалежності. Цей етап закладає основу для майбутнього когнітивного, фізичного та емоційного розвитку, що робить його критично важливим для батьків. Важливо знати, чого очікувати та як підтримати прогрес дитини.

Хоча багато віх розвитку є універсальними, незначні відмінності, зокрема у дівчаток, можуть надати додаткові уявлення про особливості їхнього розвитку.

Когнітивні віхи в перші два роки зосереджені на здатності немовлят обробляти інформацію, вчитися на досвіді та взаємодіяти з навколишнім середовищем. Протягом цього часу мозок дитини зростає неймовірно швидко, формуючи зв'язки, що підтримують пам'ять, вирішення проблем і комунікацію.

Від народження до 6 місяців: Новонароджені спочатку керуються рефлексами, але вже протягом перших тижнів починають розпізнавати обличчя, особливо материнське. До трьох місяців більшість немовлят можуть стежити за рухомими об'єктами та реагувати на знайомі голоси, що свідчить про раннє формування пам'яті.

Дівчатка можуть мати невелику перевагу в завданнях на візуальне розпізнавання, імовірно, через більш швидке дозрівання певних ділянок мозку, які відповідають за обробку соціальних сигналів.

Від 6 до 12 місяців: Постійність об'єкта — розуміння того, що предмети існують, навіть якщо вони зникають із поля зору — зазвичай з'являється приблизно у вісім місяців. Ця концепція є важливою для розвитку пам'яті та вирішення проблем.

Дівчатка часто випереджають хлопчиків у ранніх комунікативних навичках, таких як вказування, плескання в долоні та імітація слів, що відображає їхнє більш швидке мовленнєве дозрівання на цьому етапі.

Від 12 до 24 місяців: До першого дня народження багато дітей можуть виконувати прості команди, впізнавати знайомі предмети за назвою та застосовувати базові навички вирішення завдань. До двох років малюки починають складати короткі речення та можуть брати участь у символічній грі, наприклад, годувати ляльку або імітувати дії дорослих.

Дівчатка часто більш просунуті у засвоєнні словникового запасу та в уявних ситуаціях.

Батькам слід проконсультуватися з педіатром, якщо їхня дитина має труднощі з концентрацією уваги, обмежений зоровий контакт або затримку в розвитку, наприклад, відсутність інтересу до дослідження навколишнього середовища чи невміння реагувати на своє ім'я до 12 місяців.

Фізичні віхи розвитку в цей період зосереджені на моторних навичках, які поділяються на дві категорії: груба моторика (рухи великих м'язів) і тонка моторика (контроль дрібних м'язів). Дівчатка і хлопчики загалом розвиваються за схожими схемами, проте виявляються певні відмінності в оволодінні цими навичками.

Від народження до 6 місяців: Новонароджені демонструють рефлекторні рухи, такі як хапальний рефлекс і пошук грудей. Більшість немовлят можуть утримувати голову, лежачи на животі, до чотирьох місяців, а до п'яти-шести місяців багато хто починає перевертатися. У цей період з'являються і тонкі моторні навички, такі як утримання предметів. Дівчатка можуть раніше за хлопчиків виявляти більшу точність рухів рук.

6–12 місяців: Сидіння без підтримки та повзання є типовими віхами цього періоду, а згодом дитина починає стояти та пересуватися вздовж меблів. До дев'яти місяців розвивається щипковий захват, що дозволяє брати дрібні предмети. Дівчатка часто демонструють кращу координацію у завданнях, які потребують злагодженої роботи рук і очей.

12–24 місяці: Самостійна ходьба — важлива віха розвитку, що зазвичай досягається приблизно у віці одного року. До 18 місяців багато дітей можуть підійматися сходами з підтримкою та впевненіше бігати. Тонка моторика вдосконалюється, що дозволяє виконувати такі завдання, як складання кубиків, перегортання сторінок книги та користування ложкою. Дівчатка можуть досягати успіхів у цих навичках раніше завдяки швидшому розвитку точності та контролю.

Занепокоєння може викликати, якщо дитина:

- Не може утримувати голову у три місяці.

- Не сидить у дев'ять місяців.

- Не ходить самостійно у 18 місяців.

- Має постійну м'язову напруженість або, навпаки, надмірну слабкість м'язів.

Перші два роки життя є критичними для встановлення **емоційних зв'язків і соціальної чутливості.** Немовлята значною мірою залежать від догляду батьків, які забезпечують їм комфорт, безпеку та навчають їх соціальним взаємодіям. Дівчатка часто проявляють більшу чутливість до емоційних сигналів, що є раннім показником їхніх сильних соціальних і комунікативних навичок.

Від народження до 6 місяців: Новонароджені формують прив'язаність через дотик, зоровий контакт і стабільний догляд. До трьох місяців немовлята починають соціально посміхатися та взаємодіяти з батьками. Дівчатка можуть посміхатися та вокалізувати звуки раніше, що відображає їхню соціальну уважність.

6–12 місяців: Близько восьми місяців з'являється тривожність при розлуці та настороженість щодо незнайомців, оскільки немовлята більше прив'язуються до знайомих облич. Наприкінці цього періоду багато немовлят уже здатні виражати широкий спектр емоцій – від радості до розчарування, і шукати втіхи у батьків, коли засмучені.

12–24 місяці: Малюки починають виявляти незалежність, що часто супроводжується спалахами емоцій. Така поведінка є типовою для емоційного розвитку, оскільки дитина вчиться відстоювати свою автономію. Дівчатка можуть проявляти сильнішу емпатію та частіше реагувати на соціальні сигнали, наприклад, втішаючи однолітків або імітуючи догляд за іншими.

Батькам слід звернутися до педіатра, якщо їхня дитина:

- Виявляє слабкий інтерес до соціальної взаємодії.

- Не посміхається та не сміється до шести місяців.

- Не бере участі в базових ігрових взаємодіях до 12 місяців.

Хоча всі діти потребують любові, стимуляції та сприятливого середовища, розуміння тонкощів розвитку дівчаток може покращити їхні результати. Дівчатка отримують велику користь від можливостей практикувати вербальне спілкування, брати участь у рольових іграх, розвивати дрібну моторику через малювання, пазли та прості вироби. Емоційна підтримка також є важливою, оскільки дівчатка часто схильні до внутрішнього переживання стресу. Раннє втручання та заохочення допомагають зміцнити їхню впевненість у собі та стійкість.

Важливо пам'ятати, що вікові норми розвитку є загальними орієнтирами, а не жорсткими правилами. Кожна дитина розвивається індивідуально, залежно від генетики, навколишнього середовища та темпераменту. Хоча дівчатка можуть досягати певних віх швидше за хлопчиків, створення сприятливого середовища сприяє гармонійному розвитку всіх дітей.

Чи знали ви?

- *Протягом перших двох років життя немовлята переходять від рефлекторних рухів до ходьби, мовлення та символічної гри, закладаючи основу для майбутнього когнітивного, фізичного та емоційного розвитку. У цей період дівчатка часто випереджають хлопчиків у засвоєнні мови, розвитку дрібної моторики та розумінні соціальних сигналів.*

- *До восьми місяців більшість немовлят розвивають усвідомлення постійності об'єкта — здатність розуміти, що предмети існують, навіть якщо вони поза полем зору. Цей етап сприяє розвитку пам'яті та навичок розв'язання проблем, а дівчатка часто демонструють ранній розвиток комунікативних навичок, таких як вказування пальцем і плескання в долоні.*

Вакцинація та профілактика здоров'я

Вакцинація (щеплення) є одним із найефективніших і найважливіших заходів для захисту здоров'я дітей, особливо протягом перших двох років життя. Цей період є критичним вікном, коли імунна система дитини розвивається і є найбільш вразливою до інфекційних захворювань. Дівчатка, як і хлопчики, отримують значні переваги від дотримання рекомендованих графіків вакцинації. Однак через біологічні та культурні фактори важливо приділяти особливу увагу певним аспектам профілактичного здоров'я для дівчаток.

Вакцини працюють, стимулюючи незрілу імунну систему немовляти до розпізнавання і боротьби зі шкідливими патогенами без викликання захворювань. Вони захищають від загрозливих для життя хвороб, таких як поліомієліт, кір і кашлюк, а також запобігають ускладненням, які можуть призвести до хронічних проблем зі здоров'ям або затримок у розвитку.

Для дівчаток вакцинація має особливе значення, оскільки може вплинути на їхнє репродуктивне здоров'я в майбутньому. Деякі вакцини, такі як вакцина від краснухи, захищають від вроджених інфекцій, які можуть вплинути на майбутню вагітність. Крім того, дитяча вакцинація відіграє ключову роль у зниженні поширення захворювань у громадах, особливо в регіонах, де у дівчаток може бути обмежений доступ до медичної допомоги.

Органи охорони здоров'я та національні педіатричні асоціації надають комплексні графіки вакцинації для допомоги батькам. Основні вакцини для дівчаток у цій віковій групі включають:

- **Гепатит В**: Вакцина вводиться незабаром після народження і захищає від інфекції печінки, яка може мати довгострокові наслідки для здоров'я дівчаток.

- **АКДП (дифтерія, правець, кашлюк):** Ця комбінована вакцина запобігає серйозним бактеріальним інфекціям, які можуть викликати дихальну недостатність, параліч м'язів або смерть.

- **ІПВ (інактивована вакцина проти поліомієліту):** Захищає від поліомієліту, який може спричинити довічну інвалідність або параліч.

- **Хіб (Haemophilus influenzae типу b):** Запобігає бактеріальному менінгіту, який особливо небезпечний для маленьких дітей і може призвести до тривалих неврологічних ушкоджень.

- **ПКВ (пневмококова кон'югована вакцина):** Захищає від пневмонії та інфекцій вух, які можуть викликати ускладнення в ранньому дитинстві.

- **Ротавірус:** Запобігає важкій діареї та зневодненню, які є особливо небезпечними для немовлят і маленьких дітей.

- **КПК (кір, паротит, краснуха):** Вакцина, що вводиться в 12 місяців, захищає від захворювань, які можуть викликати серйозні ускладнення, включаючи краснуху, що має особливе значення для майбутнього репродуктивного здоров'я дівчаток.

- **Вітряна віспа:** Захищає від поширеної дитячої хвороби, яка в деяких випадках може призвести до важких інфекцій або утворення рубців.

Дотримання графіка вакцинації забезпечує захист для дівчаток у той період, коли їхні імунні системи можуть сформувати найсильнішу відповідь.

Хоча протоколи вакцинації для хлопчиків і дівчаток не відрізняються, наслідки деяких захворювань і їхня профілактика можуть мати особливе значення для дівчаток.

Наприклад, інфікування краснухою під час вагітності може спричинити синдром вродженої краснухи, що призводить до тяжких вроджених вад. Вакцинація дівчаток забезпечує імунітет і захищає їхні майбутні вагітності.

У деяких громадах дівчатка можуть зіштовхуватися з труднощами в доступі до медичної допомоги через культурні норми або фінансові обмеження. Батьки повинні надавати пріоритет доступу до вакцинації, щоб гарантувати повний захист для дівчаток.

Батьки відіграють ключову роль у дотриманні графіків вакцинації. Ведення точних записів про щеплення та відвідування запланованих прийомів є надзвичайно важливими кроками. Крім того, ознайомлення з хворобами, яким можна запобігти за допомогою вакцин, дає батькам можливість приймати обґрунтовані рішення щодо здоров'я своїх доньок.

Вакцинація — це не лише медичне втручання, а й суспільне зобов'язання щодо виховання здорових і щасливих дітей. Для дівчаток це зобов'язання також означає створення основи для довготривалого здоров'я та подолання нерівності у сфері охорони здоров'я, які можуть виникати через соціальні або біологічні фактори. Дотримання профілактичних заходів протягом перших двох років життя — це дар захисту та стійкості, що прокладає шлях до здорового та повноцінного майбутнього.

Профілактика здоров'я для дівчаток у цій віковій групі виходить за межі вакцинації. Регулярні огляди у педіатра дозволяють контролювати ріст, вчасно виявляти потенційні проблеми зі здоров'ям і формувати правильні гігієнічні звички. Це також час для обговорення гендерно-специфічних потреб, таких як належна гігієна при зміні підгузків для запобігання інфекціям сечовивідних шляхів, які частіше зустрічаються у дівчаток.

Чи знали ви?

- *Вакцинація протягом перших двох років життя захищає від загрозливих для життя захворювань, таких як поліомієліт, кір і краснуха.*
- *Профілактика здоров'я для дівчаток також включає правильну гігієну при зміні підгузків для зниження ризику інфекцій сечовивідних шляхів, які частіше зустрічаються у дівчаток, та регулярні огляди у педіатра для моніторингу росту і раннього виявлення проблем зі здоров'ям.*

Поширені проблеми зі здоров'ям немовлят

Перші роки життя дитини супроводжуються стрімким розвитком, але також можуть виникати проблеми зі здоров'ям, які викликають дискомфорт у немовлят і занепокоєння у батьків. Серед найпоширеніших проблем цього періоду — кольки, рефлюкс і прорізування зубів. Хоча ці стани зазвичай не загрожують життю, вони можуть бути стресовими як для дитини, так і для опікунів.

Розуміння цих проблем і знання ефективних методів їх подолання є надзвичайно важливими, особливо для дівчаток, які можуть мати незначні відмінності в симптомах через анатомічні та поведінкові особливості.

• Кольки: Незрозумілий плач і дискомфорт

Кольки – це періоди надмірного плачу у здорової на вигляд дитини, які зазвичай виникають у перші три місяці життя. Вони характеризуються:

- Інтенсивними нападами плачу, часто у другій половині дня або ввечері.

- Стиснутими кулачками, напруженими ніжками та вигинанням спини, що свідчать про дискомфорт.

- Важкістю заспокоїти дитину, навіть після годування, зміни підгузка чи носіння на руках.

Причина кольок невідома, проте серед можливих пояснень – шлунково-кишковий дискомфорт, незрілість травної системи або підвищена чутливість до подразників. Дівчатка так само схильні до кольок, як і хлопчики, проте деякі дослідження свідчать, що їхній плач може бути більш стійким, а не епізодичним.

Як впоратися з кольками:

- **Заспокійливі методи:** Заколисування, сповивання або білий шум можуть допомогти заспокоїти немовля з кольками.

- **Дієтичні зміни:** Для немовлят на грудному вигодовуванні матері можуть спробувати виключити можливі подразники, такі як кофеїн чи молочні продукти. Для дітей на сумішах можуть бути корисними гіпоалергенні суміші.

- **Випускання повітря після годування:** Це допомагає зменшити газоутворення, що може полегшити дискомфорт.

Якщо плач триває або супроводжується іншими симптомами (наприклад, лихоманкою, блюванням), слід проконсультуватися з педіатром, щоб виключити інші захворювання.

- ***Рефлюкс: Зригування та дискомфорт у шлунку***

Рефлюкс, або гастроезофагеальний рефлюкс (ГЕР), виникає, коли вміст шлунка повертається назад у стравохід, викликаючи зригування або легке блювання. Це поширене явище серед немовлят через незрілість травної системи і зазвичай минає до 12–18 місяців. Дівчатка можуть мати дещо інші прояви рефлюксу – менш інтенсивне зригування, але водночас більше ознак дискомфорту, таких як вигинання спини або відмова від годування.

Симптоми рефлюксу:

- Часте зригування після годування.

- Дратівливість під час або після їжі.

- Повільний набір ваги або ознаки відмови від їжі у важких випадках.

Як впоратися з рефлюксом:

- **Коригування годувань:** Менші, але частіші прийоми їжі зменшують об'єм молока в шлунку, що мінімізує рефлюкс.

- **Позиціонування:** Тримання дитини у вертикальному положенні протягом 20–

30 хвилин після годування допомагає запобігти потраплянню вмісту шлунка назад у стравохід.

- **Зміна суміші:** Для немовлят на штучному вигодовуванні можуть бути рекомендовані загущені або спеціальні антирефлюксні суміші.

Якщо рефлюкс є стійким або важким (відомий як гастроезофагеальна рефлюксна хвороба, ГЕРХ), може знадобитися медикаментозне лікування або подальше обстеження у педіатра.

- ***Прорізування зубів: Перші кроки до здорової усмішки***

Прорізування зубів зазвичай починається у віці 4–6 місяців, хоча в окремих випадках цей процес може відбуватися раніше або пізніше. Деякі дослідження свідчать, що у дівчаток зуби можуть з'являтися трохи раніше, ніж у хлопчиків. Прорізування може спричиняти дратівливість, дискомфорт і порушення сну, коли перші зуби (зазвичай нижні центральні різці) пробиваються через ясна.

Ознаки прорізування зубів:

- Посилене слиновиділення.

- Бажання жувати предмети або пальці.

- Набряклі, чутливі ясна.

- Легка дратівливість і порушення сну.

- У деяких випадках – незначне підвищення температури або розріджений стілець (хоча ці симптоми не є прямими ознаками прорізування зубів).

Як полегшити біль при прорізуванні:

- **Іграшки для прорізування зубів:** Безпечні охолоджені прорізувачі або іграшки для жування можуть допомогти дитині впоратися з дискомфортом.

- **Масаж ясен:** Обережне масування ясен чистим пальцем може зменшити біль.

- **Холодні компреси:** Холодна, волога тканина може заспокоїти набряклі ясна.

- **Знеболення:** У випадку сильного дискомфорту можна використовувати безрецептурні знеболювальні препарати, такі як парацетамол або ібупрофен (тільки за рекомендацією педіатра).

Хоча кольки, рефлюкс і прорізування зубів є поширеними та зазвичай минають самі по собі, деякі симптоми потребують медичної уваги:

- Постійне блювання або ознаки зневоднення у разі рефлюксу.

- Лихоманка, кров у калі або значна втрата ваги, що може свідчити про приховане захворювання.

- Надмірний плач або неможливість заспокоїти дитину, незважаючи на всі спроби.

Хоча ці стани можуть виникати як у хлопчиків, так і у дівчаток, важливо враховувати індивідуальні потреби кожної дитини. Дівчатка можуть демонструвати більш приховані ознаки дискомфорту, що робить уважність батьків ще важливішою. Надаючи комфорт, підтримку та відповідний догляд, батьки можуть допомогти своїм дочкам подолати ці поширені виклики раннього дитинства, закладаючи міцний фундамент для їхнього зростання та благополуччя.

Чи знали ви?

- *Кольки, що супроводжуються надмірним плачем і дискомфортом у немовлят, найчастіше досягають піку протягом перших трьох місяців життя.*

- *Прорізування зубів зазвичай починається у віці 4–6 місяців, причому у дівчаток зуби можуть з'являтися раніше, ніж у хлопчиків. Охолоджені іграшки для прорізування зубів, масаж ясен і холодні компреси допомагають заспокоїти набряклі ясна та полегшити дискомфорт.*

Здоров'я в ранньому дитинстві (2–6 років)

Раннє дитинство, яке охоплює вік від 2 до 6 років, є періодом значних змін в поведінці дитини. У цей час діти починають виявляти незалежність, будувати соціальні зв'язки та формувати основні звички, які впливатимуть на їхнє довгострокове здоров'я та добробут. Для дівчаток цей етап має особливе значення, оскільки вони часто демонструють ранній розвиток вербальних навичок, емоційної чутливості та дрібної моторики, що підкреслює важливість індивідуальної підтримки в цей період.

Здоров'я в ранньому дитинстві виходить за рамки фізичного розвитку і включає формування поведінкової та емоційної стійкості. Соціальні навички розквітають, коли діти вчаться будувати дружбу, висловлювати свої почуття та справлятися з викликами, такими як істерики чи розчарування. Дівчатка, з їхньою підвищеною чутливістю до емоцій і соціальних сигналів, часто виграють від керованих можливостей для розвитку цих навичок через гру та ранню освіту, що є важливим для формування впевненості та емпатії.

Сон відіграє ключову роль у здоров'ї дітей раннього віку. Встановлення стабільних режимів сну підтримує емоційну рівновагу, когнітивне функціонування та фізичний розвиток. Дівчатка, які можуть бути більш чутливими до змін у навколишньому середовищі, потребують спокійних і передбачуваних вечірніх ритуалів для забезпечення якісного відпочинку. Вирішення поширених проблем зі сном, таких як кошмари або тривожність перед сном, є важливим для загального благополуччя.

Безпека залишається пріоритетом, оскільки діти досліджують навколишній світ із зростаючою цікавістю та енергією. Дівчатка, хоча часто виявляють більшу обережність порівняно з хлопчиками, все одно стикаються з ризиками травм, включаючи падіння, задухи та нещасні випадки на ігрових майданчиках. Активні заходи безпеки в поєднанні з навчанням безпечній поведінці допомагають збалансувати їхню природну самостійність із необхідністю захисту.

Цей розділ зосереджується на унікальних аспектах здоров'я в ранньому дитинстві, підкреслюючи важливість розвитку соціально-емоційних навичок, сприяння здоровим звичкам сну та профілактики травм. Створюючи підтримуюче середовище, батьки та опікуни можуть допомогти дівчаткам процвітати в ці критичні роки, закладаючи основу для фізичного та емоційного благополуччя в майбутньому.

Поведінковий та емоційний розвиток

У віці від двох до шести років діти проходять значні етапи розвитку поведінки та емоцій, які формують їхню здатність взаємодіяти з іншими, регулювати емоції та досліджувати навколишній світ. Для дівчаток цей період часто поєднує емоційну чутливість, ранній розвиток навичок мовлення і зростаюче прагнення до зв'язку та схвалення. Розуміння цих етапів розвитку та надання відповідної підтримки є важливим для сприяння здоровому емоційному та соціальному зростанню.

У цей період діти починають освоювати соціальні взаємодії з однолітками та дорослими. Дівчатка, зокрема, можуть рано проявляти схильність до спільної гри та співчутливих реакцій, часто наслідуючи поведінку, яку спостерігають у батьків або старших братів і сестер. Ця природна тенденція до турботи та співпраці є можливістю для зміцнення позитивних соціальних навичок.

Однак емоційні сплески та істерики залишаються звичайним явищем у ранньому дитинстві. Хоча дівчатка можуть краще висловлювати словами свої розчарування, ніж хлопчики, вони також можуть демонструвати сильні емоційні реакції. Такі епізоди часто виникають через обмежену здатність обробляти складні емоції або невдоволені потреби в увазі та розумінні.

Як допомогти дитині впоратися з емоціями:

- **Визнання емоцій:** Підтвердження почуттів дитини допомагає їй відчувати підтримку і розуміння. Наприклад, фраза: "Я бачу, що ти засмутилася, бо не можеш зараз гратися зі своєю іграшкою" може заспокоїти дитину і навчити розпізнавати емоції.
- **Встановлення меж:** Послідовність є критичною для навчання дитини межам. Дівчатка, які часто шукають схвалення, добре реагують на спокійні пояснення щодо прийнятної поведінки.
- **Заохочення самовираження:** Ознайомлення дівчаток із відповідними віковими способами вираження почуттів, такими як малювання, розповідання

історій або використання простих фраз, може зменшити розчарування і покращити емоційну регуляцію.

Гра є фундаментом когнітивного, емоційного та соціального розвитку дитини в ранньому дитинстві. Для дівчаток гра часто включає уявні сценарії, такі як рольові ігри в ролі вихователів, вчителів або помічників у громаді. Такі види діяльності сприяють розвитку навичок вирішення проблем, творчості та здатності будувати взаємини. Заохочення різноманітних ігрових занять допомагає дівчаткам досліджувати широкий спектр інтересів і зміцнювати впевненість у своїх можливостях.

Структуровані програми ранньої освіти, як вдома, так і в дитячих садках, надають додаткові можливості для розвитку ключових навичок. Дівчатка часто демонструють успіхи у вербальному спілкуванні в цьому віці, тому вони особливо виграють від заходів, орієнтованих на розвиток мовлення, розповідання історій та групові взаємодії. Такі програми також сприяють ранньому академічному навчанню, готуючи їх до шкільних років.

Як батьки можуть сприяти розвитку дитини:

- **Сприяння соціальній грі:** Організація ігрових зустрічей або групових заходів заохочує дівчаток практикувати поділ, співпрацю та вирішення конфліктів. Такий досвід закладає основу для формування важливих дружніх відносин.
- **Балансування структурованої та вільної гри:** Хоча дівчатка можуть насолоджуватися організованими заняттями, такими як танцювальні гуртки або художні майстерні, вільний час для ігор також важливий для розвитку самостійності та творчості.
- **Впровадження ранніх можливостей для навчання:** Читання книг разом, проведення простих наукових експериментів або гра в освітні ігри можуть стимулювати цікавість і закладати базові знання.

Під час раннього дитинства дівчатка отримують користь від середовищ, які підтримують їхній емоційний і соціальний розвиток, водночас заохочуючи дослідження і стійкість. Розуміння їхніх унікальних схильностей і відповідне керівництво допомагає батькам і вихователям виховувати впевненість і навички, необхідні для успішного розвитку в ці роки дитинства. Основи, закладені в цей період, підтримуватимуть їхнє самопізнання та зростання протягом усього життя.

Чи знали ви?

- *Дівчатка у віці від двох до шести років часто виявляють схильність до спільної гри та співчутливої поведінки, нерідко наслідуючи ролі вихователів, які спостерігають у дорослих або старших братів і сестер. Такі заняття сприяють розвитку соціальних навичок і емоційного інтелекту.*

- *У ранньому дитинстві дівчатка зазвичай демонструють успіхи у вербальному спілкуванні, тому розповідання історій, уявні ігри та групові взаємодії є особливо ефективними для розвитку емоційної регуляції та зміцнення впевненості в собі.*

Сон і розпорядок дня

Сон відіграє критично важливу роль у фізичному, емоційному та когнітивному розвитку дітей віком від 2 до 6 років. Встановлення здорових звичок сну в цей період є необхідним, оскільки воно безпосередньо впливає на здатність дитини регулювати емоції, концентрувати увагу та рости. Для дівчаток, які часто раніше за хлопчиків виявляють чутливість до соціальних і емоційних сигналів, порушення сну можуть призводити до підвищеної емоційної реактивності та труднощів у подоланні щоденних викликів. Розуміння поширених розладів сну та впровадження стабільних ритуалів сприяють спокійному відпочинку та загальному благополуччю.

Кілька чинників можуть порушувати режими сну в ранньому дитинстві, зокрема вікові зміни, вплив навколишнього середовища та емоційні тригери. Дівчатка, які часто є більш чутливими до свого оточення та взаємин, можуть зазнавати труднощів зі сном через посилену емоційну сприйнятливість.

- **Страшні сни та нічні жахи**: Дівчатка можуть мати розвинену уяву, що сприяє появі страшних снів (кошмарів), коли вони оброблюють свої щоденні враження. Нічні жахи, хоча і трапляються рідше, також можливі й зазвичай проявляються у вигляді раптового плачу чи крику під час сну. Попри те, що такі епізоди можуть здаватися тривожними, вони, як правило, не свідчать про глибші психологічні проблеми і з віком минають.

- **Тривога розлуки**: Дівчатка можуть відчувати труднощі з усвідомленням самостійності, що спричиняє проблеми із засинанням наодинці. Це занепокоєння може проявлятися у частих проханнях про батьківське заспокоєння або небажанні залишатися у власному ліжку.

- **Зміни в розпорядку**: Навіть незначні порушення, такі як подорожі, хвороби чи сімейний стрес, можуть вплинути на режим сну. Дівчатка, які зазвичай почуваються комфортніше в стабільному й передбачуваному середовищі, можуть довше адаптуватися до нових умов.

Створення послідовного та заспокійливого вечірнього ритуалу є одним із найефективніших способів забезпечення здорових звичок сну у дітей. Дівчатка, які часто знаходять розраду в структурованих і турботливих умовах, можуть отримати значну користь від рутин, що забезпечують відчуття безпеки та стабільності.

- **Встановіть регулярний режим сну**: Закріплення фіксованого часу відходу до сну та пробудження допомагає регулювати внутрішній біологічний годинник дитини. Дівчатка можуть добре адаптуватися до цієї структури, оскільки їм часто подобається відчуття порядку.

- **Створіть заспокійливий ритуал перед сном**: Діяльність, така як читання казки, легка розтяжка або прослуховування спокійної музики, може стати сигналом для дитини, що настав час відпочинку. Дівчатка можуть отримувати особливе задоволення від ритуалів, пов'язаних із розповідями чи обіймами, оскільки такі заняття зміцнюють емоційний зв'язок.

- **Обмежте час перед екраном**: Вплив екранів перед сном може заважати виробленню мелатоніну, що ускладнює засинання. Заохочення до активності поза екраном за годину до сну може значно покращити якість відпочинку.

- **Забезпечте комфортне середовище для сну**: Дівчатка можуть бути більш чутливими до зовнішніх чинників, таких як шум, освітлення чи температура. Тиха, затемнена та прохолодна кімната створює ідеальні умови для спокійного сну. Дозвіл обрати улюблену ковдру чи м'яку іграшку може забезпечити додатковий комфорт.

Навіть за наявності здорових звичок час від часу можуть виникати труднощі зі сном. Батьки та опікуни можуть підтримати дітей, розпізнаючи приховані причини та зберігаючи терпіння і послідовність.

Якщо дівчинка прокинулася серед ночі через поганий сон або тривогу, м'яке заспокоєння без тривалого контакту допоможе їй відчути безпеку, водночас підкріплюючи важливість самозаспокоєння. Для дівчаток, які мають труднощі з тривогою розлуки, ефективними можуть бути техніки поступового віддалення – спочатку сидіти біля ліжка, а потім поступово збільшувати дистанцію.

Значні життєві зміни, такі як початок відвідування дитячого садка чи народження брата або сестри, можуть тимчасово порушити сон. Відкрите обговорення цих подій і додаткова увага перед сном можуть полегшити перехід.

Встановлення та дотримання здорових ритуалів сну в ранньому дитинстві створює основу для емоційної стійкості, когнітивного розвитку та фізичного здоров'я. Для дівчаток, які часто шукають стабільності та зв'язку, послідовні вечірні звички сприяють кращому сну й зміцнюють їхнє почуття безпеки та довіри до батьків. Допомагаючи своїм донькам долати труднощі зі сном із розумінням і турботою, батьки сприяють формуванню корисних звичок, що підтримують здоров'я протягом усього життя.

Чи знали ви?

- *Дівчатка віком від 2 до 6 років, чутливі до емоційних і соціальних сигналів, можуть відчувати порушення сну, такі як тривога розлуки чи кошмари. Створення заспокійливого ритуалу перед сном, зокрема читання казок або обійми, допомагає зміцнити відчуття безпеки та покращити якість сну.*

- *Регулярний розклад сну та обмеження часу перед екраном перед сном особливо корисні для маленьких дітей. Для дівчаток важливо створити комфортне середовище для сну – тихе, затемнене та прохолодне – що сприятиме спокійному й безперервному відпочинку.*

Профілактика травм

У ранньому дитинстві безпека стає головним пріоритетом, оскільки діти стають більш рухливими, допитливими та винахідливими. Цей етап розвитку супроводжується швидким фізичним і когнітивним зростанням, яке іноді може призводити до ризикованих ситуацій під час вивчення навколишнього середовища. Дівчатка, яких часто заохочують до більш структурованих ігор чи занять, також піддаються ризику травм,

135

що супроводжують цей період життя. Хоча їхні ігри можуть бути менш фізично активними, ніж у хлопчиків, забезпечення безпеки залишається не менш важливим.

У віці від 2 до 6 років діти розвивають свої моторні навички, рівновагу та координацію, які ще далекі від повної досконалості. Дівчатка, які часто займаються уявною грою або заняттями, що вимагають дрібної моторики, можуть стикатися з певними небезпеками, зокрема:

- **Ризик удушення:** Дівчатка можуть гратися з дрібними іграшками, намистинами чи матеріалами для рукоділля, які при випадковому ковтанні становлять загрозу удушення.
- **Травми на ігрових майданчиках:** Під час лазіння, бігу або гойдання діти можуть вдарятися чи падати, особливо якщо поверхні не мають належного покриття для амортизації.
- **Опіки та ошпарення:** Ігри в стилі «допомога» на кухні або «чаювання» можуть призвести до контакту з гарячими поверхнями, рідинами або приладами.
- **Отруєння:** Яскраво забарвлені мийні засоби, ліки або навіть косметика можуть

привернути увагу дитини, створюючи ризик випадкового вживання.

Запобігання травмам у ранньому дитинстві вимагає поєднання активного нагляду, навчання безпечної поведінки та створення безпечного середовища для гри.

- ***Важливі заходи безпеки***

1. **Профілактика удушення**

   ○ Переконайтеся, що всі іграшки відповідають віку дитини та не містять дрібних відокремлюваних деталей.

   ○ Уникайте давати дітям продукти, які можуть спричинити удушення, такі як цілі виноградини, тверді цукерки або великі шматки овочів.

   ○ Наглядайте за дітьми під час прийому їжі та ігор, щоб мінімізувати ризик випадкового удушення.

2. **Безпека на ігрових майданчиках**

   ○ Перевіряйте обладнання на ігрових майданчиках на стійкість, наявність ослаблених гвинтів або гострих країв.

   ○ Заохочуйте дітей носити відповідне взуття та уникати надто вільного одягу, який може зачепитися за обладнання.

o Вибирайте майданчики з амортизуючими покриттями, такими як мульча, гума або пісок, щоб зменшити ризик травм при падінні.

3. Профілактика опіків і ошпарень

o Пояснюйте дітям небезпеку гарячих предметів, використовуючи чіткі пояснення, що є «забороненим».

o Тримайте гарячі напої, каструлі та сковорідки поза досяжністю та поверніть ручки всередину під час приготування їжі.

o Використовуйте захисні замки на духовках, мікрохвильових печах та інших приладах.

4. Профілактика отруєнь

o Зберігайте мийні засоби, ліки та косметику у високих, замкнених шафах.

o Пояснюйте дітям небезпеку вживання невідомих речовин.

o Маркуйте потенційно небезпечні предмети чіткими попередженнями та символами, щоб відвернути цікавість.

5. Падіння та небезпека від меблів

- Закріпіть важкі меблі, такі як книжкові полиці та телевізори, щоб запобігти перекиданню.

- Встановіть бар'єри на сходах і балконах для обмеження доступу.

- Використовуйте неслизькі килимки у ванних кімнатах та інших місцях із потенційно слизькою підлогою.

Запровадження цих заходів допомагає знизити ризики травм і створити безпечне середовище для активного розвитку та гри дівчаток у ранньому дитинстві.

Заходи безпеки не повинні стримувати дітей у дослідженні навколишнього середовища чи активних іграх. Для дівчаток, які часто захоплюються рольовими або творчими іграми, важливо знайти баланс між розвитком самостійності та забезпеченням безпечного середовища.

Лазіння на безпечні ігрові конструкції чи участь у домашніх заняттях під наглядом дорослих сприяє розвитку впевненості та фізичних навичок. Дітям слід пояснювати основи безпеки, наприклад, необхідність дивитися в обидва боки перед переходом дороги або просити допомоги при взаємодії з незнайомими предметами. Такі заняття, як танці, гімнастика чи рукоділля, не лише розважають, а й розвивають координацію та відповідальність за умови керівництва дорослих.

Батьки відіграють ключову роль у запобіганні травмам. Пильний нагляд і активний підхід до усунення небезпек є основою зниження ризиків. Заохочуйте дівчаток відкрито висловлювати дискомфорт або страх під час гри, адже здатність повідомляти про свої почуття є важливою для їхньої безпеки. Крім того, навчіть їх, що сказати "ні" у ситуаціях, які здаються небезпечними, — це нормально. Це сприятиме розвитку самостійності та впевненості у прийнятті рішень.

Обережне планування та уважний догляд допоможуть мінімізувати ризик травм, дозволяючи дівчаткам досліджувати світ безпечно, розвиваючи необхідні навички та впевненість для майбутньої незалежності.

Чи знали ви?

- *Дівчатка віком від 2 до 6 років, які часто захоплюються уявними іграми та рукоділлям, можуть наражатися на певні небезпеки, такі як удушення дрібними предметами або опіки під час ігор у "куховарство".*
- *Навчання основам безпеки, таким як перевірка дороги перед переходом та*

вміння висловлювати дискомфорт, допомагає дівчаткам розвивати самостійність і впевненість, досліджуючи навколишній світ безпечно.

Кілька слів про будову статевих органів

Коли батьки вперше приносять новонароджену дитину додому з пологового будинку та придивляються уважніше, вони можуть усвідомити, що відрізнити дівчинку від хлопчика без огляду зовнішніх статевих органів практично неможливо. Це спостереження залишається актуальним, навіть якщо хлопчики зазвичай важать трохи більше при народженні. Найбільш значущою фізичною відмінністю між статями є будова зовнішніх і внутрішніх статевих органів.

Розуміння анатомії та функцій людського тіла є не лише теоретичним знанням, а й важливим засобом запобігання майбутнім помилкам, особливо щодо медичних втручань. Те, що може здатися корисним у моменті, іноді може зашкодити, якщо воно ґрунтується на міфах або дезінформації. На жаль, багато людей починають вивчати своє тіло лише тоді, коли виникають проблеми зі здоров'ям, що порушують їхнє повсякденне життя.

Лише небагатьох дітей навчають будові та функціям їхнього тіла поза основами гігієни. Як результат, базові знання про анатомію часто залишаються загадкою, залишаючи людей вразливими до хибних уявлень і непотрібних медичних процедур.

Поширеною помилкою батьків є порівняння розвитку та здоров'я їхньої дитини зі стандартами дорослих на основі власного досвіду і відчуттів. Ця тенденція особливо помітна серед матерів, які спостерігають за репродуктивною анатомією та функціями своїх доньок. Більшість жінок не пам'ятають, як виглядало або функціонувало їхнє тіло в ранньому дитинстві — у три, п'ять чи сім років — або навіть деталей підліткового віку, таких як зовнішній вигляд статевих органів чи наявність піхвових виділень. Юні дівчатка зазвичай не зосереджуються на цих питаннях, за винятком природних етапів цікавості до гендерних відмінностей, які є важливою та здоровою частиною дитячого розвитку. На жаль, батьки часто реагують на таку цікавість різко, несвідомо сприяючи почуттям сорому або розгубленості.

Багато жінок несвідомо порівнюють статеве дозрівання своїх доньок із власним дорослим досвідом. Це може включати припущення щодо зовнішнього вигляду статевих органів, вагінальних виділень або менструального циклу. Однак прирівнювання дитячої фізіології до дорослих норм часто спричиняє зайві хвилювання, а іноді навіть надмірне лікування чи зловживання медикаментами. З покоління в покоління це може створювати цикл «успадкованих» діагнозів, коли тривожність матері щодо власного тіла передається її доньці.

Важливо розуміти, що досвід матері не завжди відображає розвиток її доньки. Хоча спадкові фактори, безумовно, мають значення, більшість занепокоєнь виникають через нерозуміння того, що є нормою для конкретного етапу розвитку дитини. Такі хибні уявлення часто призводять до необґрунтованого хвилювання щодо дітей, які насправді абсолютно здорові.

Спостереження за зовнішніми статевими органами маленької дівчинки, звернення уваги на піхвові виділення, а згодом – відстеження регулярності менструацій у підлітковому віці є важливими. Проте ці дії повинні здійснюватися **з чутливістю та повагою.** Завдання батьків – не лише захищати, а й формувати довіру та взаєморозуміння.

Нав'язливий контроль або навідні запитання про менструацію можуть викликати у дівчинки почуття

143

дискомфорту, сорому чи збентеження. У міру дорослішання дитина може сприймати такий підхід як втручання в особистий простір, що потенційно призведе до напруженості у стосунках із батьками. Вибудовування довірливих і відкритих комунікаційних навичок із раннього дитинства значно ефективніше, ніж чекати, поки з'являться проблеми. Якщо дівчинка почувається в безпеці й знає, що її розуміють, вона з більшою ймовірністю звернеться до батьків із хвилюючими її питаннями, не боячись осуду чи ніяковіння.

Будь-який підхід, що включає примус, агресію або надмірну пильність, може мати зворотний ефект, створюючи **недовіру та емоційну дистанцію.** Натомість формування відносин, заснованих на відкритості та повазі, дозволяє батькам ефективно спрямовувати своїх доньок, одночасно поважаючи їхню автономію.

Якщо батьки помічають певні відхилення, важливо не піддаватися паніці та не поспішати з візитом до лікаря. Хоча спостереження є необхідним, ситуації, що потребують невідкладного медичного втручання, трапляються досить рідко. У більшості випадків є сенс почекати, спокійно обдумати ситуацію та за потреби звернутися за кваліфікованою консультацією, не створюючи у дитини надмірного стресу. Паніка лише сприяє необдуманим рішенням і підвищеній тривожності як у батьків, так і в самої дитини.

- *Рекомендації для батьків*

1. **Отримайте достовірну інформацію**: Перш ніж говорити з дитиною про її здоров'я, переконайтеся, що ви маєте надійні знання про анатомію та розвиток дівчат. Звертайтеся до авторитетних джерел або фахівців у галузі медицини.

2. **Не реагуйте надмірно**: Багато незначних відхилень є цілком безпечними та з часом минають самі по собі. Спостерігайте за динамікою і звертайтеся до лікаря лише у разі реальної потреби.

3. **Заохочуйте відкритий діалог**: Створіть атмосферу, в якій дитина почуватиметься комфортно, обговорюючи питання свого здоров'я. Така довіра допоможе уникнути непорозумінь і зайвих переживань у майбутньому.

4. **Дотримуйтеся поваги до кордонів**: Стежте за здоров'ям доньки так, щоб вона не відчувала дискомфорту або порушення її особистого простору. Пояснюйте, чому певні огляди важливі, у доступний і зрозумілий спосіб.

Чи знали ви?

- *Зовнішні статеві органи новонародженої дівчинки значно відрізняються від анатомії дорослої жінки. Це зумовлено впливом материнських гормонів під час вагітності, які тимчасово змінюють розмір і форму зовнішніх статевих органів. Ці зміни природним чином зникають у перші тижні або місяці життя.*
- *Організм дитини має власні закономірності розвитку, тому те, що може здатися незвичним у дитячому віці, часто є абсолютною нормою для відповідного етапу росту.*

Чи необхідний гінекологічний огляд і з якого віку?

У більшості країн, якщо жінка народжує в медичному закладі, перший огляд новонародженого проводить неонатолог або педіатр, який спеціалізується на здоров'ї немовлят. У випадках ускладненої вагітності мати може проконсультуватися з неонатологом ще до пологів, щоб обговорити питання розвитку дитини, оптимальний спосіб розродження та можливий вплив ускладнень на перебіг пологів і здоров'я новонародженого.

Якщо вагітність протікала без ускладнень, такі консультації зазвичай не потрібні. Після народження акушер-гінеколог або акушерка оцінюють стан дитини, проводячи загальний фізичний огляд і підтверджуючи стать новонародженого. Якщо в пологовій залі присутній педіатр, він може провести цей первинний огляд, до якого входить коротке обстеження зовнішніх статевих органів. Для дівчинки цей перший огляд можна умовно вважати її першим "гінекологічним" обстеженням.

Переважно диспансерне спостереження за дитиною здійснює сімейний лікар або педіатр. Вони контролюють ріст, розвиток і загальний стан здоров'я, а за потреби направляють до вузьких спеціалістів, зокрема дитячих гінекологів. Проте часті візити до дитячого гінеколога не є необхідними і зазвичай відбуваються лише при необхідності спеціалізованої діагностики або лікування. Спеціалісти з підліткової гінекології зустрічаються частіше і займаються питаннями менструальних порушень, підліткової вагітності, контрацепції та інших проблем, з якими стикаються дівчата в період статевого дозрівання.

Серед медичних фахівців існує консенсус, що **гінекологічні огляди є необхідними**

лише за наявності симптомів або занепокоєння щодо репродуктивної системи, незалежно від віку. Для здорової дитини перший офіційний візит до гінеколога зазвичай рекомендується в підлітковому віці, орієнтовно у 13–15 років. Під час цього огляду лікар зазвичай обмежується зовнішнім обстеженням та бесідою про репродуктивне здоров'я.

Ручне (бімануальне) гінекологічне обстеження зазвичай рекомендується у 21 рік чи раніше, якщо молода жінка веде статеве життя або має певні симптоми.

До таких симптомів належать:

o Рясні вагінальні виділення з неприємним запахом або жовто-зеленим, гнійним забарвленням.
o Кров'янисті виділення до початку менструації (особливо у дітей дошкільного чи молодшого шкільного віку).
o Постійний дискомфорт, біль у нижній частині живота, свербіж або печіння, пов'язані з вагінальними виділеннями.
o Складнощі або болісне сечовипускання.
o Ознаки передчасного статевого дозрівання.
o Відсутність менструації після 16 років.

- Рясні або болісні менструації, що заважають повсякденній діяльності.
- Підозра або підтверджений випадок сексуального насильства.
- Ймовірна вагітність.
- Питання або занепокоєння щодо контрацепції.

Під час гінекологічних оглядів неповнолітніх зазвичай вимагається присутність батьків, опікунів або довіреної особи, щоб забезпечити підтримку та захист дитини. Водночас підлітки мають право попросити про консультацію без присутності дорослих, якщо вони цього бажають.

Ключові рекомендації для забезпечення поважного та підтримуючого середовища під час оглядів:

1. **Для дітей, які не досягли віку згоди:** Батьки або опікуни повинні бути присутніми, за винятком екстрених випадків.

2. **Для підлітків (зазвичай від 15 років):** У багатьох країнах вони мають законне право проходити гінекологічний огляд без присутності батьків або опікунів. Це забезпечує конфіденційність, особливо під час обговорення чутливих питань, таких як

сексуальна активність, контрацепція або насильство.

3. **Поінформована згода:** Незалежно від віку, дитина або підліток повинні розуміти мету та процес огляду і дати на нього згоду. Примусові огляди є не лише неетичними, а й часто караними законом.

Гінекологічні огляди можуть викликати тривогу, особливо у маленьких дівчат. Багато хто відчуває підвищене занепокоєння через огляд інтимних зон, і цей стрес може посилюватися, якщо дитина не розуміє, чому огляд необхідний. Щоб зменшити ці страхи, лікарі повинні дотримуватися таких принципів:

- **Чітке пояснення процедури:** Лікар має доступною мовою пояснити мету та користь огляду відповідно до віку дитини.
- **Забезпечення відчуття безпеки:** Дитину слід запевнити, що огляд є добровільним, і що ніхто не змушуватиме її проходити процедуру проти її волі.
- **Заохочення до запитань:** Дитині або її батькам слід дати можливість ставити запитання та отримувати роз'яснення.

Для маленьких дітей огляди піхви, матки або яєчників можуть вимагати загальної анестезії для мінімізації дискомфорту. У таких випадках важливо заздалегідь обговорити потенційні ризики та користь із батьками.

Підлітки (зазвичай від 15 років) у багатьох країнах мають законне право проходити гінекологічний огляд без присутності батьків. Це забезпечує конфіденційність і сприяє довірі між пацієнткою та лікарем. Ситуації, у яких конфіденційність має вирішальне значення, включають:

- Обговорення контрацепції або сексуальної активності.
- Занепокоєння щодо вагітності або інфекцій, що передаються статевим шляхом (ІПСШ).
- Отримання інформації про менструальне здоров'я.

Однак ці права залежать від законодавства країни. У випадках, коли здоров'я або безпека підлітка під загрозою, лікар може порушити конфіденційність і залучити батьків або опікунів.

Щоб зробити огляд комфортнішим для дитини або підлітка:

1. **Якщо дитина бажає, залучіть батьків або опікунів.** Вони можуть

надати фізичну та емоційну підтримку, наприклад, тримаючи дитину за руку під час огляду.

2. **Перенесіть огляд, якщо необхідно.** Якщо дівчинка засмучена і відмовляється від обстеження, краще призначити його на пізніший час. Примусове проведення огляду може спричинити психологічну травму.

3. **Уникайте седації, якщо вона не є необхідною.** Седативні або заспокійливі препарати слід використовувати лише у виняткових випадках, наприклад, для дуже маленьких дітей, які не можуть залишатися нерухомими.

Батькам, особливо матерям, важливо усвідомлювати, що інтимні частини тіла дівчинки є глибоко особистими. Будь-який огляд статевих органів повинен проводитися з максимальною чутливістю та повагою, щоб уникнути емоційної травми та формування негативного ставлення до медичних обстежень.

Батьки часто хвилюються за здоров'я своїх дітей, але важливо відрізняти нормальні варіанти розвитку від реальних проблем, що потребують медичного втручання. Наприклад:

- Вагінальні виділення є поширеним явищем у маленьких дівчаток і зазвичай безпечні, якщо не супроводжуються неприємним запахом, почервонінням або болем.
- Нерегулярний менструальний цикл у підлітків є нормальним у перші кілька років після менархе (першої менструації).
- Періодичний легкий дискомфорт у нижній частині живота може бути частиною нормального росту та гормональних змін.

Спостережливість і відкритий діалог із дитиною дозволяють батькам підтримувати баланс між турботою та самостійністю.

Чи знали ви?

- *Перше гінекологічне обстеження зазвичай рекомендується у віці 13—15 років і зосереджується на зовнішньому огляді та роз'ясненні питань репродуктивного здоров'я.*
- *У багатьох країнах підлітки мають законне право відвідувати гінекологічні огляди без присутності батьків, що гарантує конфіденційність і приватність.*

Зовнішні статеві органи

Зовнішні та внутрішні статеві органи як у дівчаток, так і у хлопчиків зазнають значних змін від народження до завершення статевого дозрівання. Розуміння цих етапів розвитку є важливим для батьків і осіб, що доглядають за дітьми, щоб забезпечити належний догляд, уникнути хибних уявлень і запобігти непотрібним медичним втручанням. Розглянемо анатомію та розвиток жіночої репродуктивної системи за віком.

У жінок до зовнішніх статевих органів, або вульви, належать переддвер'я піхви, великі й малі статеві губи, клітор, лобкова ділянка, отвір сечівника, дівоча пліва, бартолінові залози та вхід до піхви.

- ***Промежина***

Батьки рідко пояснюють дітям, через який саме отвір народжуються діти, хоча ця зона між лобковою кісткою та куприком (що тягнеться в боки) має назву промежина.

Мало хто замислюється над кількістю отворів у ділянці промежини та їхнім розташуванням. Якщо рухатися від лобкової кістки вниз до ануса (у напрямку до куприка), у жінки є три окремі отвори: сечівник угорі для виведення сечі, нижче — вхід до піхви (через який народжуються діти), і нарешті анальний отвір для виділення калових мас. Окрім цих центральних отворів, є численні залозисті отвори, які часто занадто малі, щоб їх можна було побачити без збільшення.

Варто зазначити, що шкіра промежини є однією з найменш чистих ділянок тіла через накопичення виділень із сечівника, піхви та ануса. Ці виділення не лише накопичуються, а й створюють сприятливе середовище для мікроорганізмів, зокрема кишкових бактерій (із зони ануса) та шкірних мікробів, таких як стафілококи, стрептококи та грибки. Очищення промежини теплою водою щонайменше двічі на день (ідеально — після кожного акту дефекації та сечовипускання) є важливим для профілактики запальних процесів зовнішніх статевих органів у будь-якому віці.

Шкіра між входом до піхви та анусом у маленьких дівчаток є тонкою, добре васкуляризованою (має велика кількість судин) і, відповідно, дуже чутливою та схильною до травм. Жінки часто помічають почервоніння й незначну кровотечу в цій зоні у дівчаток, особливо після сильного напруження під час дефекації, а також можуть спостерігати білий або жовтуватий наліт. Зазвичай лікування не потрібне; достатньо усунути закрепи за допомогою правильного харчування та підтримувати належну гігієну зовнішніх статевих органів.

- **_Лобкова ділянка_**

М'який, жировий горбок над вульвою, що покриває лобкову кістку, відомий як лобковий горбок або горбок Венери. Ці жирові відкладення забезпечують захист: під час падінь або ударів у нижню частину живота вони знижують силу можливих ушкоджень внутрішніх органів. Кількість жирової тканини в цій області варіюється серед дівчаток до настання статевого дозрівання, тому не у всіх дівчат спостерігається виражений жировий прошарок у цій зоні.

У дорослих жінок шкіра лобкової ділянки густо вкрита волоссям, яке починає рости під час статевого дозрівання внаслідок підвищення рівня чоловічих гормонів в організмі дівчини.

- **_Великі та малі статеві губи_**

Великі статеві губи — це дві шкірні складки, що містять щільний шар жирової тканини, яка захищає вхід до піхви. Вони виконують роль бар'єра від мікроорганізмів. У дівчаток великі статеві губи зімкнені, що забезпечує ефективніший захист від мікробів і сторонніх предметів. Із початком статевого життя великі статеві губи можуть трохи розходитися. У маленьких дівчаток великі статеві губи гладенькі та містять менше жирової тканини.

Малі статеві губи у дівчаток часто виступають назовні в напрямку промежини більше, ніж у дорослих жінок. Зазвичай вони не зімкнені та не закривають отвір сечівника. Під час статевого дозрівання колір малих статевих губ може змінюватися від блідо-рожевого до темно-червоного (бордового) або коричневого (жінки часто описують його як «шоколадний»). Ці кольори можуть варіюватися впродовж життя жінки та в певні періоди, наприклад під час вагітності.

У підлітковому віці також відбуваються зміни розміру малих статевих губ, і зовнішній вигляд правої та лівої губи може відрізнятися. Вони можуть мати гладенькі або хвилясті краї, бути асиметричними, вузькими чи широкими, блискучими або матовими тощо. Усі ці варіації є нормальними та не повинні викликати занепокоєння ні в підлітка, ні в батьків.

- **Переддвер'я піхви**

Уся зона між статевими губами та входом до піхви відома як переддвер'я піхви. Ця ділянка постійно залишається вологою завдяки виділенням залоз і природним піхвовим секретам. Подразнення шкіри та слизових оболонок переддвер'я, як хімічного (наприклад,

157

мийні засоби), так і механічного характеру (тертя від тісної білизни чи одягу), може призводити до посилення виділень, запалення та утворення виразок.

У маленьких дівчаток ця частина промежини є дуже чутливою та легко реагує на будь-які подразники, зокрема температурні зміни. Перегрівання, підвищене потовиділення та накопичення виділень можуть швидко спричинити почервоніння та дискомфорт у зоні вульви.

- **Дівоча пліва**

Дівоча пліва (гімен) — це тонка мембрана, розташована на вході до піхви, яка є невід'ємною частиною жіночої репродуктивної системи. Вона складається зі слизової оболонки піхви та зазвичай має товщину 0,5–2 мм. Найчастіше дівоча пліва має форму півмісяця або кільця, хоча описано близько 20 її анатомічних варіацій, і всі вони вважаються нормальними. Основна функція пліви — захисна: вона є бар'єром від інфекцій і сторонніх речовин. Зазвичай пліва має один або кілька невеликих отворів, через які під час менструації виходить кров.

Вроджена відсутність дівочої пліви, відома як *аплазія пліви*, трапляється рідко, однак цей стан зазвичай не має клінічного значення й не завдає шкоди здоров'ю.

Материнські естрогени відіграють важливу роль у формуванні зовнішнього вигляду дівочої пліви у немовлят. Під впливом цих гормонів пліва стає щільнішою, еластичнішою, із численними складками й виступами. Вона має блідо-рожевий колір і може трохи випирати назовні, хоча розташовується глибше у вході до піхви порівняно з дорослими жінками. Такий характерний вигляд може зберігатися до приблизно чотирьох років.

У немовлят отвір у дівочій пліві зазвичай дуже маленький — близько 1–2 мм у діаметрі, і в міру зростання дитини він поступово збільшується приблизно на 1 мм щороку. Варіації будови пліви, наприклад кілька маленьких отворів або тонка перегородка, що ділить отвір, є поширеними анатомічними особливостями та зазвичай не впливають на здоров'я дитини. Проте лікарі повинні перевіряти, чи немає супутніх аномалій, таких як вагінальна перегородка, у разі виявлення структурних відмінностей.

У віці шести–семи років дівоча пліва стає тоншою, гладкішою та чутливішою, що робить її вразливою до подразнень через тісний або грубий одяг. Така чутливість може спричинити почервоніння або дискомфорт у зоні вульви, що інколи помилково сприймається як запалення недосвідченими батьками або медичними працівниками.

Дівоча пліва досить еластична, але не захищена від ушкоджень. Ризик її травмування існує навіть у ранньому дитинстві. Наприклад, деякі медичні працівники, які не знайомі з сучасними підходами в дитячій гінекології, можуть намагатися насильно розділити зрощені малі статеві губи (стан, відомий як синехії) під час огляду, що може призвести до травмування пліви.

Застарілі практики, такі як призначення вагінальних супозиторіїв (свічок) або рекомендації щодо спринцювань для маленьких дівчаток, слід уникати. Такі втручання не лише створюють ризик пошкодження пліви, але й суперечать сучасним медичним стандартам, які надають перевагу мінімально інвазивному догляду.

Дівоча пліва тривалий час асоціювалася з міфами, пов'язаними з цнотою, що призводило до необґрунтованої тривоги і шкідливих практик. Варіації в будові пліви, такі як наявність кількох маленьких отворів, часто помилково сприймаються як патологія. Крім того, поширена хибна думка, що пліва завжди залишається неушкодженою до моменту статевого акту. Насправді активні фізичні навантаження, заняття спортом, експерименти або навіть деякі медичні процедури можуть спричинити надриви пліви без будь-якого статевого контакту.

Підлітки та молоді жінки часто стикаються з суспільним тиском щодо стану пліви та цноти. Дезінформація, наприклад переконання, що повторне «розтягування» пліви пальцями допомагає зберегти цноту, незважаючи на статеві акти, лише поширює міфи. Такі дії можуть спричинити дрібні розриви або поступове руйнування пліви, підриваючи ці застарілі уявлення.

Батьки та педагоги можуть відігравати ключову роль у розвінчанні міфів, сприяючи відкритому й чесному обговоренню анатомії та її функцій. Відкрите спілкування допомагає нормалізувати уяву про природні варіації будови пліви й зменшити стигматизацію.

Сучасні медичні підходи акцентують увагу на орієнтованому на дитину догляді, щоб уникнути застарілих втручань, які можуть пошкодити пліву. Дитячі гінекологи надають перевагу неінвазивним методам обстеження та лікування станів, що стосуються зовнішніх статевих органів. Батькам рекомендується звертатися до фахівців із дитячої гінекології, якщо виникають занепокоєння щодо зрощення губ, подразнень або аномалій пліви.

Важливою є побудова довірливих стосунків між медичними працівниками, батьками та дитиною. Методи, що передбачають застосування сили, залякування або використання застарілих підходів, не лише непотрібні, але й можуть спричинити тривалі емоційні травми.

- ***Клітор***

Безпосередньо під і позаду передньої спайки великих статевих губ розташований клітор — надзвичайно чутлива зона жіночого тіла, пов'язана із сексуальним збудженням. За своєю структурою клітор схожий на чоловічий статевий орган, однак він не містить сечівника.

У дівчаток до початку статевого дозрівання клітор може виглядати відносно великим порівняно з іншими частинами зовнішніх статевих органів. Крім того, інколи можна спостерігати збільшення клітора (кліторомегалію) у дівчаток, матері яких під час вагітності приймали прогестерон або його синтетичні аналоги. У більшості випадків цей стан не потребує лікування та минає самостійно протягом перших місяців або років життя дитини.

Чи знали ви?

- *Будова та зовнішній вигляд дівочої пліви природно варіюються у різних людей і змінюються впродовж життя.*
- *Клітор містить удвічі більше нервових закінчень, ніж чоловічий статевий орган, що робить його найчутливішою частиною жіночого тіла.*

Зрощення статевих губ у дівчаток: розуміння та ведення поширеного стану

Зрощення статевих губ, або синехії чи адгезії, — це поширене, але часто неправильно зрозуміле явище у дівчаток. Це стан, за якого відбувається часткове або повне зрощення малих статевих губ. Зазвичай синехії є набутим, а не вродженим станом. Хоча зрощення іноді діагностують неправильно або надмірно лікують, воно рідко спричиняє серйозні проблеми зі здоров'ям і часто минає самостійно без будь-якого втручання.

Переважно синехії розвиваються у віці від 3 місяців до 3 років, причому найчастіше зустрічаються у дівчаток віком від 13 до 23 місяців. У новонароджених вони трапляються рідко, якщо тільки не пов'язані з вродженими аномаліями зовнішніх статевих органів. Незважаючи на те, що синехії досить поширені, їхню реальну частоту погано задокументовано, оскільки багато медичних систем не проводять рутинного огляду дітей без симптомів.

Вважається, що зрощення статевих губ спостерігається у 2–6% дівчаток молодше шести років. У більшості випадків цей стан є доброякісним і безсимптомним, не потребує спеціального лікування. Регулярні медичні огляди можуть виявити синехії у здорових дітей, але це не свідчить про недбалість у педіатричній практиці. Навпаки, це демонструє обережний і заснований на доказах підхід, що дозволяє уникати непотрібних втручань у дітей без скарг.

Основною причиною зрощення статевих губ є локальне запалення тканин вульви, яке часто пов'язане з низьким рівнем естрогенів у маленьких дівчаток. У новонароджених материнські гормони забезпечують тимчасовий захисний ефект, однак рівень естрогенів значно знижується приблизно до тримісячного віку, що може збігатися з появою синехій. Інші чинники, що сприяють розвитку зрощень, включають:

o Недостатня гігієна або неправильні методи очищення.

o Грибкові інфекції або надмірне розмноження бактерій.

o Подразнення шкіри через використання підгузків, агресивних мийних засобів або вологих серветок.

- Перегрівання та надмірне потовиділення, що спричиняє місцеве подразнення.
- Травми або мікропошкодження в ділянці промежини.

Зрощення статевих губ часто є частковим і безсимптомним, але в деяких випадках може спричиняти труднощі з сечовипусканням або підвищену схильність до інфекцій сечовивідних шляхів (ІСШ). Дослідження показують, що 7% дівчаток із синехіями можуть мати проблеми з сечовипусканням, а близько 20% можуть страждати на запалення сечовивідних шляхів.

Сучасні педіатричні рекомендації наголошують на неінвазивному підході до ведення синехій. У більшості випадків лікування не потрібне, особливо якщо зрощення не викликає симптомів і не заважає сечовипусканню або дотриманню гігієни. Спостереження показують, що 80% зрощень розсмоктуються самостійно протягом року, особливо із підвищенням рівня естрогенів у міру дорослішання дитини.

Лікування зазвичай рекомендується лише у випадках, коли синехії спричиняють:

• Затримку сечі або значні труднощі з сечовипусканням.

• Часті інфекції сечовивідних шляхів або хронічне запалення.

• Постійний дискомфорт або біль.

Методи лікування:

1. **Спостереження**: У безсимптомних випадках лікування не потрібне. Батькам слід контролювати стан дитини та забезпечувати належну гігієну, оскільки більшість зрощень минають самостійно без медичного втручання.

2. **Місцеві естрогенні креми**: Естрогенні креми мають 90% ефективність і залишаються основним методом лікування. Стандартний курс триває 2–6 тижнів, хоча довше лікування зазвичай не потрібне, якщо розділення відбувається раніше. Побічні ефекти, такі як тимчасова пігментація шкіри або легке збільшення грудей, трапляються рідко та є зворотними.

3. **Місцеві стероїдні креми**: Стероїдні креми дуже ефективні, забезпечуючи успішний результат у 95% випадків. Вони дозволяють скоротити тривалість лікування, часто потребуючи не більше трьох нанесень.

4. **Хірургічне роз'єднання**: Хірургічне втручання потрібне рідко й призначається лише у важких випадках, коли зрощення постійно виникає знову після медикаментозного лікування або якщо зберігаються значні порушення сечовипускання. Для забезпечення комфорту дитини використовують місцеву анестезію. Після хірургічного втручання зазвичай призначають місцеві гормональні креми на 2–4 тижні для сприяння загоєнню та зниження ризику рецидиву.

Застарілі інвазивні методи лікування синехій, наприклад ручне роз'єднання в умовах кабінету без анестезії, більше не вважаються прийнятними. Такі процедури можуть спричинити біль, травматизацію і тривалі психологічні наслідки. Крім того, у сучасній педіатрії не рекомендується проводити спринцювання або використовувати вагінальні супозиторії для маленьких дівчаток, оскільки це може пошкодити дівочу пліву та порушити природний мікробіом.

Рівень рецидивів синехій становить від 40% до 50% у дівчаток, які продовжують носити підгузки або мають постійне подразнення вульви. Проте повторне зрощення трапляється рідше в міру природного підвищення рівня естрогенів із віком. Батькам слід підтримувати належну гігієну та стежити за ознаками подразнення, щоб знизити ймовірність рецидиву.

Важливі факти для батьків:

- **Синехії не є небезпечними:** У більшості випадків цей стан є доброякісним і зникає самостійно з часом.
- **Спостереження зазвичай достатньо:** Лікування або втручання не потрібні, якщо не виникають симптоми.
- **Лікування мінімально інвазивне:** Місцеві креми дуже ефективні, а хірургічне втручання потрібне лише у важких випадках.
- **Освіта має значення:** Батьки повинні бути поінформовані про цей стан, щоб уникнути зайвих хвилювань і забезпечити комфорт дитини під час медичних оглядів.

Чи знали ви?

- *У 80% випадків синехії зникають самостійно протягом року без будь-якого лікування. Це природне вирішення пов'язане з розвитком організму та підвищенням рівня естрогенів у міру зростання дитини.*

- *Синехії частіше рецидивують у дівчаток, які носять підгузки. Це пов'язано з підвищеним подразненням і вологістю в зоні підгузка, що підкреслює важливість належної гігієни та частих змін підгузків.*

Запалення зовнішніх статевих органів у дівчаток

Запалення зовнішніх статевих органів є поширеною проблемою у дівчаток через чутливість ділянки промежини та вульви, які часто піддаються впливу поту, сечі, калу та піхвових виділень. Стан цієї зони може відображати наявність інфекцій або нещодавно перенесених захворювань. Поширені хвороби, такі як застуда, діарея чи інфекції сечовивідних шляхів (ІСШ), можуть проявлятися почервонінням зовнішніх статевих органів і посиленням виділень. Такий стан часто називають *неспецифічним вульвовагінітом*, про який буде детальніше розглянуто в окремому розділі.

Під час оцінювання запалення в ділянці промежини лікарі зазвичай звертають увагу на кілька ключових питань для виявлення можливих причин:

- **Чи користується дівчинка підгузками або горщиком/туалетом?**

Використання підгузків пов'язане з підвищеним ризиком запалення через тривалий контакт із вологою та подразниками.

- **Як часто та за допомогою яких засобів проводяться гігієнічні процедури?** Використання ароматизованого мила, пінок, барвників, гелів для душу або грубих мочалок може подразнювати чутливу шкіру вульви.

- **Чи збалансоване харчування дитини? Як часто вона має випорожнення та сечовипускання?** Зміни в роботі кишечника або сечового міхура можуть призводити до змін шкіри в ділянці промежини.

- **Чи має дитина схильність до перегрівання або надмірного потовиділення?** Перегрівання та пітливість створюють сприятливе середовище для подразнення й інфекцій.

- **Чи є у дитини паразитарні інфекції, наприклад, гострики?** Вони можуть викликати свербіж, що призводить до вторинного подразнення або запалення.

- **Які захворювання перенесла дитина за останні два місяці та які ліки приймала?** Нещодавні інфекції або медикаментозне лікування можуть впливати на стан вульви та промежини.

Ці фактори важливі для оцінки причин почервоніння або подразнення, які можуть бути спричинені інфекціями, травмами, хімічними подразниками, тертям або алергічними реакціями.

Поширені причини почервоніння промежини наступні:

Грибкові інфекції (кандидоз/молочниця): Найпоширенішою причиною почервоніння промежини у маленьких дівчаток (якщо виключено подразнення від підгузків) є грибкова інфекція. Гриби роду *Candida* є природними мешканцями організму й колонізують новонароджених із моменту народження. Хоча зазвичай вони не завдають шкоди, тепле й вологе середовище, наприклад у забруднених підгузках, сприяє їх надмірному розмноженню. Симптоми включають почервоніння, виразки, білі нальоти, свербіж і біль.

- **Лікування:** Зазвичай ефективними є протигрибкові креми. Часті зміни підгузків і заохочення користування горщиком допомагають зменшити тривалий контакт із вологою.

Інфекції сечовивідних шляхів (ІСШ): ІСШ часто спричиняють болісне сечовипускання, почервоніння та піхвові виділення з різким запахом. Дівчатка більш схильні до ІСШ, ніж хлопчики, через коротший сечівник, що полегшує проникнення бактерій у сечовий міхур. Близько 10% дівчаток стикаються з ІСШ до настання підліткового віку. Більшість ІСШ у дівчаток спричиняє *E. coli* — бактерія, що природно мешкає в кишечнику та на шкірі промежини. Вроджені аномалії сечовивідної системи також можуть підвищувати ризик рецидивуючих інфекцій.

Паразитарні інфекції: Гострики є поширеною причиною відчуття свербіння в ділянці промежини у маленьких дітей, особливо вночі. Це призводить до мимовільного розчісування анальної зони та промежини, що може спричинити вторинні бактеріальні або грибкові інфекції. Хоча гострики не становлять серйозної загрози для здоров'я, дискомфорт і подальше розчісування можуть посилити симптоми.

Інші причини почервоніння та подразнення:

Окрім грибкових інфекцій, інфекцій сечовивідних шляхів та паразитарних інвазій, існують інші чинники, які можуть спричиняти почервоніння в ділянці промежини, зокрема:

• **Алергічні реакції:** Ароматизовані мила, пральні порошки або кондиціонери для білизни можуть подразнювати чутливу шкіру вульви та промежини.

- **Тертя або травми:** Тісний одяг, синтетичні тканини або неправильне підтирання можуть викликати подразнення чи дрібні ушкодження шкіри.

- **Хімічні подразники:** Надмірне використання гігієнічних засобів, таких як пінки для ванн або парфумовані очищувачі, може порушити природний баланс мікрофлори вульви.

- **Харчові фактори:** Дієта з високим вмістом цукру або оброблених продуктів може сприяти надмірному росту дріжджових грибків, тоді як закрепи можуть призводити до напруження і почервоніння промежини.

Хоча більшість випадків почервоніння та подразнення в ділянці промежини можна вирішити за допомогою належної гігієни, у деяких ситуаціях необхідна медична допомога. Зверніться до лікаря, якщо:

- Симптоми не зникають, незважаючи на поліпшення гігієнічних практик.

- Почервоніння або подразнення посилюються, з'являються біль, набряк чи виразки.

- Спостерігаються виділення з неприємним запахом або незвичайним забарвленням.

- Виникають повторні інфекції або незрозумілі симптоми.

Медичний працівник допоможе визначити основну причину проблеми та порекомендує відповідне лікування для забезпечення комфорту та добробуту дитини.

Поради для батьків: формування гігієнічних звичок

Запровадження щоденної гігієнічної рутини може запобігти багатьом поширеним причинам почервоніння промежини. Ось кілька порад для батьків:

1. **Навчіть правильних технік підтирання:** Заохочуйте підтирання спереду назад, щоб мінімізувати поширення бактерій із анальної ділянки до сечівника та вульви.

2. **Вибирайте гіпоалергенні засоби:** Віддавайте перевагу милу і пральним засобам без ароматизаторів, щоб знизити ризик подразнення або алергічних реакцій.

3. **Сприяйте привчанню до горщика:** Перехід від підгузків до горщика

зменшує тривалий контакт із вологою та подразниками.

4. **Підтримуйте сухість:** Після купання або зміни підгузка акуратно витирайте ділянку промежини насухо, уникаючи тертя.

5. **Контролюйте вибір одягу:** Переконайтеся, що дитина носить вільний одяг із натуральних бавовняних тканин.

Чи знали ви?

- *Приблизно 10% дівчаток стикаються з інфекцією сечовивідних шляхів до підліткового віку через коротший сечівник, що полегшує проникнення бактерій.*
- *Хоча гострики не становлять серйозної загрози для здоров'я, вони можуть спричинити значний дискомфорт і вторинні інфекції через розчісування. Найактивніші вони вночі, що часто порушує сон дитини.*

Внутрішні статеві органи

Термін «внутрішні статеві органи» стосується частин жіночої репродуктивної системи, що розташовані всередині тіла, що робить їх недоступними для безпосереднього огляду батьками чи самими дівчатками. Важливо підкреслити, що за жодних обставин матері чи особи, які доглядають за дитиною, не повинні намагатися оглядати або «зазирнути» всередину піхви своїх доньок. Такі дії не лише порушують особисті межі, а й можуть завдати шкоди дівочій пліві, входу до піхви чи промежині, особливо якщо це робиться без належних знань або медичної потреби.

До внутрішніх статевих органів належать піхва, матка, маткові труби та яєчники. Яєчники є унікальними, оскільки це єдині гормональні органи в жіночій репродуктивній системі, активні навіть у дитячому віці. У дівчаток яєчники переважно неактивні як репродуктивні органи до настання статевого дозрівання, хоча вони продукують незначну кількість гормонів ще до цього етапу розвитку. Ця гормональна активність є основою для підготовки організму до майбутніх репродуктивних функцій.

- **Піхва**

Піхва — це трубчастий м'язовий орган, що відіграє ключову роль у репродукції та пологах. Під час запліднення дитини вона активує сперматозоїди, сприяючи їхньому руху до яйцеклітини. Під час пологів піхва стає частиною родового каналу, забезпечуючи проходження дитини.

Внутрішня поверхня піхви вкрита слизовою оболонкою з численними складками, що надає їй гофрованого вигляду. Такі складки забезпечують еластичність, дозволяючи піхві пристосовуватись до змін під час статевого акту та пологів. З часом, особливо після пологів, ці складки поступово зменшуються через розтягнення та природні вікові зміни.

На відміну від інших частин жіночої репродуктивної системи, піхва не має власних залоз. Піхвові виділення складаються з:

○ Плазми крові, що просочується з навколишніх кровоносних судин.

○ Цервікального слизу, що виділяється шийкою матки.

○ Відмерлих епітеліальних клітин, які злущуються зі слизової оболонки піхви.

○ Мікрофлори, переважно бактерій, що підтримують здоровий стан піхви.

У маленьких дівчаток піхвове середовище домінує кишкова мікрофлора, що зумовлює наявність виділень жовтуватого або жовто-зеленого кольору з можливим неприємним запахом. Це є нормальним явищем для дівчаток до настання статевого дозрівання та відображає унікальний склад мікрофлори їхньої піхви на цьому етапі.

З початком статевого дозрівання мікрофлора піхви зазнає суттєвих змін, коли домінуючу роль починають відігравати лактобактерії. Ці корисні бактерії виробляють молочну кислоту, знижуючи рівень pH у піхві та створюючи захисне кисле середовище, що допомагає запобігати інфекціям.

- **_Матка_**

Матка дівчинки зазнає значних змін у процесі розвитку від народження, що відображає її важливу роль у репродуктивній системі. Основна функція цього м'язового органа полягає в тому, щоб забезпечити умови для виношування дитини під час вагітності. Менструальна кровотеча, яка є ознакою репродуктивної зрілості, є результатом циклічних змін у внутрішньому шарі матки — ендометрії. Хоча матка не виробляє гормонів, її тканини дуже чутливі до статевих гормонів, таких як естроген і прогестерон.

Матка складається з двох основних частин:

- **Шийка матки (цервікс):** Нижня частина, що з'єднує матку з піхвою через цервікальний канал. Її слизова оболонка подібна до ендометрію й відіграє важливу роль у репродуктивному здоров'ї, виробляючи слиз. Однак активне утворення цервікального слизу розпочинається лише в період статевого дозрівання під впливом гормонів яєчників.

• **Тіло матки:** Верхня, більша частина, що містить ендометрій і відповідає за виношування вагітності.

Розвиток матки на різних етапах життя

1. **Період новонародженості:**
   • При народженні шийка матки більша за тіло матки у співвідношенні 1:2.
   • Довжина матки становить приблизно 3,5 см, а товщина — 1,4 см.
   • Ендометрій дуже тонкий, і наявність невеликої кількості рідини в порожнині матки, що часто виявляється під час УЗД, є нормальним явищем і не потребує медичного втручання.

2. **Перед статевим дозріванням:**
   • Матка має циліндричну форму, на відміну від грушоподібної форми, типової для дорослих жінок.
   • Розміри шийки та тіла матки майже однакові (співвідношення 1:1).
   • Довжина матки — 2,5–4 см, товщина не перевищує 1 см.
   • Зріст матки активізується у віці 6–9 років; у цей період шийка може тимчасово ставати товстішою за тіло.

3. **Підлітковий вік:**
   • Матка набуває характерної грушоподібної форми, оскільки тіло стає більшим за шийку.
   • Співвідношення тіла до шийки змінюється на 2:1 або 3:1.
   • Розміри збільшуються до 5−8 см у довжину, 3 см у ширину та 1,5−3 см у товщину.
   • З початком менструацій товщина та стан ендометрію змінюються впродовж менструального циклу.

Положення матки в тілі:

• **До статевого дозрівання:** Матка нахилена в бік хребта (до заду) — таке положення називають ретроверсованою маткою.

• **Після вагітності та пологів:** Матка зазвичай змінює своє положення й нахиляється вперед у напрямку до лобкової кістки.

Ці зміни у розмірах, формі та положенні матки є частиною природної адаптації організму до різних етапів життя — від дитинства до репродуктивної зрілості та старшого віку.

- *Яєчники*

Яєчники — це парні органи, які виконують дві важливі функції: вироблення гамет (яйцеклітин) для репродукції та секрецію гормонів, що регулюють нормальне функціонування жіночого організму. Природа передбачила унікальну здатність яєчників до компенсації: якщо один яєчник видалений або не функціонує, інший може повністю взяти на себе його функції. Це забезпечує безперервність роботи репродуктивної системи без значного впливу на фертильність або загальний стан здоров'я.

Вікові зміни розвитку яєчників

1. **Період новонародженості:**
   • Об'єм яєчника при народженні становить приблизно один кубічний сантиметр або трохи більше.
   • До кінця першого року життя об'єм зменшується до приблизно 0,67 кубічних сантиметрів і зазвичай залишається меншим за один кубічний сантиметр до шести років.

2. **Вік 6—10 років:**
   • Починаючи з шести років, об'єм яєчників поступово збільшується, досягаючи в середньому 1,2—2,3 кубічних сантиметри (близько двох кубічних

181

сантиметрів) до десяти років.

• Через невеликий розмір і обмежений кровотік яєчники важко виявити під час ультразвукового обстеження на цьому етапі.

3. **Початок статевого дозрівання:**
• Із підвищенням рівня гормонів гіпофіза (наприклад, фолікулостимулюючого та лютеїнізуючого гормонів) об'єм яєчників збільшується до приблизно чотирьох кубічних сантиметрів.
• У цей період також посилюється кровотік до матки та яєчників.

4. **Підлітковий вік:**
• Середній об'єм яєчників у підлітковому віці становить близько восьми кубічних сантиметрів, хоча нормальні показники можуть коливатися від 2,5 до 20 кубічних сантиметрів. Ці коливання в розмірах мають важливе значення для правильної інтерпретації діагностичних результатів.

Будова та функції яєчників

Основною структурною одиницею яєчника є фолікул, що містить первинну гамету (яйцеклітину), оточену фолікулярною рідиною, багатою на прогестерон. Фолікули дозрівають у процесі підготовки до овуляції, яка починається в період статевого дозрівання.

Дівчатка до статевого дозрівання: Виявити фолікули під час ультразвукового обстеження у дівчаток молодше 12 років часто складно через відсутність чітких стандартів ультразвукової оцінки яєчників у різному віці. Нормальним вважається наявність до шести фолікулів розміром до 4 мм у кожному яєчнику.

Статеве дозрівання та підлітковий вік: У віці 8–9 років можуть з'являтися більші фолікули, що свідчить про початок гормональної активності яєчників. У підлітковому віці під час УЗД можна побачити численні зростаючі фолікули, що відображає нерегулярні гормональні цикли, характерні для цього періоду.

Батьки часто звертаються до інтернет-ресурсів для пояснень після отримання результатів УЗД, особливо щодо кількості та розміру фолікулів, виявлених у яєчниках їхньої доньки.

Нормальні показники фолікулів: Фолікули розміром до 7 мм зазвичай вважаються нормальними для дівчаток до 12 років. У період раннього статевого дозрівання можуть з'являтися більші фолікули або збільшена їх кількість, що свідчить про початок активності яєчників.

Помилковий діагноз синдрому полікістозних яєчників (СПКЯ): У період статевого дозрівання численні зростаючі фолікули на УЗД можуть нагадувати картину СПКЯ, особливо якщо яєчники більші за середній розмір. Проте в більшості випадків розміри яєчників залишаються меншими, ніж це характерно для СПКЯ, а ці зміни відображають природні гормональні коливання та нерегулярну овуляцію, властиву підлітковому віку. Ановуляція (відсутність овуляції) є нормальним явищем у цьому віці та буде розглянута детальніше в іншому розділі.

Таємниця природи, яку повинна знати кожна жінка

Досліджуючи зміни в яєчниках дівчаток під час статевого дозрівання та розвиток менструального циклу, стає важливо зрозуміти, що відбувається в яєчниках на різних етапах життя. Це знання є ключовим для усвідомлення того, як формується репродуктивне здоров'я дівчинки, а згодом і майбутньої матері, починаючи з її перебування в утробі матері і до початку 20-х років життя.

Яєчники містять фолікули, кожен із яких включає первинну яйцеклітину, або *ооцит*. Ці яйцеклітини починають серію поділів ще під час ембріонального розвитку, але їхній ріст зупиняється приблизно на 15 років і

184

відновлюється лише з початком статевого дозрівання. Цей процес росту і дозрівання фолікулів, відомий як *фолікулогенез*, є фундаментальною складовою жіночої репродуктивної біології.

Практично всі фолікули починають свій розвиток як *примордіальні фолікули* – крихітні, неактивні структури розміром усього 0,03–0,05 мм, невидимі неозброєним оком. Активація цих фолікулів є складним і ретельно регульованим процесом, який розпочинається з початком статевого дозрівання, запускаючи незворотний ріст і дозрівання.

Однак у жіночому організмі відбувається надзвичайне і мало відоме явище: **масова втрата яйцеклітин у певні періоди життя**. Незважаючи на важливість цього процесу, про нього рідко говорять, хоча він має глибокий вплив на репродуктивний потенціал жінки. Після формування репродуктивних органів під час ембріогенезу жіночий організм зазнає значного виснаження ооцитів, причини якого досі залишаються в основному загадковими. Хоча гормональні коливання відіграють ключову роль у дозріванні фолікулів, примордіальні фолікули не реагують на статеві або гіпофізарні гормони, що свідчить про те, що їхня втрата викликана іншими механізмами.

Існує три критичні періоди, коли втрата зародкових статевих клітин прискорюється драматично. **Перший** відбувається під час фетального етапу, приблизно на 20-му тижні вагітності, коли в яєчниках плоду жіночої статі міститься приблизно 6–7 мільйонів зародкових клітин. У цей час починається формування фолікулів. Після початкового поділу яйцеклітини переходять у стан спокою, який триватиме до підліткового віку. Незважаючи на цей стан спокою, загальна кількість ооцитів починає зменшуватися вже з цього моменту. Варто зазначити, що багато фолікулів ніколи не дозрівають і не утворюють життєздатних яйцеклітин, оскільки лише незначна частина цих клітин завершить свій розвиток протягом репродуктивного періоду жінки.

Другий період швидкого виснаження відбувається протягом першого року життя, залишаючи дівчинку лише з 300 000–500 000 ооцитів. До моменту народження ця кількість зменшується до 1–2 мільйонів, що становить втрату майже 80% початкового запасу. Цей етап збігається з унікальним гормональним середовищем, оскільки в організмі немовляти все ще залишаються високі рівні естрогенів та інших гормонів із плаценти. У цей час деякі фолікули починають рости. Однак через те, що плацентарні гормони швидко зникають, а рівень власних естрогенів новонародженої залишається дуже низьким, багато фолікулів не дозрівають і дегенерують. Ця фаза відзначається значним скороченням *оваріального резерву*.

Перед початком статевого дозрівання яєчники гормонально слабо активні. З початком пубертату починається дозрівання ооцитів, що готує організм до овуляції. Цей процес супроводжується динамічними змінами в структурі статевих клітин, а також значними змінами в складі та об'ємі рідини всередині фолікулів.

Третє значне скорочення кількості яйцеклітин відбувається під час статевого дозрівання. До моменту першої менструації оваріальний резерв дівчинки зменшується до приблизно 300 000–400 000 яйцеклітин. З підвищенням рівня естрогенів у період пубертату багато фолікулів починають рости. Однак більшість із них не досягають зрілості і регресують.

До кінця пубертату кількість ооцитів зменшується ще більше, залишаючи близько 25 000 у кожному яєчнику. **Це поступове скорочення триває протягом усього життя жінки.**

Після пубертату, коли менструальні цикли стабілізуються, яєчники продовжують динамічний процес розвитку фолікулів. Щомісяця близько 70 фолікулів починають рости, хоча зазвичай лише один досягає стадії овуляції, і навіть це відбувається не завжди. **Дозрівання фолікула – це поступовий процес, що триває до 180 днів**. Це означає, що щомісяця жінка втрачає близько 70 фолікулів або більше, незалежно від того, чи відбувається овуляція.

Будь-яке хірургічне втручання, що стосується яєчників або органів малого таза, може призвести до втрати оваріального резерву, зменшуючи обмежену кількість яйцеклітин, якою володіє жінка. Такі втручання потребують ретельного обмірковування, щоб уникнути непотрібного виснаження резерву.

Близько 37 років більшість жінок входять у фазу прискореної втрати ооцитів. Коли кількість ооцитів у яєчниках зменшується приблизно до 1 000, починається менопауза. У більшості жінок цей перехід відбувається до приблизно 50 років і знаменує кінець природної фертильності.

Яєчники жінки – це динамічні органи, які постійно змінюються протягом життя. Зародкові клітини, що містяться в яєчниках, не лише дозрівають у яйцеклітини, а й відіграють важливу роль у виробленні жіночих статевих гормонів, чоловічих статевих гормонів і прогестерону. Ці клітини є невідновлюваними, і після їхньої втрати регенерація неможлива. **На сьогоднішній день не існує методів або лікування, які б могли зберегти або поповнити оваріальний резерв.**

Для батьків, які бачать у своїх дочках майбутніх матерів, важливо приділяти увагу захисту їхнього оваріального здоров'я. Уникання непотрібних медичних або хірургічних втручань і надання точної інформації про репродуктивне здоров'я можуть допомогти молодим жінкам ухвалювати обґрунтовані рішення щодо свого тіла та фертильності.

Чи знали ви?

- *У новонароджених дівчаток матка пропорційно менша, ніж у дорослих, причому шийка матки вдвічі більша за тіло матки. Ця унікальна пропорція поступово змінюється з віком, і під час статевого дозрівання матка набуває характерної грушоподібної форми.*

- *Дівчинка народжується з приблизно 1–2 мільйонами яйцеклітин, але до моменту досягнення пубертату залишається лише близько 400 000.*

Більшість із них ніколи не дозріють, оскільки протягом репродуктивного періоду жінки овулює лише близько 400 яйцеклітин.

Вульвовагініт

Раніше я згадувала про запальні процеси, що вражають зовнішні статеві органи, та поширені причини почервоніння шкіри вульви та промежини. Запалення вульви називається *вульвітом*, але оскільки часто уражається і піхва, зазвичай використовується термін *вульвовагініт*. Вульвовагініт часто супроводжується збільшенням кількості вагінальних виділень, які зазвичай мають жовтий або жовто-зелений колір і нерідко викликають занепокоєння у батьків.

Важливо зрозуміти, що до початку менструації вагінальний мікробіом (в минулому називали флорою) у дівчаток значно відрізняється від такої у дорослих жінок. У дівчаток вагінальна екосистема домінує кишковими бактеріями і не містить лактобацил, які є у дорослих і допомагають підтримувати кислий pH, виробляючи молочну кислоту. Різні фактори можуть порушити цей баланс, що призводить до надмірного розмноження кишкових бактерій або грибів, викликаючи запалення. Цей стан називається *неспецифічним вульвовагінітом*, що означає, що запалення спричинене мікроорганізмами, які вже присутні у піхві та на шкірі промежини, такими як E. coli, ентерококи, стрептококи чи Candida.

Неспецифічний вульвовагініт також може бути викликаний неінфекційними факторами, такими як:

- Тертя від тісного або грубого одягу.

- Травми в області промежини, які часто залишаються непоміченими.

- Хімічні подразники, включаючи ароматизовані мила, пінки для ванн або певні миючі засоби.

- Неправильні гігієнічні звички, як недостатня, так і надмірна гігієна.

Коли запалення викликане бактеріями, вірусами або паразитами, що передаються статевим шляхом, цей стан класифікується як *специфічний вульвовагініт*. Прикладами таких інфекцій є гонорея, хламідіоз або трихомоніаз, які у дітей викликають підозру на сексуальне насильство і потребують негайної оцінки та втручання.

Анатомія піхви робить її особливо вразливою до таких проблем. Вона розташована між шлунково-кишковим трактом (товстим кишківником) і сечовою системою (сечовим міхуром), причому ці органи розділені лише тонким шаром сполучної та жирової тканини. Така близькість, разом із загальними кровоносними судинами і лімфатичними шляхами, дозволяє бактеріям, грибам або вірусам мігрувати між цими системами за певних умов.

У товстому кишківнику мешкають мільярди бактерій і грибів, необхідних для травлення, тоді як нижні відділи сечової системи часто піддаються впливу мікроорганізмів із шкіри промежини. Незважаючи на часте промивання сечею, деякі з цих мікроорганізмів можуть розмножуватися в уретрі та сечовому міхурі. У нормальних умовах між цими мікробними спільнотами існує тонкий баланс, який запобігає шкоді органам малого таза. Однак хвороби в одній системі, наприклад, інфекція сечовивідних шляхів або розлад травлення, можуть порушити цей баланс, що призводить до запалення, яке часто зачіпає і вагінальну область.

Точну поширеність вульвовагініту у дівчаток визначити складно, оскільки багато випадків вирішуються самостійно за умови належної гігієни зовнішніх статевих органів і ніколи не доходять до медиків. Серед дівчат, які звертаються до лікаря з відповідними симптомами, приблизно в половині випадків діагностують вульвовагініт. З віком сором'язливість або страх можуть завадити дівчаткам повідомляти про симптоми батькам або лікарям, що призводить до недостатньої діагностики цього стану у старших дітей.

Дослідження показують, що 30–60% випадків вульвовагініту у дівчаток пов'язані зі супутніми інфекціями сечовивідних шляхів (ІСШ), які трапляються у дівчат у п'ять разів частіше, ніж у хлопчиків. Визначити, чи є первинним станом вульвовагініт або ІСШ, може бути складно. Однак лікування лише вульвовагініту вирішує пов'язані симптоми приблизно у 60% випадків.

Як зазначалося у розділі про запальні стани зовнішніх статевих органів, численні фактори можуть призводити до почервоніння та запалення вульви. Поширеною причиною вульвовагініту у дівчаток є інфекція, що походить із іншої частини тіла, наприклад, горла, носа або вух. Інфекції, пов'язані із застудами або гарячкою, часто спричиняють вульвовагініт, причому β-гемолітичний стрептокок групи A є поширеним збудником. Вважається, що ця бактерія передається в область промежини через контакт із руками, оскільки діти часто торкаються рота або носа, а потім генітальної області, особливо після сечовипускання або дефекації. Стрептококовий вульвовагініт становить приблизно 20% усіх випадків.

Хоча гострики є добре відомою причиною вульвовагініту у дітей, інші паразитарні інфекції також можуть спричиняти цей стан. Аскаридоз, паразитарна інфекція, викликана круглими черв'яками, є поширеним серед дітей і часто виявляється випадково під час аналізу калу. Аскаридоз рідко завдає значної шкоди, але при наявності симптомів, особливо якщо вони стосуються області промежини, потрібно звернути увагу та пройти відповідне лікування.

Вульвовагініт може розвиватися не лише через інфекції чи подразники, а й у зв'язку з існуючими шкірними або системними захворюваннями, такими як атопічний дерматит, псоріаз або порушення роботи імунної системи. Ці фактори слід ретельно враховувати під час діагностики, щоб визначити основну причину та надати відповідне лікування.

Найбільш поширені симптоми вульвовагініту включають:

- Рясні вагінальні виділення, часто супроводжувані неприємним запахом (хоча нормальні виділення у дівчаток також можуть мати слабкий запах).

- Почервоніння, печіння та свербіж у зоні вульви.

- Дискомфорт або біль під час сечовипускання.

- Загальні ознаки подразнення або запалення в області вульви.

У більшості випадків неспецифічний вульвовагініт не потребує медичного лікування і проходить самостійно протягом кількох днів за умови дотримання належної гігієни. Для сприяння загоєнню та запобігання подальшому подразненню дотримуйтесь таких рекомендацій:

- Уникайте частого миття та надмірного витирання зони промежини, особливо сухими рушниками або вологими серветками.

- Відмовтеся від використання ароматизованого мила, пінок для ванн чи будь-яких продуктів із барвниками та ароматами, які можуть подразнювати чутливу шкіру.

- Щодня змінюйте білизну, а для молодших дівчат - частіше змінюйте підгузки, щоб зменшити накопичення вологи та виділень.

- Віддавайте перевагу душу замість ванни, якщо є значні вагінальні виділення, оскільки ванни можуть посилювати подразнення.

Більш детальну інформацію про належні гігієнічні практики можна знайти у відповідному розділі про догляд за промежиною.

Належні звички щодо роботи кишківника та сечового міхура є критично важливими для профілактики та лікування вульвовагініту:

- У разі запору або діареї заохочуйте збалансовану дієту, багату на клітковину, та достатнє споживання води для підтримки здорової роботи кишківника.

- Навчіть дівчат регулярно спорожнювати сечовий міхур, бажано кожні 2–4 години, щоб уникнути тривалого контакту сечі зі шкірою промежини, що може спричинити подразнення.

Якщо вульвовагініт викликає значний дискомфорт, не минає, незважаючи на дотримання гігієнічних заходів протягом кількох днів, або якщо стан дитини погіршується (наприклад, посилюється почервоніння, біль або виділення), необхідно звернутися за медичною допомогою. Медичний працівник може визначити основну причину стану, виключити серйозніші проблеми та рекомендувати відповідне лікування.

Чи знали ви?

- *Вульвовагініт у маленьких дівчаток часто викликаний неінфекційними факторами, такими як тертя або неправильна гігієна, і більшість випадків проходять природно за належного догляду.*

- *Близько 20% випадків вульвовагініту у дітей пов'язані з β-гемолітичним стрептококом групи А, який часто передається через контакт рук.*

Здоров'я у молодшому шкільному віці (6–12 років)

Молодший шкільний вік, що охоплює вік від 6 до 12 років, є ключовим етапом у розвитку дитини. Цей період слугує містком між раннім дитинством та підлітковим віком і характеризується значним зростанням у фізичній, когнітивній, емоційній та соціальній сферах. Саме в ці роки діти починають здобувати незалежність, розширювати своє соціальне коло та формувати звички, які часто залишаються з ними у дорослому житті.

Для дівчат цей етап є особливо важливим, оскільки він закладає основу для фізичних і емоційних змін, пов'язаних зі статевим дозріванням. Хоча хлопчики та дівчатка досягають багатьох спільних етапів розвитку, у дівчат наприкінці цього періоду часто з'являються ранні ознаки статевого дозрівання, такі як ріст молочних залоз або поява тонкого лобкового волосся. Ці незначні зміни можуть впливати на сприйняття свого тіла та самооцінку, що робить цей час сприятливим для формування позитивного ставлення до свого тіла та впевненості у собі.

Шкільні роки також дають ширший доступ до нових середовищ, ідей та соціального тиску. Дружба стає глибшою і складнішою, а академічні вимоги зростають. Цей період часто супроводжується сплеском цікавості та бажанням освоювати нові навички, від навчання грі на музичному інструменті до досягнень у спорті чи мистецтві. Заохочення цих занять не лише сприяє когнітивному зростанню, а й формує стійкість і самодисципліну.

Здоров'я у молодшому шкільному віці є багатогранним і охоплює більше, ніж фізичне благополуччя. Адекватне харчування, регулярна фізична активність і достатній сон є важливими для підтримки швидкого росту та енергетичних потреб дітей цього віку. Профілактичні заходи, такі як регулярні медичні огляди, вакцинація та догляд за зубами, забезпечують захист від запобіжних захворювань. Крім того, розвиток емоційного інтелекту та навчання ефективним стратегіям подолання труднощів допомагають дітям упевнено долати виклики цього етапу.

Для дівчат особливого значення набувають обговорення питань здоров'я та гігієни, адже вони починають стикатися з першими ознаками статевого дозрівання. Відкрите спілкування про ці зміни, підкріплене точною та відповідною до віку інформацією, може полегшити перехід і сприяти відчуттю нормальності.

Молодший шкільний вік також є критичним періодом для формування звичок безпеки та самодогляду. Навчання правилам дорожнього руху, правильному використанню технологій чи відповідальному прийняттю рішень допомагає дітям впоратися зі зростаючою незалежністю, яку приносить цей етап.

Роль вихователів та вчителів полягає в направленні та підтримці дітей під час цього формуючого періоду, створюючи міцну основу для їхнього переходу у підлітковий вік. Враховуючи унікальні потреби дівчат і визнаючи важливість цілісного підходу до здоров'я, потрібно забезпечити, щоб вони завершили молодший шкільний період здоровими, впевненими в собі та готовими прийняти майбутнє.

Фізична активність і фітнес

Молодший шкільний період, вік від 6 до 12 років, є критичним для формування здорових звичок, пов'язаних із фізичною активністю та фітнесом. Для дівчат цей етап пропонує унікальну можливість встановити позитивний зв'язок зі своїм тілом і рухами, закладаючи основу для здоров'я та впевненості на все життя. Хоча суспільні норми часто приділяють менше уваги фізичній активності дівчат порівняно з хлопцями, важливо заохочувати дівчат до активних ігор і занять спортом. Ці види діяльності є не лише необхідними для фізичного здоров'я, а й відіграють значну роль в емоційному благополуччі, самооцінці та соціальних навичках.

Дівчатка цього віку отримують користь від різноманітних видів фізичної активності, організованих спортивних заходів до невимушених ігор. Активні ігри, такі як стрибки через скакалку, лазіння або участь у таких іграх, як "доганялки", дозволяють дівчатам досліджувати свої можливості у комфортному середовищі без психоемоційного тиску. Командні види спорту, як-от футбол, баскетбол або гімнастика, сприяють розвитку командної роботи, дисципліни та стійкості, тоді як індивідуальні заняття, такі як плавання, танці чи бойові мистецтва, - зосередженості та самостійності.

Заняття спортом і активними іграми допомагають дівчатам розвивати:

- **М'язову силу та координацію:** біг, лазіння або балансування, зміцнюють м'язи та покращують моторні навички.

- **Здоров'я кісток:** вправи з навантаженням, такі як стрибки або скакалка, особливо важливі для дівчат, оскільки вони закладають основу для профілактики остеопорозу в майбутньому.

- **Емоційну стійкість:** спорт і фізична активність забезпечують конструктивний вихід зі стресової ситуації та навчають важливих уроків наполегливості і подолання труднощів.

Важливо долати культурні стереотипи, які можуть заважати дівчатам в участі у фізичній активності. Батьки, педагоги та тренери повинні створювати підтримуюче середовище, яке наголошує на зусиллях і задоволенні, а не на конкуренції. Заохочення від прикладів для наслідування, будь то батьки, вчителі чи жінки-спортсменки, може надихнути дівчат спробувати заняття, в яких вони раніше не були зацікавлені.

Із поширенням екранів у повсякденному житті малорухливий спосіб життя становить серйозну загрозу для фізичного здоров'я дітей, особливо дівчаток, які можуть віддавати перевагу спокійним заняттям у приміщенні. Надмірне використання екранів — перегляд телевізора, користування планшетами чи соціальними мережами — може призводити до зниження рівня фізичної активності, що негативно впливає на здоров'я, порушує сон і сприяє набору зайвої ваги.

Щоб уникнути цих наслідків, важливо встановлювати чіткі обмеження щодо часу, проведеного перед екраном. Наприклад, обмеження до однієї-двох годин на день для розважальних цілей допомагає дітям формувати здорове ставлення до технологій. Заохочення до альтернативних занять, таких як творчість, читання чи ігри на свіжому повітрі, сприяє тому, щоб екран не став основним джерелом розваг. Батьки, які самі регулярно займаються фізичною активністю, подають позитивний приклад для своїх дітей. Сімейні прогулянки, походи, велосипедні прогулянки чи активні ігри можуть зробити фізичну активність цікавою та доступною для всіх членів родини.

Дівчатка часто стикаються з унікальними викликами на шляху до активного способу життя, включно з тиском суспільних стандартів і тривогами щодо зовнішнього вигляду, які можуть з'являтися під час статевого дозрівання. Фізична активність є ефективним інструментом для подолання цих проблем. Вибір видів спорту чи занять, які приносять задоволення, допомагає підвищити самооцінку та сприяє формуванню позитивного сприйняття власного тіла. Наприклад, дівчинка, яка відвідує уроки танців, може розвинути відчуття впевненості у своїй грації та координації, тоді як захоплення футболом сприяє розвитку командного духу та віри у власні сили.

Школи, громади та сім'ї відіграють ключову роль у заохоченні дівчат до фізичної активності. Школи повинні приділяти особливу увагу урокам фізкультури, пропонуючи різноманітні види діяльності, що відповідають інтересам дітей. Громади можуть створювати доступні спортивні секції та програми дозвілля, які будуть відкритими та привабливими для дівчаток з різним рівнем підготовки. У свою чергу, сім'ї можуть сприяти активному способу життя, організовуючи сімейні прогулянки, походи до парку чи невеликі фітнес-змагання вдома.

Фізична активність у молодшому шкільному віці — це не лише фізичне здоров'я. Вона допомагає дівчатам відкривати свої сильні сторони, розвивати впевненість у собі та формувати любов до руху на все життя. Роблячи акцент на активних іграх і зменшенні часу, проведеного перед екранами, ми допомагаємо дівчатам процвітати як фізично, так і емоційно на цьому важливому етапі розвитку.

Здоров'я зубів і ротової порожнини

Здоров'я зубів і ротової порожнини є невід'ємною складовою загального добробуту дитини, особливо в молодшому шкільному віці (6–12 років), коли формуються звички, що збережуться на все життя. Для дівчаток цей період часто супроводжується підвищеним інтересом до зовнішності та догляду за собою, що створює ідеальні умови для виховання розуміння важливості здорової посмішки. Належна гігієна ротової порожнини не лише запобігає карієсу та захворюванням ясен, а й сприяє формуванню впевненості в собі, особливо в соціальних ситуаціях та спілкуванні з однолітками.

Молодший шкільний вік — це критичний період для здоров'я ротової порожнини, оскільки постійні зуби поступово замінюють молочні. Важливо закласти правильні звички догляду за зубами, щоб запобігти таким проблемам, як карієс, захворювання ясен і неправильний прикус, які можуть мати тривалий вплив на здоров'я ротової порожнини та загальний стан організму. Для дівчаток, які раніше проявляють інтерес до особистої гігієни та зовнішнього вигляду, це чудовий час, щоб підкреслити важливість догляду за сяючою та здоровою посмішкою.

Чищення зубів щонайменше двічі на день із використанням фторвмісної зубної пасти та щоденне використання зубної нитки — це базові елементи належної гігієни ротової порожнини. Правильне чищення допомагає видалити наліт — липку бактеріальну плівку, що спричиняє карієс і захворювання ясен. Зубна нитка очищає важкодоступні ділянки між зубами, запобігаючи розвитку карієсу та запаленню ясен. Батьки повинні контролювати та допомагати дітям, поки ті не опанують ці навички. Для дівчаток можна зробити ці процедури цікавішими, використовуючи зубні щітки улюблених кольорів або з веселими дизайнами.

Регулярні візити до стоматолога кожні шість місяців для профілактичного огляду та професійної чистки є важливими для підтримки здоров'я ротової порожнини. Такі візити не лише допомагають запобігти розвитку карієсу, а й дають можливість отримати професійні рекомендації щодо догляду та своєчасно виявити потенційні проблеми. Для дівчаток, які можуть турбуватися про свою зовнішність, ці консультації підкреслюють важливість здорової посмішки та допомагають знизити тривожність щодо естетичних питань.

Збалансоване харчування відіграє ключову роль у підтримці здоров'я зубів. Продукти, багаті на кальцій, такі як молочні вироби, листова зелень і збагачені злаки, зміцнюють зуби та ясна. Обмеження вживання солодких напоїв і цукерок, що сприяють розвитку карієсу, є не менш важливим. Батьки можуть мотивувати дівчаток робити здоровіший вибір, пояснюючи зв'язок між правильним харчуванням і красивою посмішкою.

У середньому дитинстві можуть проявитися ортодонтичні проблеми, такі як неправильний прикус чи скупченість зубів. Раннє виявлення та корекція таких порушень (так звана «інтерцептивна ортодонтія») дозволяють вирішити проблему на ранньому етапі, зменшуючи потребу в складному лікуванні в майбутньому.

Стоматологи та ортодонти рекомендують проводити першу оцінку прикусу у віці близько 7 років, щоб визначити правильність розташування щелеп, наявність місця для постійних зубів і особливості прикусу. Завдяки ранньому виявленню проблеми можна вчасно втрутитися, використовуючи спеціальні пристрої для підтримки простору чи розширення щелепи, що сприяє правильному росту зубів. Такі обстеження допомагають батькам почуватися впевненіше щодо здоров'я зубів дитини, а дівчаткам — активніше дбати про власну ротову порожнину.

Деяким дітям у цьому віці можуть знадобитися брекети або прозорі капи для корекції прикусу чи положення зубів. Хоча таке лікування може здатися складним на початковому етапі, акцент на довгострокових перевагах — красивій та функціональній посмішці — допомагає дівчаткам легше сприймати цей процес. Особливо мотивуючим може бути пояснення, як ортодонтична корекція покращує зовнішній вигляд.

Створення позитивної та підтримуючої атмосфери для догляду за зубами може значно полегшити процес формування корисних звичок. Для дівчаток, які схильні приділяти більше уваги особистій гігієні, ефективними можуть бути невеликі заохочення, наприклад, наклейки чи таблиці досягнень. Батьки також можуть демонструвати здорові звички, роблячи догляд за ротовою порожниною сімейною традицією.

Для багатьох дівчаток середнього віку самооцінка тісно пов'язана з їхнім зовнішнім виглядом і посмішкою. Здорова, доглянута посмішка сприяє впевненості в собі та допомагає почуватися комфортно в колі однолітків і під час соціальних активностей. Раннє виявлення стоматологічних проблем і формування позитивних звичок допомагають дівчаткам із гордістю ставитися до власного здоров'я та зовнішності.

Пріоритетний підхід до гігієни ротової порожнини та своєчасне вирішення ортодонтичних потреб у середньому дитинстві закладає основу для здорових звичок і впевненості в собі на все життя. Навчаючи дівчаток цінувати догляд за ротовою порожниною, батьки сприяють не лише фізичному здоров'ю, а й емоційному благополуччю, допомагаючи їм зростати з упевненістю та сяючою посмішкою.

Формування здорових звичок

Молодший шкільний вік (6–12 років) є вирішальним етапом для формування звичок, що збережуться на все життя, зокрема у сфері харчування, гігієни та догляду за собою. Цей період особливо важливий для дівчаток, оскільки підвищена увага до зовнішності, здоров'я та особистої відповідальності формує їхнє ставлення до важливих аспектів добробуту.

Заохочення здорових традицій у цей час створює міцну основу для підліткового віку та дорослого життя.

Правильне харчування

Правильне харчування є ключовим фактором для зростання, рівня енергії та загального здоров'я дитини. Для дівчаток, організм яких починає готуватися до фізичних і гормональних змін, що супроводжують статеве дозрівання, збалансоване харчування набуває ще більшого значення.

1. **Збалансоване харчування**: Дієта, багата на фрукти, овочі, цільнозернові продукти, нежирні білки та молочні вироби, забезпечує необхідні поживні речовини для росту кісток, розвитку м'язів і підтримки загального здоров'я. Продукти, багаті на кальцій і вітамін D (наприклад, йогурт, молоко, листова зелень), сприяють зміцненню кісток і знижують ризик розвитку остеопорозу в майбутньому.

2. **Здорові перекуси**: Дівчаткам часто потрібні енергетично насичені перекуси для активних занять. Батькам слід заохочувати вибір корисних продуктів, таких як горіхи, фрукти, сир і цільнозернові крекери. Такі перекуси

допомагають підтримувати стабільний рівень енергії без надмірного споживання солодощів або оброблених продуктів, що можуть спричинити набір ваги та проблеми із зубами.

3. **Участь у виборі продуктів**: Навчання дівчаток основам приготування їжі та читання етикеток на продуктах допомагає їм робити більш здоровий вибір. Участь у покупках або приготуванні страв розвиває почуття самостійності та формує позитивне ставлення до їжі.

Особиста гігієна

Особиста гігієна є ще одним важливим компонентом здоров'я та добробуту в молодшому шкільному віці. Для дівчаток розвиток гігієнічних навичок не лише запобігає захворюванням, а й підтримує самооцінку в період зростання соціальної активності.

Дівчаток слід заохочувати регулярно мити руки, приймати душ або ванну, а також чистити зуби двічі на день. Ці звички допомагають запобігти поширеним інфекціям і підтримують впевненість у собі під час спілкування з однолітками.

Деякі дівчатка можуть зіткнутися з ранніми змінами шкіри, такими як підвищена жирність або незначні висипання. М'які процедури очищення допомагають запобігти акне. Крім того, навчання правильному догляду за волоссям, включно з регулярним розчісуванням і миттям, сприяє розвитку навичок догляду за собою.

Дозволяючи дівчаткам самостійно обирати засоби особистої гігієни, такі як м'яке мило, шампунь чи зволожувальний крем, батьки підтримують їхнє почуття відповідальності за власний догляд. Важливо також обговорювати значення використання дезодорантів та інших гігієнічних засобів ще до початку статевого дозрівання, щоб підготувати їх до майбутніх змін.

Навички самодогляду та відповідальності

Молодший шкільний вік — ідеальний період для навчання навичкам самодогляду, що сприяють розвитку самостійності та відповідальності. Дівчатка часто демонструють вищий рівень зрілості, ніж хлопчики, і відкриті до засвоєння нових знань і практик.

1. **Управління часом:** Допомога в організації розпорядку дня для навчання, ігор та особистих рутин навчає дівчаток цінувати порядок і баланс. Використання візуальних інструментів,

наприклад чек-листів, полегшує виконання завдань і формує відповідальність.

2. **Емоційний самодогляд**: Дівчаток слід заохочувати відкрито висловлювати свої емоції та звертатися по допомогу в разі потреби. Ведення щоденника або вправи на усвідомленість можуть допомогти у зниженні рівня стресу та розвитку емоційної стійкості.

3. **Формування позитивного образу тіла**: Молодший шкільний вік є критичним періодом для формування ставлення до власного тіла. Підтримка ідеї, що здоров'я важливіше за зовнішність, а також підкреслення унікальних якостей дитини сприяють розвитку позитивного сприйняття себе.

Зосереджуючи увагу на харчуванні, гігієні та навичках самодогляду, батьки можуть допомогти дівчаткам сформувати звички, що підтримують фізичне здоров'я, а також зміцнюють упевненість у собі та незалежність. Ці базові практики забезпечують дівчаткам необхідні інструменти для успішного переходу до підліткового віку та формування здорової, впевненої особистості.

Статеве дозрівання у дівчаток

Статеве дозрівання у дівчаток — це поступовий, багатогранний процес, що

триває кілька років і часто починається задовго до того, як батьки помічають видимі вторинні статеві ознаки. На відміну від поширеної думки, основа статевого дозрівання закладається значно раніше, ніж стають очевидними фізичні зміни.

Ключові процеси, що сигналізують про початок статевого дозрівання у дівчаток, включають:

• **Гонадархе** — активація гіпофіза, що призводить до підвищеного вироблення *гонадотропінів*, які стимулюють яєчники.

• **Адренархе** — підвищення рівня *андрогенів*, що виробляються наднирковими залозами, сприяє раннім змінам, таким як поява запаху тіла та ріст тонкого волосся на тілі.

• **Телархе** — початковий розвиток і ріст грудних залоз.

• **Пубархе** — поява лобкового волосся, що часто є однією з перших зовнішніх ознак статевого дозрівання.

• **Стрибок росту** — швидке збільшення зросту і ваги, одна з найбільш помітних змін у цей період.

• **Менархе** — початок першої менструації, що є важливою віхою у репродуктивній зрілості.

Хоча ці терміни можуть здаватися клінічними чи складними, розуміння їхньої послідовності та значення є важливим для правильного тлумачення природного ходу статевого дозрівання.

У 1960-х роках британський педіатр Джеймс Моір Таннер зі своїми колегами розробив систему класифікації стадій статевого розвитку у дітей, яка зараз відома як **стадії Таннера**. Ця система оцінює розвиток зовнішніх статевих органів, грудних залоз і ріст лобкового волосся у дівчаток, поділяючи статеве дозрівання на п'ять стадій. **Стадія 1** характеризується відсутністю видимих вторинних статевих ознак, тоді як **Стадія 5** означає завершення статевого дозрівання.

Хоча класифікація Таннера залишається корисною для оцінки фізичних ознак статевого дозрівання, вона має обмеження. Вона зосереджується на видимих маркерах, але не враховує внутрішні гормональні та фізіологічні процеси, які передують цим зовнішнім змінам.

Багато підручників і медичних ресурсів досі акцентують увагу на тому, що статеве дозрівання починається під час підліткового віку, що є хибною уявою згідно сучасних даних медицини.

Для багатьох дівчаток гормональні процеси, що передують видимим змінам, такі як гонадархе та адренархе, можуть розпочинатися вже у віці 6–8 років, задовго до появи зовнішніх ознак, як-от розвиток грудей (телархе) чи ріст лобкового волосся (пубархе). Цей поступовий початок підкреслює важливість розуміння взаємозв'язку між видимими й невидимими аспектами статевого дозрівання для надання належної підтримки під час цього важливого етапу розвитку.

Клінічна практика часто не враховує ці нюанси. Наприклад, призначення гормональних контрацептивів підліткам для «регуляції» менструального циклу або лікування підвищеного рівня андрогенів до завершення статевого дозрівання є поширеним, але помилковим підходом. Аналогічно, лікування функціональних кіст яєчників або інших фізіологічних особливостей у підлітків на основі застарілих принципів, що прирівнюють підліткову фізіологію до фізіології дорослих жінок, може призводити до невиправданих втручань. Важливим чинником є також відсутність вікових референтних значень для рівнів гормонів у діагностичних лабораторіях, що ускладнює точну оцінку.

Процеси гонадархе (активація гіпофіза та стимуляція яєчників) і адренархе (підвищення вироблення андрогенів наднирниками) тісно пов'язані з третім гормональним механізмом — активацією гормону росту, зокрема інсуліноподібного фактору росту (IGF). Ці процеси є ключовими для початку статевого дозрівання, але часто залишаються поза увагою при стандартних оцінках.

Рання фаза статевого дозрівання, або «пробудження статевої системи», характеризується тонкими гормональними змінами, на які впливають не лише генетичні чинники. Харчування, фізична активність, режим сну, рівень стресу, соціально-економічні умови та сімейна динаміка — усе це відіграє важливу роль у визначенні часу та особливостей перебігу статевого дозрівання. Це підкреслює складність його початку і важливість урахування зовнішніх чинників.

Дослідження препубертатної фази, тобто періоду безпосередньо перед початком статевого дозрівання, є важливим для повного розуміння підліткового віку та пов'язаних із ним змін. Усвідомлення безперервності між цими етапами дозволяє краще зрозуміти процеси підліткового розвитку та забезпечити більш комплексну підтримку фізичних та емоційних потреб дівчаток у цей важливий період трансформацій.

Гонадархе

Статеве дозрівання починається не з репродуктивних органів, а з активації гіпофіза — важливої ендокринної залози, розташованої в основі мозку в кістковій порожнині, відомій як турецьке сідло. Ця залоза та її складний зв'язок із гіпоталамусом регулюють ріст, репродуктивну функцію та інші життєво важливі процеси.

Гіпофіз, або гіпофізарна залоза, складається з передньої та задньої часток. Взаємодія з гіпоталамусом починається вже між 10-м і 13-м тижнями вагітності через складну судинну мережу. Це з'єднання формує основу *гіпоталамо-гіпофізарно-яєчникової осі*, яка регулює функцію яєчників. Ця вісь активується під час статевого дозрівання і досягає повної зрілості приблизно у 21—22 роки. Невиправдане гормональне втручання в цей період може мати тривалі наслідки, включно з порушенням менструального циклу та потенційним безпліддям.

Передня частка гіпофіза виробляє кілька гормонів, що впливають на різні органи, включно з яєчниками. Оскільки яєчники класифікуються як гонади, гормони гіпофіза, що їх регулюють, називаються *гонадотропінами*. До них належать:

- **Фолікулостимулюючий гормон (ФСГ):** стимулює ріст фолікулів у яєчниках і підтримує дозрівання яйцеклітин (ооцитів).

- **Лютеїнізуючий гормон (ЛГ):** регулює функцію жовтого тіла після овуляції та впливає на інші процеси в яєчниках.

Ці гормони також впливають на ріст і метаболічні процеси в організмі.

Перший значний сплеск вироблення гонадотропінів відбувається приблизно у тримісячному віці дівчинки після зниження рівня плацентарних гормонів, таких як прогестерон і естрогени. Рівень гонадотропінів залишається підвищеним у дівчаток протягом перших одного-двох років життя (і до шести місяців у хлопчиків), після чого поступово знижується. Однак періодичні гормональні коливання можуть спостерігатися до чотирирічного віку з подальшим незначним підвищенням.

У дорослих вироблення гонадотропінів відбувається ритмічно, у пульсуючому режимі. У чоловіків цей процес триває приблизно кожні дві години, тоді як у жінок ритм змінюється залежно від фаз менструального циклу і відбувається кожні 60–90 хвилин. **У дівчаток чіткий пульсуючий режим виділення гонадотропінів зазвичай формується лише після встановлення регулярного менструального циклу, що відбувається наприкінці статевого дозрівання (близько 19–22 років).**

Приблизно у 10–11 років, коли з'являються деякі зовнішні ознаки статевого дозрівання, гіпоталамус починає виробляти *гонадотропін-рилізинг-гормон* (ГнРГ) під час сну. Це стимулює підвищення рівня гонадотропінів і естрогенів, хоча баланс між ЛГ і ФСГ залишається нестабільним. Початковий підйом гонадотропінів недостатній для повного дозрівання яйцеклітин, тому багато менструальних циклів у ранньому підлітковому віці є *ановуляторними* (без овуляції). З часом взаємодія між гіпоталамусом, гіпофізом і яєчниками стає більш скоординованою.

Важливо розуміти, що процеси гонадархе (підвищення рівня гонадотропінів) і адренархе (підвищення рівня андрогенів) переважно незалежні. Хоча вони відбуваються одночасно під час статевого дозрівання, прямого зв'язку між ними немає. У міру розвитку статевого дозрівання вироблення гонадотропінів стає ритмічнішим, формуючи пульсуючий режим, необхідний для регуляції репродуктивних гормонів, таких як естроген і прогестерон.

Цей перехід від нерегулярного вироблення гонадотропінів до скоординованого пульсуючого режиму є визначальною рисою статевого дозрівання. У дівчаток ця зміна проявляється *менархе* (першою менструацією). У хлопчиків подібною віхою є *спермархе* (перша спонтанна еякуляція), часто супроводжувана нічними полюціями. Ці події знаменують завершення складних гормональних і фізіологічних процесів, що лежать в основі людського розвитку.

Адренархе

Адренархе — це процес підвищення рівня чоловічих гормонів (андрогенів) у дітей до і під час статевого дозрівання, природне явище, яке часто неправильно розуміють або ігнорують як батьки, так і медичні працівники. Нестача інформації про цей процес може викликати необґрунтоване занепокоєння або навіть призвести до невиправданого лікування при виявленні підвищених рівнів андрогенів у дівчаток.

Група андрогенів включає кілька гормонів, зокрема *дегідроепіандростерон-сульфат* (DHEA-S) — найпоширеніший андроген у крові, *дегідроепіандростерон*

(DHEA), *андростендіон* (A), *тестостерон* (T) і *дигідротестостерон* (DHT). Перші три гормони класифікуються як *прогормони* або попередники, оскільки вони можуть перетворюватися на тестостерон, опосередковано проявляючи андрогенну активність. DHT, метаболіт тестостерону, вважається одним із його найактивніших форм.

У дітей початкове підвищення рівня андрогенів, головним чином DHEA, DHEA-S і андростендіону, відбувається в корі надниркових залоз. Це зростання можна виявити в лабораторних аналізах уже у віці шести років, хоча частіше воно спостерігається у 7–8 років, що позначає початок адренархе.

Підвищений рівень андрогенів зазвичай зберігається протягом усього статевого дозрівання. Це пояснює типові скарги підлітків на жирну шкіру, акне та нерегулярні менструальні цикли, які є нормальними аспектами фізіологічного розвитку.

Існує поширений міф, що чоловічі гормони негативно впливають на жіночий організм. Деякі вважають, що «чоловічі гормони» несумісні з жіночою фізіологією. Однак андрогени є невід'ємною частиною багатьох біологічних процесів і служать попередниками естрогенів. **Без андрогенів**

вироблення естрогенів було б неможливим. Цікаво, що жінки виробляють більше тестостерону та інших андрогенів, ніж естрогенів. Хоча лише невелика частка цих андрогенів перетворюється на естрогени, цього достатньо для підтримання здорових функцій жіночого організму.

Андрогени, особливо під час адренархе, не є просто побічними продуктами гормонального обміну, а активно впливають на ріст і розвиток. Наприклад, ці гормони впливають на дозрівання префронтальної кори головного мозку та інших його ділянок, що сприяє когнітивному розвитку та психічному здоров'ю. Дослідження дедалі частіше вивчають взаємозв'язок між гормональними змінами та поведінкою підлітків, а також коливаннями психічного стану в цей критичний період.

Адренархе — це явище, притаманне лише людям, шимпанзе та горилам. Воно не спостерігається в інших видів тварин, що підкреслює його унікальне еволюційне значення. Підвищення рівня андрогенів під час адренархе впливає на різні системи організму, зокрема стимулює ріст волосся в пахвових западинах і на лобку.

Хоча деякі симптоми, пов'язані з підвищенням рівня андрогенів, такі як зміни шкіри чи нерегулярні цикли, можуть викликати занепокоєння, вони зазвичай є нормальними і тимчасовими. Батьки та медичні працівники повинні розуміти, що адренархе — це природний етап розвитку і не потребує медичного втручання, якщо не супроводжується значними відхиленнями чи дискомфортом.

Нарешті, важливо визнати роль прогестерону, стероїдного гормону, який є попередником для вироблення андрогенів та естрогенів. *Прогестерон* сам по собі не класифікується як статевий гормон, але є основою для синтезу гормонів в організмі. **Використання прогестерону, особливо у дівчаток, може порушити гормональний баланс залежно від дози, способу засвоєння та індивідуальних особливостей організму.**

Розуміння складної взаємодії андрогенів та їхнього впливу на організм дозволяє батькам і піклувальникам краще підтримувати здоровий ріст і розвиток підлітків у цей важливий період.

Телархе та пубархе

Приблизно у віці 7–8 років, із підвищенням рівня андрогенів, у дівчаток зазвичай розпочинаються два тісно пов'язані процеси: розвиток грудних залоз (телархе) та поява лобкового волосся (пубархе). Ці зміни є одними з перших видимих ознак статевого дозрівання і важливими етапами фізичного розвитку дівчинки.

Телархе, або початок розвитку грудей, знаменує початкову стадію формування грудних залоз. **Пубархе**, тобто ріст лобкового волосся, часто відбувається паралельно, хоча послідовність і час їх появи можуть відрізнятися у різних дівчат.

Обширні наукові дослідження виявили кілька факторів, що впливають на вік появи телархе та пубархе. Найбільший вплив мають генетика, етнічна належність і раса. Наприклад, у дівчаток афроамериканського походження ці ознаки статевого дозрівання зазвичай з'являються на 1–1,5 роки раніше, ніж у дівчаток європейського походження.

Ранній розвиток грудей або поява лобкового волосся можуть спостерігатися вже у віці 4–6 років. Якщо відсутні інші ознаки статевого дозрівання або супутні стани, наприклад пухлини, пов'язані з порушенням гормонального фону, такі ранні прояви зазвичай не класифікуються як передчасне статеве дозрівання і не потребують медичного втручання.

Стан тіла також відіграє важливу роль у розвитку під час статевого дозрівання. У дівчаток із надмірною або недостатньою вагою початок розвитку грудей може залишатися непоміченим через особливості розподілу жирової тканини. Важливими факторами є також харчування і фізична активність. Дівчатка, які займаються інтенсивними фізичними тренуваннями або спортом, можуть мати затримку телархе через вплив фізичних навантажень на гормональний баланс і склад тіла. Уплив спорту на здоров'я і розвиток дівчат буде розглянуто в окремому розділі.

Важливо запевнити дівчаток і їхніх батьків, що ріст грудей часто є **асиметричним**. У багатьох випадках одна молочна залоза може розвиватися швидше за іншу. Така асиметрія є нормальною і може зберігатися навіть у дорослому віці. Якщо помітна різниця в розмірі грудей стає причиною занепокоєння, важливо пояснити, що це природна частина розвитку і не потребує жодного втручання.

У дорослому віці деякі молоді жінки можуть розглядати можливість косметичної хірургії для корекції асиметрії грудей. Проте такі процедури не рекомендуються у підлітковому віці (до 20–21 року), коли тіло все ще розвивається, а гормональні коливання можуть продовжувати впливати на форму і розмір грудей.

Батьки та опікуни можуть підтримати дівчаток у цей період, створюючи атмосферу розуміння та підтримки. Це допомагає зміцнити впевненість у собі та сприймати зміни в тілі як природний процес.

Останніми десятиліттями у дівчаток статеве дозрівання починається у молодшому віці порівняно з попередніми поколіннями. Розвиток грудей відбувається раніше, як і настання менструації.

Ця тенденція, яку часто називають «акселерацією», зазвичай пояснюється впливом забруднення навколишнього середовища та несприятливих екологічних чинників. За останні 15–20 років спостерігається значне зростання кількості операцій із зменшення грудей серед молодих жінок віком 17–22 роки, що свідчить про збільшення розміру грудей у підлітковому віці. Це також вказує на раніше й інтенсивніше проявлення ознак статевого дозрівання. Хоча екологічні фактори відіграють певну роль, вони не можуть повністю пояснити це явище.

Глобальне зростання рівня ожиріння серед дітей і підлітків також має значний вплив, навіть у країнах, де проблема недоїдання залишається актуальною. Нездорові харчові звички, зокрема споживання висококалорійної, легко засвоюваної їжі (рафіновані зернові продукти, солодощі), ймовірно, сприяють цій тенденції.

Ще один маловивчений фактор — використання стероїдних гормонів та інших гормональних добавок у сільському господарстві, особливо у тваринництві. Ці речовини застосовуються для прискорення росту худоби. Хоча в багатьох країнах діють регуляторні обмеження щодо рівня гормонів у продуктах харчування, варто зауважити, що сто років тому такі продукти, як курятина чи коров'яче молоко, були вільні від синтетичних гормонів. Це піднімає питання про їх можливий вплив на ранній початок статевого дозрівання.

Стрибок росту

Підлітковий період — це час значного прискорення темпів росту у дівчаток і хлопчиків, другий за інтенсивністю після періоду немовляти. Більшість дівчаток переживають стрибок росту у віці від 10 до 14 років із середнім щорічним приростом зросту на 6—8 см, що зазвичай менше, ніж у хлопчиків. Ця фаза триває приблизно два роки і супроводжується збільшенням маси тіла приблизно на 2 кг щорічно.

Багато дівчаток відчувають дискомфорт у кістках і суглобах у цей період, відомий як «больовий синдром росту» або «болі росту». Ці болі, які часто виникають уночі, можуть передувати самому стрибку росту. Теплі ванни, легкий масаж або теплі напої, такі як молоко чи чай, часто допомагають полегшити дискомфорт. Використання знеболювальних препаратів зазвичай не потрібне.

Чи можна передбачити зріст дівчинки в дорослому віці? Це питання залишається предметом дискусій, проте серед батьків і лікарів популярна така формула:

Прогнозований зріст для дівчаток = (Зріст батька + зріст матері) / 2 − 5 см

Надто швидкий ріст (понад 10 см на рік) у дівчаток старших за 6−7 років, особливо якщо він супроводжується іншими ознаками раннього статевого дозрівання, потребує медичної оцінки для виключення можливих захворювань.

Менархе

Протягом століть менархе, перша менструація, вважалася важливою віхою, що символізувала настання статевої зрілості та готовність дівчинки до материнства. У багатьох культурах цей етап історично був пов'язаний із ранніми шлюбами, часто у віці 14−15 років, що залишалося звичайною практикою до початку ХХ століття.

Зазвичай менархе настає приблизно через два роки після телархе (початку розвитку грудей). За останнє століття середній вік

228

настання менархе знизився з 14,5 до 12,5 років, а в деяких країнах — навіть до 11,5 років.

Час настання менархе часто має спадковий характер і збігається з віком, у якому це відбулося у матері або бабусі по материнській лінії. Приблизно 60% варіацій у віці менархе та особливостях менструального циклу обумовлені генетично. Хоча конкретні гени, що впливають на менархе, ще не ідентифіковані, відомо, що гени, пов'язані з функцією прогестеронових рецепторів, відіграють значну роль.

Маса тіла та **відсоток жирової тканини** є критичними факторами, що впливають на початок менархе. Для того щоб розпочався менструальний цикл, дівчинка зазвичай має досягти мінімальної маси тіла близько 48 кг, при цьому жирові відкладення мають становити 17–22% загальної маси тіла. Жирова тканина важлива для обробки та зберігання статевих гормонів.

Регулярний менструальний цикл не встановлюється відразу після менархе, а формується поступово. Його регуляція включає як видимі процеси (наприклад, овуляцію та менструацію), так і невидимі гормональні коливання, що починаються задовго до першої менструації. Детальніша інформація про розвиток менструального циклу в підлітковому віці розглядається в окремому розділі.

Порушення статевого дозрівання

Порушення статевого дозрівання у дівчаток зазвичай поділяють на дві основні категорії: **передчасне статеве дозрівання (ПСД)** та **затримка статевого дозрівання (ЗСД)**. Історично ці стани лікували різні спеціалісти, зокрема психіатри, а не гінекологи. Такий фрагментований підхід призводив до непослідовності в оцінці розвитку дітей і до використання довільних критеріїв для визначення норми.

Передчасне статеве дозрівання (ПСД) традиційно визначають як появу вторинних статевих ознак, таких як розвиток грудей або поява лобкового волосся, до 8 років. Однак сучасні дослідження свідчать, що ці зміни можуть виникати вже у віці 6–7 років у деяких дівчаток. Відповідно до оновлених рекомендацій, поява вторинних статевих ознак до 7 років у дівчаток європеоїдної раси та до 6 років у дівчаток африканського походження вважається передчасним статевим дозріванням.

Затримка статевого дозрівання (ЗСД) зазвичай визначається як відсутність вторинних статевих ознак у віці 13–14 років або відсутність менструації протягом п'яти років після початку розвитку грудей.

Оцінка статевого дозрівання потребує врахування кількох додаткових факторів, таких як темпи зростання, показники зросту і ваги, симптоми, пов'язані з центральною нервовою системою, а також поведінкові зміни. Поширеність порушень статевого дозрівання значно відрізняється в різних регіонах світу: від 5% до 25% дівчаток можуть мати ознаки передчасного дозрівання, особливо в деяких регіонах Африки, де ці показники є вищими.

Оцінюючи нормальний перебіг статевого дозрівання, важливо враховувати як зовнішні, так і внутрішні фактори, такі як ожиріння, низький соціально-економічний статус, емоційний стрес та відсутність біологічного батька. Ці чинники можуть впливати не лише на час початку та тривалість статевого дозрівання, але й на загальний стан здоров'я та поведінку підлітків.

Точний взаємозв'язок між підвищенням рівня гонадотропінів, андрогенів і настанням менархе досі не до кінця зрозумілий. Дослідження показують, що зовнішні чинники, такі як соціально-економічний статус, сімейна динаміка та маса тіла, мають значний вплив на час настання менархе та появу вторинних статевих ознак. Наприклад, у дівчаток із надмірною вагою менархе настає приблизно на п'ять місяців раніше, ніж у їхніх ровесниць із нормальною вагою, навіть за однакового рівня гонадотропінів. Навпаки, у сім'ях із вищим рівнем доходу або меншою кількістю сімейних конфліктів підвищення рівня андрогенів і початок менструацій відбувається пізніше.

Хоча певні стадії статевого дозрівання супроводжуються прогнозованими гормональними змінами, встановити прямий зв'язок між цими гормональними коливаннями та появою вторинних статевих ознак досить складно. Генетичні чинники, хромосомні аномалії, хронічні захворювання та інтенсивна фізична активність також відіграють важливу роль у визначенні особливостей, часу початку та тривалості статевого дозрівання.

Теорія життєвого циклу (Life History Theory) стверджує, що досвід грудного та раннього дитячого віку, а також його фізичні та психологічні наслідки можуть впливати на перебіг статевого дозрівання та визначати довгострокове репродуктивне здоров'я жінки.

Класифікація порушень статевого дозрівання

Порушення статевого дозрівання у дівчаток зазвичай поділяють на такі категорії:

- **Ізосексуальні порушення:** Зміни, що відповідають біологічній статі дитини (наприклад, передчасний розвиток грудей або лобкового волосся у дівчаток).

- **Гетеросексуальні порушення:** Розвиток чоловічих рис або характеристик у дівчаток, таких як надмірний ріст волосся на тілі чи огрубіння голосу.

- **Справжнє передчасне статеве дозрівання:** Раннє активування гіпоталамо-гіпофізарно-гонадної осі, що призводить до передчасного розвитку вторинних статевих ознак у типовій для пубертату послідовності.

- **Псевдопередчасне статеве дозрівання:** Рання поява вторинних статевих ознак через фактори, не пов'язані з активацією гіпоталамо-гіпофізарно-гонадної осі, наприклад, пухлини, що виробляють гормони, або вплив зовнішніх гормональних препаратів.

Для батьків, особливо без медичної освіти, виявлення порушень, пов'язаних із статевим дозріванням, може бути складним завданням. Навіть батьки з базовими медичними знаннями можуть мати труднощі з оцінкою цих комплексних станів без спеціалізованих консультацій. Якщо виникають підозри щодо відхилень у перебігу статевого дозрівання, важливо звернутися до кваліфікованого спеціаліста для точної діагностики та належного лікування.

Передчасне статеве дозрівання (ПСД)

Передчасне статеве дозрівання (ПСД) досліджується значно активніше, ніж затримка статевого дозрівання, головним чином тому, що рання поява вторинних статевих ознак викликає негайне занепокоєння батьків. ПСД класифікується на дві основні категорії: **гонадотропін-залежне ПСД** (справжнє або центральне) та **гонадотропін-незалежне ПСД**.

1. Гонадотропін-залежне ПСД

Також відоме як **справжнє або центральне ПСД**, цей тип викликаний передчасною активацією гіпоталамо-гіпофізарно-гонадної осі. Це раннє активування стимулює вивільнення гормонів, які зазвичай запускають процес статевого дозрівання, що призводить до гормонального дисбалансу, що походить із гіпофіза.

2. Гонадотропін-незалежне ПСД

Цей тип також називають **периферичним** або **псевдопередчасним статевим дозріванням**, і він виникає внаслідок станів, не пов'язаних із гіпоталамо-гіпофізарною віссю. Його часто асоціюють із порушеннями функції надниркових залоз, такими як **вроджена гіперплазія кори надниркових залоз** або пухлини, що продукують гонадотропіни (наприклад, **хоріонічний гонадотропін людини — ХГЛ**). Інші можливі причини включають пухлини надниркових залоз, пухлини яєчників і певні генетичні синдроми.

Деякі випадки ПСД мають **генетичне підґрунтя**, часто передаються за **аутосомно-домінантним типом успадкування**. Така форма, відома як **конституційне або сімейне ПСД**, зазвичай є ідіопатичною (без чітко визначеної причини) і є найбільш поширеним підтипом гонадотропін-незалежного ПСД.

Варто зазначити, що у 8–33% випадків передчасне статеве дозрівання пов'язане з аномаліями головного мозку та центральної нервової системи, включно з пухлинами та вродженими мальформаціями. Це підкреслює важливість ретельного медичного обстеження для виключення серйозних захворювань у разі підозри на ПСД.

- **_Форми передчасного статевого дозрівання_**

ПСД може проявлятися у двох різних формах: **повній** та **частковій**.

- **Повне ПСД:** Ця форма відповідає типовій послідовності розвитку вторинних статевих ознак, що відбувається за тією ж схемою, що й при нормальному статевому дозріванні, але в аномально ранньому віці.

- **Часткове ПСД:** Ця форма характеризується ізольованими або неповними ознаками статевого дозрівання, такими як:

  - **Передчасне телархе:** Ранній розвиток грудних залоз без інших ознак статевого дозрівання.

  - **Передчасне адренархе:** Ранній ріст лобкового або пахвового волосся, часто пов'язаний із підвищеним рівнем андрогенів.

  - **Передчасне менархе:** Ранній початок менструацій без очікуваної послідовності інших пубертатних змін.

Ця класифікація допомагає лікарям виявити основні причини передчасного статевого дозрівання та визначити найбільш відповідний підхід до лікування. Рання діагностика та втручання є критично важливими для запобігання можливим ускладненням і забезпечення добробуту дитини.

- **_Ознаки передчасного статевого дозрівання у дівчаток: ключові показники_**

Передчасне статеве дозрівання (ПСД) має кілька ознак, які потребують уважного спостереження та оцінки. До поширених проявів належать:

- Прискорений ріст і ранній набір ваги

- Випередження кісткового віку більш ніж на два роки

- Розвиток грудей до 7–8 років

- Поява лобкового або пахвового волосся до 7–8 років

- Вагінальна кровотеча або ранній початок менструації

- Збільшення розміру матки

- Неврологічні симптоми, такі як головний біль, втома або порушення зору

Якщо виявлено ці ознаки, необхідно звернутися до дитячого гінеколога для комплексної оцінки. Обстеження повинно включати детальну медичну історію, зокрема інформацію про перебіг вагітності матері, сімейну медичну історію та дані щодо росту і розвитку дитини.

Діагностика ПСД зазвичай передбачає лабораторні аналізи для визначення рівнів гормонів, зокрема лютеїнізуючого гормону (ЛГ), фолікулостимулюючого гормону (ФСГ), хоріонічного гонадотропіну людини (ХГЛ), естрадіолу, тиреоїдних гормонів (ТТГ і Т4), інсуліну та глюкози. Для додаткової оцінки можуть бути призначені інструментальні дослідження: рентген (для визначення кісткового віку), МРТ (для оцінки стану головного мозку та гіпофіза), ультразвукове дослідження (яєчників і матки) та каріотипування (для виявлення хромосомних аномалій).

Лікування ПСД залежить від основної причини та може включати:

- **Медикаментозне лікування:** гормональна терапія для уповільнення подальшого розвитку та контролю симптомів

- **Хірургічне втручання:** у випадках пухлин яєчників, надниркових залоз або головного мозку

- **Психотерапія:** для підтримки емоційного та психологічного стану, пов'язаного з раннім статевим дозріванням

У випадках незначного або ізольованого збільшення грудної тканини чи раннього росту лобкового волосся до 7–8 років може бути достатньо лише спостереження. Розширене обстеження або активне втручання зазвичай не потрібні, якщо симптоми не прогресують.

- *Часткове передчасне статеве дозрівання*

Часткове передчасне статеве дозрівання (ПСД) характеризується ізольованими ознаками статевого дозрівання без повного розвитку. Поширені форми включають:

1. **Передчасне телархе:** Ранній розвиток грудних залоз до 3-річного віку. Рівень гормонів зазвичай залишається в межах норми, а грудна тканина часто регресує без жодного втручання протягом 2–4 років. Зазвичай достатньо лише спостереження.

2. **Передчасне адренархе**: Рання поява лобкового або пахвового волосся, пов'язана з підвищеним рівнем слабких андрогенів (DHEA, DHEAS). Цей стан зазвичай діагностується за допомогою лабораторних аналізів до 5–6 років і може супроводжуватися незначним випередженням кісткового віку. Лікування потрібне в одиноких випадках.

3. **Передчасне менархе**: Ізольована вагінальна кровотеча без інших ознак статевого дозрівання. Це може бути зумовлено травмою, запаленням, наявністю сторонніх тіл або медичними станами, такими як порушення функції щитоподібної залози або пухлини яєчників. Важливо встановити причину та виключити інші фактори, зокрема сексуальне насильство. Вагінальна кровотеча зазвичай припиняється протягом 1–2 років без лікування.

Затримка статевого дозрівання у дівчаток: основні моменти

Затримка статевого дозрівання часто залишається непоміченою батьками, оскільки підлітки можуть приховувати симптоми або не усвідомлювати відставання в розвитку. Ознаки затримки статевого дозрівання включають:

- Відсутність розвитку грудей у віці 13–14 років

- Відсутність менструації до 16 років або протягом п'яти років після початку розвитку грудей

- Відсутність лобкового волосся у віці 14–15 років

Причини затримки статевого дозрівання:

1. **Генетичні та хромосомні фактори**: Такі стани, як синдром Тернера, синдром Нунан або конституційна затримка розвитку.

2. **Хронічні захворювання**: Хронічні хвороби, такі як цукровий діабет, запальні захворювання кишечника, муковісцидоз або захворювання нирок, можуть затримувати статеве дозрівання.

3. **Індуковані причини**: Фактори, такі як хіміотерапія, променева терапія або інтенсивні спортивні тренування, можуть пригнічувати гормональний розвиток.

Затримка, пов'язана із сімейною історією, та порушення харчування (наприклад, анорексія, булімія або хронічне недоїдання) є суттєвими чинниками затримки дозрівання. Дослідження показують, що нехтування, насильство чи недостатній догляд у ранньому дитинстві (від народження до 7 років) можуть впливати на час початку статевого дозрівання.

У більшості випадків затримка статевого дозрівання коригується завдяки змінам способу життя, таким як покращення харчування, зниження інтенсивності фізичних навантажень та забезпечення достатнього відпочинку. Психотерапія може допомогти впоратися з емоційними труднощами, а в деяких випадках може бути необхідна підтримувальна гормональна терапія.

Кожен випадок затримки статевого дозрівання є унікальним і потребує індивідуального підходу. Батьки та медичні працівники повинні уникати універсальних рішень і зосередитися на конкретних потребах дитини для досягнення найкращих результатів.

Рекомендації для батьків щодо порушень статевого дозрівання

1. **Отримуйте інформацію про нормальні терміни статевого дозрівання**: Розуміння типових вікових меж для етапів дозрівання (розвиток грудей, стрибки росту, менархе) допоможе відрізнити нормальні варіації від можливих порушень.

2. **Слідкуйте за ростом і розвитком**: Відстежуйте зріст, вагу та фізичні зміни

дитини. Звертайте увагу на ранні ознаки статевого дозрівання (розвиток грудей або ріст лобкового волосся до 8 років) або затримку ознак (відсутність розвитку грудей до 13–14 років).

3. **Звертайте увагу на харчування та спосіб життя**: Забезпечте збалансоване харчування з достатньою кількістю необхідних поживних речовин і регулярну фізичну активність. Уникайте дієт, що призводять до надмірного набору або втрати ваги, оскільки ожиріння та недоїдання можуть впливати на терміни статевого дозрівання.

4. **Стимулюйте відкриту комунікацію**: Створіть безпечне та підтримуюче середовище, де дитина зможе вільно обговорювати фізичні та емоційні зміни.

5. **Будьте уважні до емоційних чи поведінкових змін**: Слідкуйте за ознаками емоційного стресу або змінами в поведінці, які можуть свідчити про приховані проблеми, пов'язані з раннім або затриманим статевим дозріванням.

6. **Зверніться за професійною допомогою**: Якщо ви помітили ознаки передчасного або затриманого статевого

дозрівання, проконсультуйтеся зі спеціалістом, таким як дитячий ендокринолог або гінеколог, для оцінки та подальшого ведення.

Чи знали ви?

- *Розвиток дівчинки часто відображає патерн її матері або бабусі по материнській лінії, причому генетика визначає близько 60% часу початку статевого дозрівання.*

- *Хронічні захворювання, гормональні дисбаланси або недоїдання можуть залишатися непоміченими, поки не виникне затримка статевого дозрівання, що підкреслює важливість регулярного моніторингу.*

Менструальний цикл

Одне з найпоширеніших хибних уявлень у гінекології, як серед жінок, так і деяких медичних працівників, полягає в переконанні, що сама менструація є головним показником нормального менструального циклу. Це непорозуміння призводить до численних помилкових діагнозів і невиправданого лікування. Подібно до філософських дебатів про першочерговість матерії чи свідомості, менструація не є центральним показником репродуктивного потенціалу в жіночому здоров'ї. Справжньою основою менструального циклу є **дозрівання яйцеклітин (ооцитів)** у яєчниках. Натомість менструація — це лише вторинна, підтверджувальна ознака того, що вагітність не настала.

Ще одне поширене непорозуміння стосується визначення «регулярного» менструального циклу. Багато жінок помилково вважають, що будь-яке відхилення від «ідеального» 28-денного циклу, описаного в підручниках чи популярній літературі, є ознакою проблеми. Це переконання часто спонукає їх звертатися до лікаря через незначні затримки, передчасний початок менструації або цикли, які не відповідають цьому умовному стандарту.

Матері часто приводять своїх підліткових доньок до лікаря, скаржачись на нерегулярні менструації, не усвідомлюючи, що **нерегулярність — це природна частина підліткового віку**.

В житті майже кожної жінки існують періоди, коли нерегулярність циклів є абсолютно нормальною. На менструальний цикл впливають численні фактори, багато з яких залишаються недооціненими або неправильно інтерпретованими як жінками, так і деякими лікарями. Нерегулярні цикли можуть бути не лише в пубертаті, але після пологів, вживання гормональної контрацепції, перенесених захворювань, прийому медикаментів.

Хибні уявлення про жіноче тіло часто передаються з покоління в покоління: від матерів до доньок, від старших сестер до молодших, від тіток до племінниць. Це створює **замкнене коло дезінформації**, яке формує те, як жінки сприймають і контролюють своє репродуктивне здоров'я.

Що відбувається, коли підліткова дівчина не має так званого «ідеального» 28-денного циклу? Зазвичай її ведуть до лікаря, де їй призначають гормональні контрацептиви, часто старі покоління препаратів. Їх виписують у той період, коли її гормональна регуляторна система все ще формується, і прийом триває місяцями або навіть роками. Це створює **шкідливий цикл**: поки дівчина приймає гормони, менструації виглядають регулярними, але після припинення прийому нерегулярність повертається, що призводить до нових призначень гормональної терапії.

Розуміння менструального циклу та усунення цих міфів є життєво важливими для жінок і наступних поколінь. Поширення точної, науково обґрунтованої інформації може допомогти дівчатам краще розуміти своє тіло, уникати непотрібних втручань і формувати здоровіше ставлення до свого репродуктивного здоров'я. Ці знання мають вирішальне значення і їх варто передавати своїм донькам.

Яка роль жінки з точки зору Природи?

Щоб зрозуміти, яку роль відіграє менструальний цикл у житті жінки, слід почати з базового запитання: яка роль жінки з точки зору Природи?

У біології людина класифікується як найвищий представник тваринного світу, що належить до класу ссавців і ряду приматів. Хоча деяким людям може бути некомфортно асоціювати себе з тваринами, не кажучи вже про «приматів», реальність полягає в тому, що наше тіло підпорядковується тим самим законам природи, які діють для всіх живих організмів. Ці закони, незалежно від того, чи приписуємо ми їх Природі, Богові чи іншій системі вірувань, визначають, як влаштоване наше тіло і як воно функціонує.

Життя залежить від розмноження, і люди не є винятком. Потомство — це продовження життя, що забезпечує виживання виду. Подібно до всіх тварин, люди проходять через чітко визначені етапи: народження, ріст і дозрівання, репродуктивну зрілість і старіння.

Однак люди мають унікальну здатність **обирати**, чи розмножуватися їм чи ні. Незважаючи на цей вибір, процеси, закладені природою, залишаються незмінними, і життя розгортається згідно з внутрішніми законами природи. Якщо проаналізувати шлях дівчинки від народження до статевого дозрівання, стає очевидним, що це природний процес, **генетично закладений механізм самовідтворення**, вбудована в наші гени та функції мозку.

Для розмноження потрібні певні компоненти: репродуктивні клітини, умови для зачаття та здатність виношувати та народжувати потомство. **Виношування та народження дітей — це роль, яку природа призначила саме жінці.**

Для виконання цієї функції жінка має:

- **яєчники**, де зберігаються і дозрівають яйцеклітини (ооцити);

- **фаллопієві труби**, де відбувається запліднення;

- **матку**, яка забезпечує живлення і підтримку розвитку дитини;

- **піхву**, що слугує для отримання чоловічих статевих клітин і виконує роль родового каналу під час пологів.

248

Репродуктивний період, або так званий **репродуктивний вік**, зазвичай триває приблизно від 15 до 50 років. У цей період у жінок, як правило, відбуваються менструальні цикли. Проте важливо розуміти, що **наявність менструацій не є визначальним фактором здатності жінки до зачаття.** Ключовим процесом є **овуляція** — момент, коли з яєчника виходить зріла яйцеклітина. **Без овуляції зачаття неможливе**, навіть якщо менструації присутні. І навпаки, за певних умов зачаття може статися навіть за відсутності менструацій.

Кількість овуляцій на рік у здорової жінки варіюється, головним чином залежно від її віку та інших факторів. Із початком статевого дозрівання запускається репродуктивна функція, яка спочатку проявляється у вигляді нерегулярних гормональних сплесків і спроб дозрівання фолікулів у яєчниках. З часом ці нерегулярні процеси стабілізуються, що призводить до формування регулярних, чітко визначених менструальних циклів, які є ознакою репродуктивної зрілості.

Розуміння цих процесів допомагає усвідомити, наскільки складно та досконало **менструальний цикл і репродуктивна функція вплетені в загальний план Природи щодо збереження життя.**

Що таке менструальний цикл?

Якщо визначити головну відмінність між жінками репродуктивного віку та іншими віковими групами, то це буде наявність менструації — видимого у вигляді кров'янистих виділень із піхви. Ці виділення жінка може спостерігати самостійно, і їхня відсутність може свідчити про настання вагітності або інші чинники, що порушують цикл.

У медицині менструальний цикл визначають не за днями кровотечі, а за процесом дозрівання яйцеклітини. Під час аналізу репродуктивного здоров'я або використання репродуктивних технологій цикл часто відраховують від моменту овуляції або, точніше, від передовуляторного піку лютеїнізуючого гормону (ЛГ) у крові. Цей пік неможливо відчути без лабораторних досліджень, а наявність овуляції не можна підтвердити без додаткових обстежень. З практичних міркувань менструація стала загальноприйнятим маркером початку циклу.

Менструальний цикл — це щомісячна підготовка організму до прийняття заплідненої яйцеклітини. У першій половині циклу дозрівають яйцеклітини. У другій половині, якщо відбулося зачаття, запліднена яйцеклітина імплантується в матку, і починається вагітність. Якщо зачаття не відбувається, останній тиждень циклу організм спрямовує на відторгнення невикористаного ендометрію, що призводить до менструації.

Хоча в останні роки популярною стала назва «*критичні дні*», це термінологія є хибною. Історично «критичними днями» вважався період у середині циклу, коли зазвичай відбувається овуляція, а отже, існує найбільша ймовірність зачаття. Визначити точний момент овуляції складно, але жінки можуть навчитися розпізнавати ознаки її наближення. Ці дні називали «критичними» саме через їхнє значення для планування або запобігання вагітності.

Пояснення цих фізіологічних процесів дівчинці, особливо підлітку, може бути складним завданням, але воно є основою розуміння репродуктивного здоров'я. Це знання необхідне для збереження здоров'я та запобігання хибним уявленням, які можуть призвести до серйозних помилок для матерів і їхніх доньок — майбутніх жінок, які одного дня можуть захотіти стати матерями.

Чому саме 28 днів?

У давнину люди не мали знань про будову яєчників чи механізми, що регулюють овуляцію та менструальний цикл, але вони помічали циклічність жіночої репродуктивної системи. Менструальний цикл сприймався з повагою, його відзначали в обрядах і тісно пов'язували з культурними та духовними віруваннями.

Багато культур поклонялися місяцю, оскільки його фази вважалися віддзеркаленням менструального циклу. Слово «менструація» походить від латинського *mensis* («місяць») і грецького *mene* («місяць»). Середня тривалість циклу — 28 днів — збігається з тривалістю місячного циклу, хоча прямого зв'язку між фазами місяця і менструальним циклом немає. Попри це, міфи та асоціації між ними збереглися до сьогодні.

Навіть зараз вагітність обчислюють в акушерських місяцях, кожен з яких дорівнює 28 дням, або одному місячному циклу. Повний термін вагітності становить приблизно 280 днів або 10 місячних місяців. До запровадження юліанського календаря термін вагітності обчислювали саме місячними місяцями, і ця традиція досі існує в деяких культурах. Сучасна акушерська практика надає перевагу обчисленню вагітності тижнями, щоб уникнути плутанини між місячними та календарними місяцями.

Число 28 має символічне значення в багатьох культурах і часто вважається ідеальним або щасливим. Більшість стародавніх календарів, за винятком єгипетського, були місячними, а не сонячними. Ця культурна прив'язаність до числа 28 подібна до поширеного стандарту 36,6°С як «ідеальної» температури тіла, хоча реальна біологія набагато різноманітніша.

Насправді менструальні цикли змінюються і рідко бувають точно 28 днів. Не існує жінок, у яких цикл ніколи не відхилявся б від «ідеалу» підручника. Ранні або пізні цикли є поширеним і абсолютно природним явищем.

Менструальний цикл: ключові факти, які варто знати

Про менструацію та менструальний цикл написано багато, зокрема і мною в моїх книгах («*Гормональна терапія в акушерстві та гінекології: міфи та реальність*», «*Це все гормони!*», «*Коли ти будеш готова*», «*Малюк, ти з'явишся?*», «*1000+ запитань і відповідей з гінекології*»). Щоб уникнути повторень, наведу основні факти про менструальний цикл у стислій формі:

- **Менструальний цикл класично поділяється на дві фази.** Перша фаза, відома як **естрогенна, проліферативна** або **передовуляторна**, пов'язана з дозріванням фолікула (яйцеклітини). Друга фаза — **прогестеронова, секреторна** або **лютеїнова** — готує матку до прийняття заплідненої яйцеклітини та підтримки початку вагітності.

- **Ці фази не встановлюються відразу після менархе.** Їм потрібні кілька років для повного дозрівання. У підлітків, особливо в перші роки після початку менструацій, багато циклів є **ановуляторними** (без дозрівання яйцеклітини).

- **Нормальним вважається менструальний цикл тривалістю від 21 до 35 днів**, із варіаціями до 7 днів у будь-який бік. Однак у підлітків до 21—22 років цикли можуть бути довшими й нерегулярними.

- **Менструація — це процес відторгнення слизової оболонки матки**, що відбувається внаслідок відшарування старого ендометрію і заміщення його новим.

- **Ендометрій — це динамічна тканина**, яка постійно змінюється залежно від фази менструального циклу.

- **Ендометрій складається з двох шарів:**
  - **Функціональний шар** відшаровується під час менструації.

  - **Базальний шар** залишається незмінним і є основою для регенерації нового функціонального шару. Пошкодження базального шару може призвести до порушень менструального циклу та безпліддя.

- **Перед початком менструації рівень гормонів у тілі різко знижується**, що й викликає відшарування ендометрію. Це призводить до менструації, яку також називають **фізіологічною кровотечею відміни гормонів**.

- **Відшарування ендометрію не відбувається миттєво.**
  Воно починається в окремих ділянках і триває 4–5 днів. У цей період одночасно запускається процес відновлення нового ендометрію.

- **Менструальна кров не містить згустків.**
  Те, що жінки часто сприймають як

255

згустки, насправді є дрібними фрагментами відшарованого ендометрію.

Чи знали ви?

- *Менструальні цикли не завжди тривають «ідеальні» 28 днів. Нормальними вважаються цикли від 21 до 35 днів, особливо у підлітковому віці.*

- *Менструація не є головним показником репродуктивного здоров'я. Основним фактором, що визначає фертильність, є овуляція.*

Чи відбувається овуляція у підлітків?

Коли доросла жінка звертається до лікаря зі скаргами на нерегулярний менструальний цикл або труднощі із зачаттям, першим кроком є визначення, чи відбувається овуляція. **Овуляція**, тобто дозрівання яйцеклітини, є ключовим процесом для здорового менструального циклу та репродуктивної функції. Проте існує поширена помилка серед багатьох лікарів: вважається, що після початку менструацій у підлітків усі цикли повинні бути *овуляторними*.

Навіть у здорових дорослих жінок не кожен цикл супроводжується овуляцією. У молодих жінок (до 21–22 років) і у старших (після 30–32 років) частіше трапляються *ановуляторні* цикли (без овуляції). Крім того, на менструальний цикл впливає безліч факторів, які докладно розглядаються в цій книзі.

Коли починається овуляція у підлітків? Чи супроводжується перша менструація овуляцією, і як часто підлітки взагалі овулюють? Що відбувається з рівнями гормонів до менархе і в перші роки розвитку менструального циклу?

Дослідження показали, що у підлітків можуть спостерігатися **часті сплески прогестерону ще до настання менархе**. Спочатку цей феномен було важко пояснити через складність моніторингу гормональних змін у підлітків (для цього потрібен регулярний забір крові для визначення рівнів гормонів).

За результатами досліджень, близько 12% дівчат-підлітків (у середньому у віці 12 років) мають гормональні коливання, характерні для овуляторних циклів, що свідчить про те, що овуляція може відбутися ще до першої менструації. Однак ці дані не були підтверджені ультразвуковими дослідженнями.

У всіх підлітків спостерігається підвищений рівень тестостерону, естрадіолу та 17-гідроксипрогестерону, а у дівчат із гормональними сплесками, подібними до овуляторних, ці показники ще вищі.

Подальші дослідження показали, що **перша менструація у більшості підлітків не супроводжується овуляцією.** Проте підвищення рівня лютеїнізуючого гормону (ЛГ) і прогестерону перед менархе у деяких дівчат пояснює рідкісні випадки вагітності у підлітків, які ще не мали менструацій.

Менархе не залежить від етнічної належності чи раси, але пов'язане з вагою тіла (індексом маси тіла дитини). Встановлення регулярних овуляторних циклів займає кілька років — у середньому 5–7 років. Тому до 20–22 років багато молодих жінок можуть мати кілька циклів на рік без дозрівання яйцеклітини.

Існує хибна думка серед жінок і навіть деяких лікарів, що яєчники працюють почергово: один місяць овуляція відбувається в одному яєчнику, наступного — в іншому. Якщо під час ультразвукового дослідження овуляція кілька циклів поспіль спостерігається в одному і тому ж яєчнику, це часто помилково тлумачиться як «несправність» іншого яєчника.

Послідовність овуляції між яєчниками непередбачувана. Овуляція може відбуватися кілька разів поспіль в одному і тому ж яєчнику — і це абсолютно нормально.

Частіше овуляція спостерігається в правому яєчнику, але це не означає, що лівий не функціонує.

Винятки можливі, якщо значна частина яєчника видалена (наприклад, через операцію з видалення пухлини), і залишилася лише строма (опорна тканина) без фолікулярного апарату. Спроби «стимулювати» такі пошкоджені яєчники методами стимуляції овуляції можуть завдати шкоди.

Для підлітків із нерегулярними менструаціями нерегулярна овуляція є нормою і не потребує лікування, особливо гормональними препаратами. Розуміння цього природного етапу розвитку допомагає уникнути непотрібних медичних втручань.

Встановлення менструального циклу в підлітковому віці

Протягом останніх 150 років вік, у якому дівчата починають менструювати, значно знизився. Середній вік менархе (першої менструації) залежить від таких факторів, як раса, харчування, умови життя в місті чи селі, спадковість, маса тіла та інші впливи. Тридцять років тому середній вік менархе у багатьох країнах становив приблизно 14,5 років. Нині він знизився до близько 12,4 років. Приблизно 10%

дівчат починають менструювати до 11 років, 90% — до 13,8 років, а 98% — до 15 років.

Під час встановлення менструального циклу в підлітковому віці його характеристики відрізняються від циклів дорослих жінок. Численні дослідження за останні три десятиліття задокументували особливості та нерегулярності менструальних циклів у підлітків. У 38% дівчат інтервал між менархе та другою менструацією перевищує 40 днів, у 10% — понад 60 днів, а у 20% — лише 20 днів. Перша менструація зазвичай триває від 2 до 7 днів, але іноді може затягуватися до 2 тижнів.

У перші три роки після менархе менструальні цикли часто довші, ніж типові 28–35 днів у дорослих. З часом цикли стають коротшими, регулярнішими і частіше супроводжуються овуляцією. Для підлітків нормальними вважаються такі показники:

- перший рік після менархе: 23–90 днів (у середньому 32 дні);

- четвертий рік: 24–50 днів;

- сьомий рік: 27–38 днів.

Регулярні цикли зазвичай не встановлюються раніше, ніж через 18 місяців після першої менструації. Після двох років цикли часто стають регулярними та овуляторними, однак у 50% підлітків протягом перших трьох років після менархе спостерігаються ановуляторні цикли. Чим пізніше настає менархе, тим більше часу потрібно для встановлення овуляторних циклів.

В ановуляторних циклах овуляція не відбувається, що означає відсутність фаз циклу. Діагностування недостатності прогестерону або лютеїнової фази в таких випадках є неправильним, а лікування препаратами прогестерону абсолютно недоцільне.

У підлітків в овуляторних циклах часто спостерігається скорочена лютеїнова фаза, але тривалість циклів може значно відрізнятися від такої у дорослих. Важливо, щоб батьки, особливо матері, розуміли, що, незважаючи на різноманітність тривалості циклу та його нерегулярність, овуляторні цикли можуть відбуватися (хоча й не завжди).

Менструальний цикл зазвичай повністю стабілізується приблизно у віці 19–20 років. Менструація триває 3–7 днів, і дівчата зазвичай використовують 3–6 прокладок на день.

Батькам і підліткам важливо розуміти, що встановлення менструального циклу — це суто індивідуальний процес, який відрізняється у кожної дівчини. Рівні гормонів, тривалість циклу та особливості овуляції не слід порівнювати з показниками дорослих жінок. Навіть у дорослому віці регулярність менструального циклу залежить від численних факторів, які будуть детально розглянуті в цій книзі.

Фактори, що впливають на менструальний цикл

Відповідно до філософського принципу причинно-наслідкового зв'язку, кожне явище (наслідок) має свою причину. Ця причина не завжди очевидна чи зрозуміла одразу — не тому, що її не існує, а через різні перешкоди та обмеження, які ускладнюють повне розуміння.

Людське тіло — надзвичайно складне творіння природи, що складається з мільярдів клітин, мільйонів хімічних реакцій і тисяч хімічних речовин, які тісно взаємопов'язані. Усі ці компоненти функціонують як автономно, так і у взаємодії з іншими структурами організму. Окрім фізичної складової, людина має свідомість і мислення, що можуть впливати на роботу організму і навіть призводити до відхилень, які проявляються у вигляді хвороб. Відомий вислів «усі хвороби від нервів» відображає глибоку істину, особливо коли йдеться про репродуктивну систему.

Окрім безпосередніх причин хвороб, існують чинники, які можуть «активувати» ці причини. Вони можуть бути різноманітними за природою та дією. Деякі з них, відомі як фактори ризику, пов'язані з певними захворюваннями на основі медичних досліджень. Інші виступають випадковими тригерами, інколи в поєднанні один з одним, створюючи умови для виникнення проблем.

Формування та регулярність менструального циклу залежать від широкого спектра внутрішніх (в організмі) і зовнішніх (довкілля) факторів. Однак найсуттєвішим чинником є індивідуальна реакція людини на події — як жінка або дівчина сприймає своє тіло, навколишнє середовище, стосунки з іншими людьми та життєвий досвід. Чим негативнішою є реакція, особливо якщо вона супроводжується страхом або іншими сильними емоціями, тим вищою є ймовірність виникнення проблем зі здоров'ям.

Новітні дослідження виявили значний вплив забруднення довкілля на настання статевого дозрівання. **Ендокринно-руйнівні хімічні речовини (ЕРХ)**, такі як бісфенол А (ВРА) і фталати, імітують або блокують природні гормони, спричиняючи гормональний дисбаланс. Вплив ЕРХ під час критичних періодів розвитку пов'язують із раннім статевим дозріванням у дівчат, що проявляється передчасним розвитком грудей або менархе. Натомість деякі забруднювачі, як-от стійкі органічні забруднювачі (СОЗ), можуть затримувати статеве дозрівання, порушуючи роботу гіпоталамо-гіпофізарно-гонадної осі. Розуміння цих ефектів підкреслює необхідність суворішого регулювання впливу ЕРХ і підвищення обізнаності батьків щодо мінімізації екологічних ризиків.

Людину можна порівняти з надзвичайно складним комп'ютером, у якому працюють генетичні «програми», закладені в ДНК. Мозок виконує роль центральної системи управління, контролюючи виконання цих програм і постійно аналізуючи сигнали з тіла та зовнішнього середовища. Навіть думки діють як сигнали, здатні впливати на функції організму, особливо на первинні ділянки мозку, де розташовані центри самозбереження й регуляції.

Чи існує програма самознищення?
Схоже, що так. Одним із найтривожніших і найзагадковіших станів, який може виникнути в цілком здоровому організмі через глибокий психологічний конфлікт із власним тілом, є **анорексія**. Цей стан, що розглядається в інших розділах, яскраво демонструє руйнівну силу свідомості над фізичним здоров'ям. Лікування

анорексії є вкрай складним, а найнебезпечніший її наслідок настає тоді, коли в організмі активується механізм самознищення. У такій фазі не допомагають ні корекція харчування, ні медичні втручання, ні навіть позитивні психологічні зміни. **Рівень смертності від анорексії залишається трагічно високим.**

Це підкреслює важливість виховання дітей без надмірного залякування або перебільшення значення ситуацій, які можна врегулювати без втручання спеціалістів. Навчання дітей правильному сприйняттю та реагуванню на складні події — як у власному житті, так і в житті інших — є ключовим для формування стійкості та емоційної рівноваги.

З огляду на цю взаємозалежність систем організму стає зрозуміло, що в багатьох випадках жінки несвідомо сприяють порушенням менструального циклу через брак знань про те, що є нормою, а що — відхиленням. На жаль, ці важливі знання рідко входять до програм формальної освіти на будь-якому рівні, і мало хто свідомо шукає відповіді на запитання на кшталт: «Як влаштоване моє тіло і як воно працює?»

Коли виникають помітні відхилення, страх часто переважає над раціональним мисленням, заважаючи тверезо оцінити ситуацію. Розуміння факторів, що впливають на менструальний цикл, допомагає жінкам краще усвідомлювати роботу свого тіла й приймати обґрунтовані рішення.

- ***Вік***

Добре відомо, що менструальні цикли у підлітків є нерегулярними, і це цілком природно. Очікувати абсолютно регулярних циклів до 21–22 років — нереалістично, враховуючи коливання маси тіла, швидке зростання та підвищену чутливість до стресу. Підлітки та молоді жінки часто не можуть спокійно пережити життєві події без сильних емоційних реакцій — страху, тривоги чи сліз. Обмежений досвід у подоланні труднощів і низька толерантність до стресу у поєднанні з підлітковим ідеалізмом призводять до крайніх реакцій, що впливають не лише на психіку, а й на фізичний розвиток. Важливо уникати порівнянь процесів, які відбуваються в тілі підлітка, із тими, що характерні для дорослої жінки.

Найпоширенішою комбінацією факторів, що впливають на регулярність менструального циклу в підлітків, є так звана «**підліткова тріада**»: молодий вік, надмірно низька або висока маса тіла та виражена негативна реакція на стрес.

- ***Енергетичний баланс і метаболізм***

Хоча простіше говорити про «проблеми з вагою», набагато важливіше пояснити жінкам, особливо підліткам, що порушення менструального циклу часто пов'язані з дисбалансом енергії. Здорове функціонування організму залежить від обміну енергії, що надходить із засвоєнням поживних речовин. Проте енергетичний баланс визначається не лише кількістю та якістю спожитої їжі.

Наприклад, вживання пляшки горілки чи віскі не забезпечує організм необхідними калоріями, хоча така небезпечна тенденція дедалі частіше зустрічається серед підлітків, які вживають алкоголь через невиправданий страх набрати вагу. Це сприяє зростанню проблеми підліткового алкоголізму в усьому світі.

Окрім харчування, значний вплив на енергетичний обмін мають фізична активність і психоемоційний стан. У підлітковому віці домінують процеси синтезу, оскільки організм активно росте. Збільшення маси тіла та прискорення обміну речовин є природними для цього етапу, оскільки енергоспоживання досягає максимуму. У міру наближення до завершення статевого дозрівання метаболізм сповільнюється та стабілізується у віці від 20 до 26 років. Після цього обмінні процеси поступово уповільнюються, а ознаки старіння починають проявлятися ближче до 40 років, хоча перші зміни можуть бути помітні вже у 35−37 років.

Дисбаланс енергії рідко виникає за умови здорового способу життя, оскільки зрілий організм здатний компенсувати незначні порушення. Навіть у разі суттєвих втрат енергії компенсаторні механізми, за відсутності серйозних захворювань, ефективно відновлюють баланс.

Однак підлітки особливо вразливі до соціального тиску, часто формуючи «комплекси неповноцінності», нав'язані медіа-образами ідеалізованої краси. Знаменитості та інфлюенсери у сфері розваг, кіно та спорту просувають нереалістичні стандарти зовнішності, які глибоко впливають на самооцінку молодих дівчат. Образ «ідеальної жінки» суттєво змінився за останнє століття, і навіть протягом кількох десятиліть. Наприклад, зовнішність Мони Лізи сьогодні могла б бути об'єктом насмішок через блідий колір обличчя, відсутність макіяжу та округлі риси. Водночас пишні форми, зображені в роботах Рубенса і Рафаеля, ніколи не відповідали б сучасним моделям.

Як гострі, так і хронічні захворювання можуть суттєво порушувати енергетичний баланс. Найбільш виражені дисбаланси спостерігаються у випадках ендокринних порушень, що впливають на вироблення гормонів, метаболічних хвороб, які ускладнюють засвоєння поживних речовин, виснажливих хронічних станів і фізичного виснаження.

Першим на дефіцит енергії реагує мозок, оскільки йому потрібне постійне постачання глюкози (цукру) як основного джерела енергії. Крім того, для нормальної роботи мозку важливі оптимальний кровообіг і рівень кисню, що забезпечуються фізичною та розумовою активністю.

У разі енергетичного дисбалансу організм активує механізми самозбереження, перерозподіляючи енергію та кисень на користь життєво важливих органів. Найвищий пріоритет мають мозок і серце, тоді як другорядні органи, такі як нирки, печінка і шлунково-кишковий тракт, отримують менше ресурсів. Репродуктивна система, яка не є критичною для виживання в короткостроковій перспективі, першою зазнає функціональних порушень: процеси дозрівання яйцеклітин уповільнюються або повністю припиняються.

У жінок здатність до розмноження залежить від дозрівання яйцеклітин, що відображається у менструальному циклі. Під час енергетичної кризи організм природним чином усуває додаткове навантаження у вигляді можливості завагітніти, оскільки вагітність — це значні витрати енергії та поживних речовин. Унаслідок цього дозрівання яйцеклітин сповільнюється або припиняється, а менструальні цикли стають рідкісними, тривалими або зовсім зникають. Якщо овуляція повністю припиняється, менструації зникають, що є додатковим механізмом самозбереження для зменшення навіть мінімальних втрат крові (зазвичай не більше 50–80 мл за цикл).

Цей механізм самозбереження діє впродовж усього репродуктивного періоду — від настання менархе до менопаузи. Проте підлітковий вік є найбільш вразливим, оскільки процеси, що регулюють репродуктивну функцію, ще не до кінця сформовані. На жаль, ці порушення іноді можуть бути незворотними. Оскільки точні механізми порушення та відновлення репродуктивної функції залишаються недостатньо вивченими, можливості для втручання обмежені й складні.

- **Будова тіла**

Баланс між пропорціями тіла, зростом і вагою тісно пов'язаний із енергетичним обміном і метаболізмом. Хоча жінки можуть відрізнятися за зростом і масою тіла, ключовим фактором є саме співвідношення ваги до зросту. Невисока дівчина може виглядати повнішою, тоді як така ж вага у високої дівчини може вважатися нормальною або навіть низькою.

Раніше вага дитини не вважалася суттєвим показником для прогнозування майбутнього стану здоров'я. Однак зі стрімким зростанням рівня ожиріння серед дітей і дорослих це питання набуло особливої актуальності.

Було проведено чимало досліджень щодо впливу ожиріння на менструальний цикл, хоча більшість із них зосереджені на дорослих жінках. У таких випадках ожиріння часто асоціюється з нерегулярними менструальними циклами, безпліддям і ризиком викидня. Жирова тканина є резервуаром для чоловічих статевих гормонів, які можуть опосередковано впливати на дозрівання яйцеклітин.

У підлітків надлишкова вага менш негативно впливає на початок менструацій і встановлення регулярного циклу, ніж дефіцит маси тіла. Справа не лише у вазі, а у співвідношенні ваги до зросту.

Для оцінки цього співвідношення ваги і зросту часто використовують просту формулу для розрахунку «ідеальної» ваги: від зросту в сантиметрах віднімають 100. Наприклад, для дівчини зі зростом 165 см «ідеальна» вага становитиме 65 кг.

Однак цей метод не зовсім точний. Відхилення до 10% у будь-який бік вважаються нормальними. Для зросту 165 см це означає діапазон ваги від 58,5 до 71,5 кг. Хоча ця формула зручна для швидкої оцінки, вона більше підходить для дорослих жінок. Для дітей і підлітків краще використовувати спеціальні графіки зросту та ваги для визначення оптимальних показників.

Ще одним поширеним показником є *індекс маси тіла* (ІМТ), який розраховується як маса тіла (кг), поділена на квадрат зросту (м²). Нормальним вважається ІМТ у межах 20–24,9, показник 25–29,9 свідчить про надмірну вагу (ожиріння I ступеня), 30–40 — про ожиріння II ступеня, а понад 40 — про ожиріння III ступеня. ІМТ нижче 20 також вважається відхиленням від норми. Хоча ІМТ традиційно використовують для дорослих, зараз існують вікові таблиці ІМТ для дітей і підлітків.

Останніми роками в обговоренні жіночого здоров'я все більше уваги приділяється відсотку жирової тканини в організмі. Існують різні методи та формули для обчислення цього показника, які використовуються в спорті та медицині. Часто рівень жирової тканини, що вважається оптимальним для спортсменок, не відповідає показникам, які вважаються здоровими з медичної точки зору.

Дослідження показали, що для настання менархе (першої менструації) необхідно, щоб жировий прошарок становив щонайменше 17% від загальної маси тіла підлітка. Для встановлення регулярного менструального циклу рівень жирової тканини має досягати приблизно 21–24%. Дівчата з низьким співвідношенням ваги до зросту зазвичай мають пізніше менархе та потребують більше часу для стабілізації циклу.

Натомість у підлітків із ожирінням менструальні порушення частіше виникають уже після завершення статевого дозрівання. Це підкреслює важливість підтримання здорового балансу у пропорціях тіла, оскільки як дефіцит, так і надлишок ваги можуть впливати на розвиток і регулярність менструального циклу.

- ***Стрес і емоційність***

Ще 15–20 років тому термін «стрес» рідко зустрічався у науковій та медичній літературі і майже не згадувався у популярних виданнях. Сьогодні це слово відоме навіть дітям. Але що лікарі мають на увазі під стресом? Чи можна перефразувати відоме висловлювання «всі хвороби від нервів» як «усі хвороби від стресу»? Відповідь — так. **Стресові реакції —**

це відповіді на зовнішні та внутрішні подразники, які тісно пов'язані з роботою нервової системи, зокрема мозку.

Стрес можна визначити по-різному, але в основі лежить реакція на стресор — будь-який подразник чи подію. Ця реакція суто індивідуальна й залежить від того, як людина сприймає порушення своєї рівноваги, чи то енергетичної, чи емоційної. Такий дисбаланс може мати як позитивні, так і негативні наслідки.

Цікаво, що люди частіше звертають увагу на негативний стрес, ніж на позитивний. Негативний стрес зазвичай асоціюється з емоціями, такими як страх, розгубленість, невпевненість, агресія, гнів і розчарування. Для одних стресова ситуація може бути позитивним стимулом до дії та самовдосконалення. Для інших — деструктивним фактором, що призводить до бездіяльності, апатії, паніки чи істерії.

Діти вчаться реагувати на події, спостерігаючи за поведінкою батьків і переймаючи їхні реакції. Наприклад, якщо мати щоразу панікує, коли її дитина ступає у калюжу, дитина може асоціювати калюжі чи холодну воду зі страхом. Згодом це може призвести до уникнення подібних ситуацій — небажання ходити босоніж або переживання щодо того, що холодні ноги викличуть хворобу.

Реакція дівчинки на важливі й часто інтимні події в її житті, такі як статеве дозрівання чи менструація, нерідко формується під впливом досвіду матері, який не завжди був позитивним. Якщо мати переносить свої минулі труднощі чи страхи на дочку, це може викликати нерозуміння й зайве занепокоєння для обох.

Короткочасний гострий стрес зазвичай має мінімальний вплив на здоров'я дитини, особливо якщо вона отримує підтримку батьків. Однак трагічні події, такі як втрата батьків, друга чи іншої близької людини, можуть глибоко вплинути на поведінку дитини та фізіологічні процеси. У таких випадках рекомендовано звернутися по допомогу до психолога, психотерапевта або педіатра.

Хронічний стрес — серйозніша проблема. Якщо негативні події тривають тижнями, місяцями або навіть роками, вони можуть істотно впливати на здоров'я, особливо в період активного росту дівчинки. Джерела стресу можуть бути різноманітними: фізичні (наприклад, інтенсивні заняття спортом), енергетичні (пов'язані з порушенням енергетичного балансу), психоемоційні або моральні. Незалежно від причини, тривалий стрес залишає слід у фізичному стані.

Дослідження незмінно вказують на стрес як на одну з основних причин порушень дозрівання яйцеклітин (ановуляції) та збоїв у менструальному циклі — до 70% випадків серед дорослих жінок. Такий тип ановуляції часто називають *гіпоталамічною ановуляцією*, що підкреслює роль гіпоталамуса в регуляції людських реакцій і поведінки, особливо пов'язаної зі страхом, агресією та негативними емоціями. Порушення роботи гіпоталамуса через стрес призводить до дисбалансу у виробленні речовин, що стимулюють продукцію гонадотропінів гіпофізом.

У підлітків, емоційна реактивність яких є вищою, а гіпоталамо-гіпофізарна система ще не повністю сформована, стресові порушення менструального циклу можуть бути навіть вираженішими, ніж у дорослих жінок. Важливо вчасно розпізнавати вплив стресу та працювати над його подоланням для забезпечення здорового фізичного й емоційного розвитку в підлітковому віці.

- **Когнітивна функція**

Когніція охоплює процеси сприйняття, обробки, аналізу та збереження інформації, отриманої як із зовнішнього середовища, так і від власного тіла. Простіше кажучи, це те, як людина реагує на події та інтерпретує їх.

Кожна людина унікальна, проте її поведінка часто має передбачувані закономірності. Легко зрозуміти, що позитивні події зазвичай викликають позитивні емоції. Однак під впливом сильного або тривалого стресу реакції можуть стати непередбачуваними, проявляючись у вигляді страху, агресії або навіть втрати самоконтролю.

Когнітивний розвиток дитини значною мірою залежить від людей, з якими вона найчастіше взаємодіє, особливо тих, кого вважає авторитетами або навіть боїться. Підлітковий вік — це особливо «емоційний» період життя, що характеризується різкими змінами настрою та підвищеною чутливістю. Те, що дорослому здається дрібницею, для підлітка може бути подією величезного значення.

Коли дівчинка починає відчувати перші ознаки статевого дозрівання, вона часто сприймає ці зміни без особливої уваги. Однак із початком менструацій, появою перших симпатій і розмовами з однолітками на «заборонені теми» вона починає уважніше придивлятися до свого тіла. У цей період можуть виникати хвилювання через нерівномірний розвиток грудей, ріст волосся у небажаних місцях, відмінності у розмірах малих статевих губ, «зайву» вагу чи розтяжки на стегнах або грудях.

Якщо дівчинка не готова до таких «недосконалостей» і не розуміє, що це нормально і поширено, її реакція може бути негативною, часто підкріпленою страхом бути «ненормальною». Такі переживання можуть спричинити стрес і навіть порушити менструальний цикл. Більше того, спроби суворих дієт для виправлення уявних недоліків здатні призвести до енергетичного дисбалансу, що лише поглибить проблеми з репродуктивним здоров'ям.

Відкрите спілкування з дітьми є ключовим. Пояснення причин фізичних змін, підтримка у складні моменти, заохочення ініціативи та творчості значною мірою впливають на формування позитивного сприйняття себе та емоційної стійкості.

Щирі розмови з мамою мають особливе значення для дівчаток. Такі бесіди сприяють здоровому ставленню до розвитку менструального циклу та формують майбутнє ставлення до сім'ї та репродуктивного здоров'я.

Навіть коли менструальний цикл є нерегулярним, розуміння матері й доступні пояснення можливих причин можуть суттєво змінити ситуацію на краще. Така підтримка підвищує ефективність лікування, допомагає запобігти повторним порушенням і зміцнює впевненість дівчинки у власному тілі.

- **Добові та річні ритми**

Вплив добових і річних ритмів — циркадних і циркануальних — на менструальний цикл рідко обговорюється детально, навіть у популярній літературі. Однак багато хто знайомий із поняттям біологічних ритмів або добових циклів.

Людський організм функціонує в чергуванні періодів активності та відпочинку, відомих як цикли бадьорості та сну. Ці ритми проявляються навіть у плода. На 28-му тижні вагітності в плода вже формуються чіткі патерни рухів і сну. Наприкінці вагітності ці цикли чергуються між фазами легкого (поверхневого) і глибокого сну, тривалістю 70–90 хвилин, незалежно від активності матері чи часу доби.

Після народження малюк адаптується до циклу день-ніч протягом перших тижнів і місяців життя, поступово формуючи власний циркадний ритм. До настання статевої зрілості взаємозв'язок між цими ритмами і регуляторними речовинами репродуктивної функції є мінімальним. Однак із віком цей зв'язок посилюється, і добові ритми починають впливати на менструальний цикл. Іноді це називають *«добовими коливаннями в межах менструального циклу»*.

Добові ритми проявляються у змінах температури тіла, виробленні гормонів і поведінкових реакціях, включно з активністю та сном. Дослідження свідчать, що циркадні ритми також впливають на дозрівання яйцеклітин (овуляцію). Наприклад, жінки, які працюють у змінному графіку, особливо в нічні зміни, частіше стикаються з порушеннями менструального циклу та емоційними розладами.

Гормони мелатонін і кортизол викликають значні добові коливання, особливо в другій фазі менструального циклу. Мелатонін, важливий для регуляції сну, часто знижується в цій фазі, що може спричиняти порушення сну у дівчат і жінок наприкінці циклу. Кортизол, відомий як *«гормон стресу»*, підвищується, що сприяє дратівливості, змінам настрою та плаксивості. Такі зміни часто посилюють безсоння та інші порушення сну, підкреслюючи складний зв'язок між циркадними ритмами та менструальним циклом.

Ця взаємодія має двосторонній характер: циркадні ритми можуть впливати на місячний цикл, а менструальні цикли — на циркадні патерни.

Натомість річні ритми більш виражені у тварин, проявляючись у міграції, шлюбних сезонах і змінах рівня активності (наприклад, зимовій сплячці). Однак люди також піддаються сезонним впливам. Активність яєчників досягає піку влітку, тоді як ановуляторні цикли частіші взимку. Навесні часто фіксують порушення менструального циклу, а передменструальні симптоми, зокрема зміни настрою й депресивні стани, частіше трапляються восени та взимку.

Деякі пов'язують ці сезонні зміни зі зниженням фізичної активності або меншою кількістю часу, проведеного на свіжому повітрі взимку, однак реальність є складнішою. Рівень фізичної активності має мінімальний вплив на ці симптоми, ймовірно, вони пов'язані з ширшими біологічними ритмами.

У дівчат і молодих жінок патерни менструального циклу формуються під впливом унікальної комбінації факторів, зокрема добових і річних ритмів. Ці впливи часто накладаються, створюючи резонансний ефект, що підсилює порушення репродуктивної функції. Для оцінки та корекції таких взаємозв'язків важливий індивідуальний підхід.

Чи ви знали?

- *Середній вік настання менархе значно знизився за останнє століття —*

більшість дівчат починають менструації до 13,8 років.

- *Стрес, вплив забруднюючих речовин і енергетичний дисбаланс є основними факторами порушення менструального циклу в підлітковому віці.*

Порушення менструального циклу

Як відрізнити нормальні процеси статевого дозрівання та встановлення менструального циклу від справжніх порушень? Це питання стає критичним, оскільки нерегулярні цикли є типовими для підлітків. Коли варто занепокоїтися та звернутися за медичною допомогою, щоб не пропустити можливі проблеми зі здоров'ям?

Найпоширеніші скарги серед батьків і дівчат включають постійну нерегулярність циклу, рясні менструації (менорагія) та болісні місячні (дисменорея). Хоча основні фактори, що впливають на регулярність менструального циклу, вже були розглянуті, додаткові чинники також можуть спричинити порушення циклу. Якщо такі чинники наявні, вони, ймовірно, є частиною проблеми. Доки ці фактори не будуть усунуті або їхній вплив не зменшиться, порушення циклу триватимуть. Найбільші помилки в таких випадках — це хибна діагностика та необґрунтоване лікування.

Регуляція менструального циклу включає складну взаємодію між мозком (центром управління) та маткою (цільовим органом). Ця система, відома як **гіпоталамо-гіпофізарно-яєчникова вісь**, починає працювати циклічно з підвищенням рівня гонадотропінів і настанням менструації.

Цикл починається з дозрівання фолікулів у яєчниках під впливом гонадотропінів гіпофіза. У міру дозрівання фолікули виробляють естрогени, що стимулюють ріст слизової оболонки матки (ендометрія). Якщо відбувається овуляція, розірваний фолікул трансформується в жовте тіло, яке виробляє прогестерон. Прогестерон гальмує подальший ріст ендометрія та готує матку до прийняття заплідненої яйцеклітини. Якщо запліднення не відбувається, рівень прогестерону й естрогенів різко знижується, що призводить до відшарування ендометрія у вигляді менструації.

Менструація — це кровотеча, викликана відміною гормонів, яка настає при найнижчих рівнях естрогену та прогестерону. Ці низькі рівні гормонів одночасно сигналізують гіпоталамусу про необхідність виділення спеціальних гормонів, що стимулюють гіпофіз. Гіпофіз, у свою чергу, виробляє гонадотропіни, запускаючи новий цикл. **Циклічність є ключем до нормальної функції менструального циклу.**

Хоча гонадотропіни та статеві гормони є основними регуляторами менструального циклу, у процесі дозрівання яйцеклітини та підтримки циклу беруть участь численні інші речовини. Таких речовин існують тисячі, і роль багатьох із них ще не до кінця вивчена. Порушення на будь-якому рівні цієї регуляторної системи — у гіпоталамусі, гіпофізі, яєчниках чи матці — можуть призвести до тимчасових або тривалих збоїв у менструальному циклі.

Розуміння складності цих процесів є важливим для ефективної діагностики та лікування порушень менструального циклу.

Якщо регулярні цикли тривалістю 28–30 днів рідко зустрічаються в підлітків, як відрізнити нормальне формування циклу від справжніх порушень? Хоча порівнювати підліткові цикли з циклами дорослих жінок недоцільно, розуміння норм і відхилень є ключовим для виявлення можливих проблем.

За тривалістю менструальні цикли можуть бути занадто довгими або короткими. Цикли довші за 40–45 днів або коротші за 14–21 день можуть викликати занепокоєння. Довгі цикли часто пов'язані з відсутністю дозрівання яйцеклітини та ановуляцією, що є типовим для підліткового віку. Це зазвичай класифікується як порушення першої фази циклу, що призводить до відсутності другої фази та монофазного (ановуляторного) циклу.

Навіть за наявності овуляції підлітки часто мають довшу фолікулярну фазу порівняно з дорослими жінками. У міру дозрівання дівчаток ця фаза скорочується, що призводить до коротших циклів. Тому довгі менструальні цикли є поширеним явищем серед підлітків.

Короткі цикли

Короткі цикли зазвичай пов'язані з порушеннями другої фази циклу, що часто пов'язано з дефіцитом прогестерону. Однак важливо зазначити, що недостатність лютеїнової фази у підлітків зустрічається рідко й переважно зумовлена проблемами функції жовтого тіла або порушенням засвоєння прогестерону репродуктивними органами.

Для дорослих жінок наявність щонайменше дев'яти менструальних циклів на рік вважається нормальною. **Для підлітків у перші три роки після настання менструації достатньо шести-восьми циклів на рік.** Якщо цикли коротші за 21 день, що призводить до 16–17 циклів на рік, це нетипово для підлітків і потребує уваги.

Основною причиною нерегулярних циклів у підлітків є незрілість регуляторних механізмів, що керують менструацією, що призводить до відсутності стабільної овуляції. Стрес часто посилює цю ситуацію. Ановуляторні цикли спостерігаються у 55–82% випадків у перші два роки після менархе. Протягом наступних 1–2 років цей показник знижується до близько 50%, а ще за 2–3 роки (приблизно через п'ять років після менархе) частота ановуляторних циклів зменшується до 10–20%.

Батькам слід розуміти, що якщо дівчинка почала менструювати у 13–14 років, її цикли можуть залишатися нерегулярними до 18–20 років. Фактори, такі як фізичний і емоційний стрес або низьке співвідношення ваги до зросту, можуть ще більше затримати встановлення регулярних циклів. Важливо, щоб батьки, особливо матері, усвідомлювали цю інформацію для кращої підтримки своїх дочок.

Порушення, пов'язані з тривалістю та інтенсивністю менструацій

Зміни тривалості циклу — це не єдині можливі відхилення; також можуть спостерігатися зміни характеру самої менструації. Менструації можуть бути дуже мізерними, короткими або, навпаки, рясними та тривалими. Дівчата й жінки часто приділяють менше уваги мізерним менструаціям порівняно з рясними, оскільки останні викликають більше дискомфорту й занепокоєння.

Нормальна менструація триває до семи днів і інколи до десяти днів (при мінімальних виділеннях у останні дні). Підлітки зазвичай використовують 3–5 гігієнічних прокладок або тампонів на день, залежно від їхньої товщини й особистих уподобань. Однак якщо прокладки потрібно змінювати кожні 1–2 години протягом менструації, необхідна медична консультація.

Аномальні кровотечі

Аномальні кровотечі, що виникають поза межами нормального менструального циклу, класифікуються як *аномальна маткова кровотеча* (АМК) або, в деяких випадках, *ювенільна маткова кровотеча*, підкреслюючи її зв'язок із підлітковим віком. Важливо відрізняти АМК від рясних менструальних кровотеч (РМК), які нині визнаються окремим діагнозом у сучасній гінекології.

АМК має різні підтипи, поширеність яких залежить від вікової групи. Серед підлітків найчастішим видом є *дисфункціональна маткова кровотеча* (ДМК), що переважно пов'язана з незрілістю репродуктивної системи.

У межах цієї категорії найпоширенішою є *гіпоталамічна кровотеча*, яка демонструє зв'язок між гіпоталамусом і регуляцією яєчників через гіпоталамо-гіпофізарно-яєчникову вісь, яка ще перебуває в процесі розвитку у підлітків.

У більшості випадків ювенільні кровотечі не пов'язані з тяжкими гормональними порушеннями або захворюваннями матки, а зумовлені триваючим процесом дозрівання механізмів овуляції та менструації. Спостереження та терпіння часто є найкращою стратегією, оскільки ці механізми потребують часу для повноцінного формування.

Подальше обговорення цих відхилень буде продовжено в наступних розділах книги.

Чи знали ви?

- *Менструальні цикли у підлітків часто залишаються нерегулярними протягом кількох років, при цьому до 82% циклів є ановуляторними у перші два роки після менархе.*
- *Аномальна маткова кровотеча (АМК) у підлітків зазвичай пов'язана з незрілістю їхньої репродуктивної системи й рідко свідчить про серйозні патології.*

Маткова кровотеча у підлітків

Для характеристики маткових кровотеч, від фізіологічних (нормальних) до патологічних, використовується стандартизована класифікація, яку лікарі часто застосовують для оцінки характеру кровотечі:

Об'єм	Регуляр ність	Частота	Тривалі сть	Інші особлив ості
Рясна	Нерегуля рна	Часті (4+ менструа ції за 90 днів або інтервал <24 днів)	Тривала (8+ днів)	Міжменс труальна
Нормаль на	Регулярн а	Нормаль на	Нормаль на	Пременст руальна
Слабка	Відсутня (>90 днів)	Рідкісна (1–2 менструа ції за 90 днів або інтервал >38–45 днів)	Коротка (<3 днів)	Проривн а

Передчасна менструація, що виникає до 9 років, є ще однією категорією в цій системі. *Аномальні маткові кровотечі* (АМК) можуть класифікуватися як гострі (раптовий початок) або хронічні (тривалість понад шість циклів).

Хоча наведена таблиця пропонує зручну структуру для оцінки маткових кровотеч, кожну дівчину чи молоду жінку необхідно оцінювати індивідуально, беручи до уваги не лише характер кровотечі, а й її медичний анамнез, життєві обставини та фактори, що впливають на менструальний цикл, про які йдеться в цій книзі.

Підлітки часто стикаються з рясними менструальними кровотечами, особливо після тривалих затримок менструацій. Це зазвичай зумовлено впливом естрогену без протидії прогестерону, оскільки овуляція та формування жовтого тіла в цьому віці часто відсутні. У разі відсутності прогестерону може виникати *гіперплазія ендометрію* — надмірний ріст слизової оболонки матки. Важливо зазначити, що гіперплазія ендометрію у підлітків зазвичай не є патологічною, і інвазивні втручання, такі як вишкрібання порожнини матки, рідко потрібні.

Відшарування надмірного ендометрію може призводити до значних кровотеч, незалежно від дня менструального циклу, або до рясних менструацій. Однак необхідно також враховувати інші можливі причини такої кровотечі.

У підлітків причини рясних менструальних кровотеч та АМК часто відрізняються від тих, що спостерігаються у дорослих жінок. Для дорослих жінок типові причини включають поліпи, міоми, аденоміоз, злоякісні процеси, гіперплазія та інші захворювання.

Серед підлітків найчастішою причиною є *дисфункціональна маткова кровотеча (ДМК)*, пов'язана з ановуляцією. *Порушення згортання крові* (коагулопатії) становлять від 7 до 48% випадків, залежно від джерела інформації. Близько 20% випадків пов'язані з невиправданим або неправильним використанням гормональних препаратів чи інших медикаментів, таких як антикоагулянти, антипсихотики або спіронолактон, які можуть впливати на функцію яєчників, матки та систему згортання крові. Крім того, майже 20% випадків залишаються нез'ясованими.

Розуміння цих відмінностей є важливим для точної діагностики та належного лікування, особливо в чутливий підлітковий період.

Коли слід звернути увагу на маткові кровотечі

- Менструальні цикли нерегулярні, відбуваються частіше ніж кожні 21 день або рідше ніж кожні 45 днів (у перший рік після менархе цикли тривалістю до 45 днів або трохи довші вважаються нормою).

- Кровотеча триває більше 7 днів.

- Прокладка або тампон наповнюється кров'ю менш ніж за 1 годину (нормальне використання — 3–6 прокладок або тампонів на день).

- У виділеннях присутні згустки крові розміром понад 2,5 см (може бути важко відрізнити тканину ендометрію від згустків крові).

- Одяг та постільна білизна просочуються кров'ю через рясну кровотечу.

Гострі епізоди кровотечі є найпоширенішими, але деякі підлітки стикаються з хронічними кровотечами, що повторюються в кожному циклі. Хронічні кровотечі можуть суттєво впливати на якість життя: майже половина дівчат, які мають такі проблеми, пропускають заняття в школі та не можуть брати участь у фізичних, соціальних або позакласних заходах.

Комплексна оцінка маткових кровотеч у підлітків включає кілька етапів для визначення основної причини та забезпечення належного лікування. Ця оцінка охоплює:

- **Оцінка загального стану здоров'я:** Аналіз загального стану підлітка та виявлення ознак анемії, таких як втома, блідість шкіри або прискорене серцебиття.

- **Аналіз сімейної історії (анамнезу):** Дослідження наявності сімейної історії захворювань, пов'язаних із порушенням згортання крові або іншими гематологічними порушеннями, що можуть зумовлювати аномальні кровотечі.

- **Аналіз вживаних медикаментів:** Оцінка препаратів, які приймає підліток, зокрема тих, що можуть впливати на згортання крові, таких як антикоагулянти або певні гормональні засоби.

- **Тест на вагітність:** З огляду на те, що 60–70% підлітків до 18 років мають статеві контакти, виключення вагітності є важливим етапом обстеження.

- **Оцінка наявності інфекцій та травм:** Перевірка на генітальні інфекції або травми, які можуть спричинити аномальні кровотечі.

- **Оцінка функції щитоподібної залози:** Порушення функції щитоподібної залози, особливо гіпотиреоз, є поширеною причиною рясних менструальних кровотеч. Дослідження показують, що 50–80%

підлітків із гіпофункцією щитоподібної залози мають надмірні кровотечі.

- **Обстеження згортальної системи крові:** Скринінг на *коагулопатії* є критично важливим, оскільки порушення згортання крові посідають друге місце серед причин аномальних маткових кровотеч у підлітків. Проте лише близько 35% дівчат проходять відповідне тестування. Невиявлені порушення згортання крові можуть проявитися пізніше у житті під час пологів, хірургічних втручань або тяжких кровотеч.

- **Оцінка системних захворювань:** Такі системні хвороби, як гепатит, діабет, захворювання нирок і червоний вовчак, можуть впливати на менструальний цикл і спричиняти аномальні кровотечі. Їх слід враховувати в процесі діагностики.

На практиці виявлення точної причини маткових кровотеч у підлітків часто потребує кількох візитів до лікаря та детального обстеження. У багатьох країнах існують рекомендації для педіатрів і підліткових гінекологів щодо ведення пацієнток із менструальними порушеннями та аномальними кровотечами. Проте все ще існують прогалини в обстеженні, зокрема щодо коагулопатій, що може призводити до невиявлення деяких захворювань до старшого віку.

Системний підхід, який враховує всі потенційні чинники, що впливають на менструальний цикл, забезпечує найкращі результати для підлітків з аномальними матковими кровотечами.

Чи знали ви?

- *Рясні менструальні кровотечі у підлітків часто пов'язані з ановуляцією, коли відсутність овуляції призводить до гормонального дисбалансу.*

- *Невиявлені порушення згортання крові спричиняють до 48% випадків аномальних маткових кровотеч у підлітків, хоча лише близько 35% проходять відповідний скринінг.*

Рясні менструальні кровотечі

Оскільки менструальні цикли у підлітків часто є нерегулярними, точна оцінка ситуації та постановка правильного діагнозу можуть бути складними. Будь-яка рясна кровотеча викликає низку запитань як у батьків, так і у підлітка та лікаря: чи є це наслідком тривалого циклу з гіперплазією ендометрія? Чи відповідає це рясним менструаціям із нормальною товщиною ендометрія? Чи є це результатом порушення згортання крові?

На відміну від дорослих жінок, нормальні процеси у підлітків можуть легко сприйматися як захворювання, тоді як справжні порушення можуть залишитися непоміченими. Віковий період від 11,5–12 до 21–22 років — це своєрідна «сіра зона» в житті молодої жінки, де потрібні уважна оцінка, делікатний підхід, терпіння і стриманість замість поспішних і агресивних втручань.

Продовжуючи тему кровотеч, зосередьмося більше на менструаціях (місячних). Як вже зазначалося, дівчата та жінки рідше скаржаться на мізерні менструації, ніж на рясні, оскільки їх легше контролювати, використовуючи меншу кількість прокладок або тампонів, не турбуючись про протікання чи відчуття вологи. Хоча об'єктивно крововтрата може бути незначною, у гінекології існує неписане правило: **менструальна кровотеча вважається рясною (надмірною), якщо вона такою здається самій жінці**. І важко з цим не погодитися — якщо жінка відчуває дискомфорт через «рясну» кровотечу, вона, ймовірно, звернеться за медичною допомогою.

У таких випадках важливо визначити, чи дійсно кількість крові є надмірною, чи це перебільшене суб'єктивне сприйняття. Оцінка ситуації потребує часу і не може бути поверхневою. Недоречно, коли дівчина чи жінка одразу після першого візиту до лікаря отримує довгий список аналізів і призначень без належного обстеження. Замість цього підхід має починатися з кроків, що не потребують значних зусиль, ресурсів чи фінансових витрат.

При підозрі на рясні менструальні кровотечі дівчині можуть порекомендувати вести спеціальний щоденник оцінки кровотеч. У цьому щоденнику відстежуються кількість і тип використаних прокладок або тампонів щодня, частота їхньої заміни та загальний стан дитини.

День	1	2	3	4	5	6	7	8
Тонкі (mini) прокладки	//		//		/			
Середні (regular) прокладки	/	///	//	///	//			
Товсті (maxi/night) прокладки		/	///	//				
Згустки крові		/						
Протікання		/						

Щоденник менструацій також набуває популярності для оцінки менструальних кровотеч. У ньому зазначаються такі дані:

- **Використання ліків:** назва препарату, доза та частота прийому.

- **Симптоми:** біль, запаморочення, слабкість тощо.

- **Інші важливі відомості:** наприклад, пропущені дні у школі через погане самопочуття.

Систематичне відстеження цієї інформації полегшує оцінку тяжкості кровотеч і допомагає визначити, чи потрібне подальше медичне втручання.

Оцінка менструальної крововтрати завжди має суб'єктивний характер. Дослідження показують, що багато жінок неправильно інтерпретують інтенсивність менструації: деякі вважають легкі кровотечі рясними, тоді як інші сприймають справді рясні менструації як нормальні.

Було запропоновано різні методи для кількісної оцінки менструальної крововтрати, але більшість з них виявилися неефективними, дорогими або непрактичними (наприклад, тест на лужний гематин). Найбільш поширений, хоча й недосконалий метод — підрахунок використаних тампонів або прокладок. Вважається, що тампон вбирає близько 5 мл крові, а прокладка — 5–10 мл залежно від типу. Однак більшість дівчат і жінок змінюють прокладки або тампони задовго до їх повного насичення. У таких випадках більше занепокоєння викликає наявність згустків крові у виділеннях, ніж кількість використаних гігієнічних засобів.

Рясні менструальні кровотечі визначаються як надмірна крововтрата під час менструації, що суттєво впливає на фізичний, емоційний та соціальний стан дівчини чи жінки. Така кровотеча може супроводжуватися іншими симптомами або виникати самостійно.

До 30% підлітків повідомляють про рясні менструації, хоча лише близько 12% потребують госпіталізації або інтенсивної медичної допомоги.

Діагностика рясних менструальних кровотеч у підлітків здійснюється за аналогією з оцінкою будь-якої іншої кровотечі, але особливу увагу приділяють віку початку менструацій:

- **Якщо рясні менструації почалися відразу після менархе**, слід запідозрити порушення згортання крові. Підтвердженням можуть бути подібні випадки у родині (наприклад, у матері були рясні менструації), регулярність циклу, незрозумілі синці чи підшкірні крововиливи.

- **Якщо спочатку менструації були легкими або регулярними протягом 2–3 років, але згодом стали**

рясними чи нерегулярними, це може свідчити про гормональні порушення.

Синдром полікістозних яєчників (СПКЯ) є потенційним діагнозом, особливо у підлітків, хоча в деяких країнах його часто діагностують неправильно через високі витрати на обстеження та лікування. Для підтвердження СПКЯ мають бути інші ознаки, такі як ожиріння, надмірний ріст волосся (гірсутизм) і відсутність симптомів, характерних для порушень згортання крові.

Лікування маткових кровотеч у підлітків вимагає індивідуального підходу. Застосування гормональних контрацептивів або інвазивних процедур, таких як вишкрібання порожнини матки, не повинно бути поспішним рішенням. У разі гострої анемії може знадобитися госпіталізація та лікування із застосуванням переливання крові, кровозамінників або гемостатичних препаратів.

Для лікування гострих кровотеч часто призначають гормональні препарати, зокрема комбіновані оральні контрацептиви (КОК), прогестини або естрогени. Також рекомендується постільний режим для підлітків із тяжкою анемією та загальною слабкістю, щоб сприяти відновленню.

Використання внутрішньовенних естрогенів для зупинки кровотечі вперше було запроваджено у 1982 році, показавши ефективність у 75% випадків завдяки звуженню судин ендометрію, стимуляції його росту та підвищенню згортання крові. Хоча сьогодні естрогени рідко застосовують самостійно, їх часто комбінують із прогестероном і призначають у вигляді таблеток.

КОК залишаються одним із популярних методів лікування гострих кровотеч, хоча їх зазвичай використовують у підлітків лише у певних випадках через занепокоєння щодо впливу на ще не повністю сформовану гормональну систему.

Тривале застосування гормональних контрацептивів (протягом місяців або років) для лікування рясних менструацій у підлітків викликає суперечки. Нині існуючі рекомендації не дають чітких відповідей щодо вибору контрацептивів, оптимальної тривалості терапії та безпеки довгострокового використання КОК у підлітків, у яких ще не завершено регуляцію менструального циклу.

Останніми роками популярності набули синтетичні прогестини, які часто призначають у формі міні-пігулок. Іноді використовують внутрішньоматкові гормональні системи (наприклад, «Мірена»), хоча вони рідко рекомендуються підліткам, які не ведуть статевого життя.

Нестероїдні протизапальні препарати (НПЗП), такі як ібупрофен, часто призначаються для зменшення болю під час менструації. Вони також виявилися ефективними при лікуванні рясних менструацій, особливо популярною є мефенамінова кислота.

Препарати, що впливають на згортання крові, підбираються залежно від типу виявленого порушення коагуляції. Найчастіше використовуються антифібринолітики та синтетичні аналоги вазопресину.

Більше ніж **90% підлітків із матковими кровотечами добре реагують на гормональну та негормональну терапію**, тому хірургічне втручання потрібне рідко. Хірургічні процедури, такі як вишкрібання порожнини матки, намагаються уникати, особливо у підлітків із порушеннями згортання крові, оскільки це може погіршити ситуацію.

Сучасна медицина пропонує різноманітні ефективні методи лікування маткових кровотеч. Однак, оскільки підлітки ще перебувають у процесі фізичного та гормонального розвитку, вибір медикаментозної терапії має бути обережним, обґрунтованим і ретельно продуманим.

Чи знали ви?

- *До 30% підлітків стикаються з рясними менструальними кровотечами, але лише близько 12% потребують інтенсивного медичного втручання чи госпіталізації.*

- *Рясні менструальні кровотечі можуть бути ранньою ознакою порушень згортання крові, особливо якщо вони виникають із самого початку менархе та супроводжуються незрозумілими синцями або сімейним анамнезом подібних проблем.*

Гормональний баланс і його порушення

Упродовж цієї книги ми неодноразово обговорювали, як змінюється гормональний баланс від народження до статевого дозрівання. Підвищений рівень чоловічих статевих гормонів є нормальним явищем у підлітковому віці, але це часто призводить до помилкових діагнозів і непотрібного лікування.

Що найбільше хвилює дівчат-підлітків, коли їхні гормони починають «виходити з-під контролю»? Їхня зовнішність. Проблеми зі шкірою, такі як висипання, акне, а також небажане оволосіння, часто стають головними причинами тривоги. Підлітки рідко діляться цими переживаннями з матерями або запитують, чи стикалися вони з подібними змінами. Чи була її шкіра такою ж жирною і схильною до акне? Чи помічала вона волосся на ногах, кілька волосинок на сосках або над верхньою губою? Багато підлітків не звертають уваги на свою етнічну приналежність і не порівнюють себе із сестрами, тітками чи бабусями. Натомість вони намагаються приховати ці «недоліки» жіночої краси.

Якщо разом із зовнішніми змінами у дівчини спостерігаються нерегулярні менструації, їй можуть одразу поставити діагноз «синдром полікістозних яєчників» (СПКЯ) уже на першому прийомі в лікаря. Часто це супроводжується призначенням старих гормональних контрацептивів, таких як «Діане-35» або аналогічних препаратів.

Якщо мати дівчини мала схожі проблеми та дотримувалася такого ж лікування, вона, ймовірно, без сумнівів довіриться лікарю. Такі фактори, як недостатня вага дитини, нормальні гормональні показники (із незначним підвищенням чоловічих гормонів) та тимчасовий характер симптомів, залишаються поза увагою як самої дівчини, так і лікаря чи матері.

Результат — коло непотрібного лікування, часто без усвідомлення справжньої природи змін, які є частиною нормального підліткового розвитку.

Синдром моделі

Ви не знайдете терміна «синдром моделі» в жодному медичному підручнику чи популярній літературі з жіночого здоров'я. Цей термін уперше з'явився в моїх публікаціях, і я впевнена, що згодом він отримає визнання серед колег.

До чого прагнуть сучасні дівчата-підлітки та молоді жінки? Виглядати як моделі. Повсюдність реклами із залученням худорлявих моделей-підлітків підживлює це бажання. Ці моделі часто виглядають як підлітки — худі, високі, «пласкі», бліді, з невинним виразом обличчя, що створює ілюзію чистоти.

Порівняйте моделей 1950—1970-х років із сучасними: фігури минулої епохи з округлими формами та макіяжем у стилі «ляльки» сьогодні вважалися б «зайвою вагою». Пів століття тому моделі й акторки не видаляли волосся на ногах чи в зоні бікіні, що нині викликало б колективне «фе» у сучасних дівчат і жінок.

Сьогоднішні підлітки стикаються з постійним тиском з боку медіа та індустрії розваг, які формують ідеал «сучасної жінки». Підлітки майже не читають книжок, але вони занурені у візуальний і звуковий потік: телефони та ґаджети супроводжують їх щодня, демонструючи музику, відео та ідеальні образи знаменитостей.

Ідеал краси змінився: тепер це висока, струнка жінка, яка випромінює незалежність і успіх, оточена такими ж «глянцевими» чоловіками. Це образ, далекий від спортивного ідеалу минулого. Участь дівчат у спорті зменшується, а досягнення «модельної» фігури часто пов'язане з недоїданням, голодуванням і суворими дієтами.

В умовах статевої незрілості та низької маси тіла нерегулярний або навіть відсутній менструальний цикл — це не патологія, а норма для «синдрому моделі». Проте така дівчина все одно потрапить до лікаря, часто з мамою, яка більше занепокоєна нерегулярними циклами, ніж сама донька.

Лікар призначає аналізи, де виявляють нормальні або трохи підвищені рівні чоловічих гормонів. Вільний тестостерон рідко перевіряють, а незначно підвищений кортизол або 17-ОПГ (показники стресу) помилково вважають порушенням. Ігнорується емоційна чутливість підлітків, хоча саме вона природно підвищує рівень стресових гормонів.

УЗД додає плутанини: лікар може зафіксувати *мультифолікулярні яєчники* та маленьку матку. Якщо лікар не ставить діагноз «гіпоплазія матки» і не призначає гормони для «її росту», то зосереджується на «кістозних» яєчниках. Ігнорується той факт, що більшість підлітків мають ановуляторні цикли без домінантного фолікула.

Ще одна причина для занепокоєння — кісти яєчників, про що ми поговоримо в іншому розділі.

Чи означає це, що підліткам слід діагностувати синдром полікістозних яєчників (СПКЯ)? Ні. Сучасні міжнародні рекомендації не радять ставити діагноз СПКЯ до 16 років. Потрібна ретельна оцінка, зокрема вивчення сімейного анамнезу (наприклад, чи є СПКЯ у матері).

Пам'ятайте: у більшості випадків ці дівчата не мають гормональних порушень. Вони стикаються із соціальним тиском і нереалістичними ідеалами краси, які я називаю «синдромом моделі».

Дисфункція яєчників або гормональний дисбаланс

Що зазвичай чують дорослі жінки від лікарів, коли звертаються з проблемами нерегулярного менструального циклу? Часто, без детального аналізу, чи є це новою проблемою чи повторюваною, і без належного обстеження їм швидко ставлять діагноз «дисфункція яєчників». Дівчата-підлітки, які звертаються з подібними скаргами, часто отримують такий же нечіткий і узагальнений діагноз.

Термін «дисфункція яєчників» такий же неконкретний і розпливчастий, як «головний біль» чи «родова травма» — це універсальна фраза, яку використовують, коли лікар не бажає заглиблюватися в пошук точнішого діагнозу. «Дисфункція» означає «порушення функції». Тож яка саме функція яєчників? Вони мають дві основні, взаємопов'язані функції: дозрівання статевих клітин (яйцеклітин або ооцитів) і вироблення гормонів, необхідних для зачаття і підтримки репродуктивного здоров'я. Без дозрівання яйцеклітин яєчники виробляють мінімальну кількість гормонів, як це відбувається під час менопаузи, вагітності чи грудного вигодовування. Аналогічно, матка не може належним чином підготуватися до вагітності без дозрівання фолікулів. Отже,

будь-яке порушення процесу дозрівання яйцеклітин призводить до порушення функції яєчників — саме це й є «дисфункція».

Поширений синонім «дисфункції яєчників» — це «гормональний дисбаланс», що також не є точним діагнозом. Коли цей термін з'являється в медичних записах, це свідчить про неточність у діагностиці. Жіночий організм, включно з підлітковим, виробляє понад 50 біологічно активних речовин із гормональною дією. Деякі з них безпосередньо впливають на яєчники, стимулюючи або пригнічуючи їхню активність. Інші діють на інші органи, які опосередковано впливають на функцію яєчників, викликаючи порушення менструального циклу. Отже, «гормональний дисбаланс» — це те саме, що сказати: «Ви погано спите, бо у вас порушений сон».

Цікаво, що при обстеженні рівень гормонів (наприклад, ФСГ, ЛГ, естроген, прогестерон, тестостерон) часто виявляється у межах норми, навіть при нерегулярних циклах. Ключ до розуміння полягає в тому, що випадкові порушення циклу, часто пов'язані зі спонтанною ановуляцією, не викликають значних гормональних змін, оскільки для цього не вистачає часу. Дозрівання яйцеклітини триває кілька місяців, і лише останні два тижні найбільше залежать від гормонів гіпофіза і гіпоталамуса.

Коли негативні чинники викликають спонтанну ановуляцію, першою реагує гіпоталамо-гіпофізарна система, задовго до того, як яєчники проявлять зміни. **Відстрочена менструація часто є відображенням стресових подій у минулому — емоційних, фізичних або інших, які тимчасово уповільнили чи зупинили дозрівання яйцеклітини.** Якщо стресовий фактор короткочасний, порушення циклу швидко минають. Якщо ж він тривалий або інтенсивний, порушення можуть зберігатися і супроводжуватися гормональними відхиленнями.

Важливо розуміти, що порушення функції яєчників зазвичай «керується зверху»: першопричина часто криється в регуляторній системі, яка контролює функцію яєчників. Порушення, що виникають безпосередньо на рівні яєчників, зустрічаються значно рідше і зазвичай є наслідком вроджених аномалій або пошкоджень, наприклад після хірургічного видалення тканини яєчника. Значна втрата фолікулярного апарату призводить до дисфункції яєчників, що безпосередньо впливає на вироблення гормонів.

Якщо яєчники нормальних розмірів і не виявлено функціональних кіст, які могли б порушити цикл, причина, швидше за все, криється поза межами яєчників. Виявлення таких причин часто вимагає 3–6 місяців спостереження і повторних гормональних аналізів, що може бути фінансово обтяжливо для родини. Незважаючи на це, багато лікарів продовжують записувати «дисфункцію яєчників» як єдиний діагноз у медичних картках і часто призначають гормональні контрацептиви як стандартне лікування, іноді на кілька місяців або навіть на рік.

Батькам і підліткам важливо розуміти, що «дисфункція яєчників» не є діагнозом. Це лише опис нерегулярного менструального циклу, який може мати численні причини. Якщо рівень гормонів у нормі, слід зосередитися на оцінці ваги, психоемоційного стану, харчування, режиму сну і відпочинку та інших чинників здоров'я.

Кілька слів про чоловічі статеві гормони

Останніми роками я багато писала й говорила про чоловічі статеві гормони, насамперед щоб розвінчати міфи та хибні уявлення про них. Один із найпоширеніших міфів — це уявлення, що чоловічі статеві гормони є «ворогами» жіночого організму лише тому, що вони «чоловічі». Проте важливий факт, який часто ігнорують, навіть деякі лікарі, полягає в тому, що всі жіночі гормони утворюються з чоловічих статевих гормонів. Іншими словами, без чоловічих гормонів жіночі просто не могли б існувати.

Ще один маловідомий факт полягає в тому, що жіночий організм виробляє значно більше чоловічих статевих гормонів, ніж жіночих. Лише незначна частина цих андрогенів перетворюється на естрогени, але цього достатньо, щоб підтримувати основні функції жіночого організму.

Третій важливий аспект, який часто неправильно трактують, стосується того, що з п'яти основних типів андрогенів лише тестостерон і дигідротестостерон (ДГТ) мають справжню андрогенну активність. Інші три — дегідроепіандростерон (ДГЕА) і андростендіон — є попередниками або метаболітами, які не мають прямої андрогенної дії. На жаль, під час обстеження гормонального фону дівчат-підлітків часто акцентують увагу саме на цих попередниках, хоча вони не мають андрогенної активності. Багато лікарів не знають, які саме гормони є важливими для діагностики, що призводить до непотрібних аналізів і помилок в інтерпретації результатів.

Ще одна поширена помилка — це призначення лікування через незначне підвищення одного гормону без урахування симптомів чи фактичної ролі цього гормону. Наприклад, якщо підвищений гормон не має андрогенних властивостей, лікування зазвичай не потрібне, і це може призвести до зайвих медичних втручань.

У жіночому організмі тестостерон існує у двох формах: зв'язаний із білками і вільний. **Біологічну активність має лише вільний тестостерон.** Проте одиниці вимірювання зв'язаного і вільного тестостерону відрізняються, що часто призводить до плутанини. Люди порівнюють показники, не звертаючи уваги на одиниці вимірювання, що викликає неправильне тлумачення результатів і зайві хвилювання.

Кортизол, що виробляється наднирниками, — ще один гормон, який часто аналізують при порушеннях менструального циклу, але він не є чоловічим статевим гормоном. Кортизол — це «гормон стресу», рівень якого швидко підвищується у відповідь як на негативні, так і на позитивні подразники, такі як страх, стрес, недосипання, фізичні навантаження чи емоційне збудження. Кортизол розщеплюється повільніше, ніж інші гормони стресу, що дозволяє йому тривалий час впливати на тканини та органи.

Побічним продуктом розщеплення кортизолу є *17-гідроксипрогестерон* (17-ОПГ), ще один стероїдний гормон, який часто вимірюють у крові або сечі дівчат. Незначне підвищення рівня 17-ОПГ часто призводить до хибного діагнозу гіперандрогенії (надлишок чоловічих гормонів) і призначення непотрібного лікування. Важливо розуміти, що 17-ОПГ не є показником гіперандрогенії.

Жіноча ендокринологія — це складна і спеціалізована галузь, яка, на жаль, недостатньо висвітлюється у медичній освіті, особливо в частині біохімії гормонів, їхнього метаболізму і впливу на органи. Багато гінекологів не мають достатньої підготовки в ендокринології, а ендокринологи часто мають обмежені знання у сфері гінекології. У результаті дівчата-підлітки потрапляють у замкнене коло повторних аналізів і тривалого гормонального лікування, яке не завжди вирішує їхні реальні проблеми.

Щоб уникнути таких помилок, важливо зосередитися на симптомах і загальному стані здоров'я дівчинки, а не лише на лабораторних показниках. Правильна освіта і глибоке розуміння жіночої ендокринології є ключем до запобігання зайвим втручанням і підтримки здорового розвитку.

Гіперандрогенія

Термін «гіперандрогенія» часто зустрічається при обстеженні дівчат-підлітків і молодих жінок. Проте це не остаточний діагноз, а стан, що характеризується підвищеним рівнем чоловічих гормонів у жіночому організмі. Як уже обговорювалося раніше, існує кілька типів чоловічих гормонів, тому важливо визначити, які саме гормони підвищені, і зрозуміти їхній вплив на організм, а не просто аналізувати лабораторні результати.

Важливе правило в ендокринології: ніколи не слід встановлювати діагноз лише на основі одного аналізу гормонів, особливо за відсутності явних симптомів гіперандрогенії. Ізольовані підвищення рівня гормонів часто є результатом лабораторних похибок або фізіологічних коливань.

Багато звичних проявів пубертатного періоду помилково сприймаються як ознаки гіперандрогенії. Найпоширеніші занепокоєння стосуються підвищеного росту волосся в «небажаних» місцях, порушень менструального циклу та частих ановуляторних циклів. У період статевого дозрівання волосся природно з'являється під пахвами, у зоні бікіні, на ногах, навколо сосків і вздовж серединної лінії живота. Крім того, у підлітків менструальний цикл часто залишається нерегулярним, оскільки гіпоталамо-гіпофізово-яєчникова вісь ще не до кінця сформована.

У міру дорослішання дівчата часто прагнуть змінити свою зовнішність за допомогою суворих дієт, голодування чи надмірних фізичних навантажень. Такі практики можуть погіршити порушення циклу і створити додаткове навантаження на ендокринну систему.

Скарги на жирну шкіру, акне та ламкість волосся також є поширеними. Однак ці симптоми не обов'язково свідчать про гіперандрогенію. Багато підлітків і батьків не знають основ догляду за шкірою, що призводить до надмірного використання неефективних косметичних засобів, які можуть лише погіршити проблему.

Справжня гіперандрогенія проявляється серйознішими симптомами, такими як:

- кліторомегалія (збільшення клітора),

- огрубіння голосу,

- розвиток скелетних ознак за чоловічим типом.

У дорослих жінок гіперандрогенія може проявлятися у вигляді гірсутизму (надмірний ріст волосся), стійкого акне, випадіння волосся за чоловічим типом, порушень менструального циклу, безпліддя та інших метаболічних порушень.

Ці симптоми вимагають медичної уваги, якщо вони виникають раптово, посилюються з часом або спричиняють значний дискомфорт.

Андрогени виробляються яєчниками, наднирниками та периферичними тканинами (наприклад, жировою тканиною). Підвищення рівня чоловічих гормонів може бути зумовлене кількома механізмами:

1. Підвищеним виробленням тестостерону яєчниками або наднирниками, включно з пухлинами, що продукують гормони.

2. Порушенням зв'язування тестостерону з білками, що призводить до підвищення рівня вільного тестостерону.

3. Метаболічними порушеннями в розщепленні та виведенні андрогенів, часто через генетичні дефекти ферментів.

Станами, що можуть бути пов'язані з гіперандрогенією, є:

- **Синдром полікістозних яєчників (СПКЯ)** — складне ендокринно-метаболічне порушення, що включає підвищений рівень тестостерону, гіперінсулінемію та часто ожиріння.

- **Вроджена гіперплазія кори наднирників (ВГКН)** — спадкове захворювання, спричинене дефіцитом ферментів, що призводить до гіперплазії наднирників і підвищеного вироблення андрогенів. Має класичні та некласичні форми з різними симптомами.

- **Пухлини, що продукують андрогени** — пухлини яєчників або наднирників, які виробляють чоловічі гормони. Це рідкісні, але часто злоякісні новоутворення з потенціалом до метастазування.

Легке або помірне підвищення рівня андрогенів є звичайним явищем у підлітків і часто відображає нормальні гормональні коливання під час статевого дозрівання. У таких випадках за відсутності або легких симптомів зазвичай не потрібні розширені обстеження чи агресивне лікування.

При значному підвищенні рівня тестостерону необхідне додаткове обстеження для виключення серйозних станів, таких як пухлини або гіперплазія наднирників. Однак лікування ніколи не повинно базуватися на результатах лише одного аналізу. Потрібен комплексний підхід, що враховує симптоми, медичний анамнез і результати фізичного огляду.

Чи знали ви?

- *Жіночі гормони, такі як естроген, синтезуються з чоловічих статевих гормонів, зокрема андрогенів. Без чоловічих гормонів організм не може виробляти життєво важливі жіночі гормони.*

- *Підвищений рівень тестостерону у дівчат-підлітків часто є нормальним явищем, пов'язаним із природними змінами під час статевого дозрівання, і не обов'язково свідчить про наявність таких станів, як синдром полікістозних яєчників (СПКЯ).*

Підліткові прищі та акне

Майже кожна дівчина-підліток або молода жінка стикається з появою прищів, найчастіше на обличчі, а також на спині, плечах і грудях. Проте не кожен прищ є «акне». Цей термін означає запальний процес, що вражає волосяні фолікули та сальні залози, і характеризується надмірним розростанням *кератиноцитів* (клітин шкіри) і підвищеним виробленням шкірного сала.

До 85% підлітків мають акне, і близько 20% із них звертаються за медичною допомогою через значний емоційний і фізичний дискомфорт. Наявність бактерій, зокрема *Propionibacterium acnes*, часто погіршує стан шкіри.

Ще однією характерною ознакою акне є чорні цятки, або *комедони*.

Акне зазвичай виникає у віці від 15 до 19 років, точні причини залишаються нез'ясованими. Важливим чинником є підвищений рівень чоловічих гормонів, характерний для пубертатного періоду. У дорослих жінок акне також може з'являтися, що часто пов'язано зі стресом, втомою, голодуванням, недосипанням або носінням синтетичного одягу.

Хоча акне поширене серед підлітків і деяких дорослих, клінічних досліджень щодо цього стану небагато, оскільки **у більшості випадків воно минає природним чином**. У більшості дівчат акне зменшується після нормалізації менструального циклу та формування регулярного догляду за шкірою. Пояснення підліткам, що акне — це часто тимчасове явище, яке можна контролювати за допомогою зміни способу життя та правильного догляду за шкірою, допомагає знизити рівень тривоги.

Діагностика акне зазвичай проста і не потребує розширених обстежень. Додаткові аналізи потрібні лише у випадках тяжкої або стійкої форми акне.

Правильний догляд за шкірою

Багато підлітків помилково вважають, що агресивне використання численних засобів для шкіри прискорить одужання. Однак акне — це хронічний стан, пов'язаний із гормональними коливаннями, способом життя і реакцією на стрес. Надмірне використання косметичних засобів часто погіршує ситуацію.

- **Очищення та гігієна:** Надмірне очищення шкіри призводить до видалення природних жирів, що стимулює сальні залози до ще більш активного вироблення шкірного сала, погіршуючи акне. Делікатне очищення обличчя теплою водою та нейтральним милом через день часто є достатнім. Залишки шампуню або кондиціонера на шкірі після миття голови також можуть провокувати акне, тому важливо ретельно змивати їх.

- **Вплив зовнішнього середовища:** Шкіра реагує на різкі перепади температур, наприклад, під час переходу з холоду в тепле приміщення. Це стимулює додаткову секрецію шкірного сала для захисту. Надмірне очищення робить шкіру чутливою і схильною до запалення.

- **Емоційна підтримка:** Психологічний фактор відіграє значну роль у розвитку акне. Емоційний стрес через зовнішній вигляд шкіри може створити замкнене коло, що знижує ефективність інших методів лікування. Хоча це рідко розглядається, консультація з психологом може бути такою ж ефективною, як і медичне лікування.

Медикаментозне лікування та альтернативні методи

Ринок засобів для лікування акне дуже широкий і пропонує як безрецептурні, так і рецептурні препарати.

- **Місцеве лікування:** Це залишається основним вибором завдяки ефективності та мінімальним побічним ефектам.

- **Системне лікування:** У важких випадках можуть призначати препарати для прийому всередину, такі як синтетичні похідні вітаміну A, антибіотики, стероїди, гормональна терапія та антиандрогени. Однак ці засоби потребують ретельного контролю.

322

- **Гормональні контрацептиви:** Деякі новітні прогестини можуть поліпшувати стан шкіри і можуть бути призначені у разі гормональних порушень або потреби в контрацепції. Однак гормональна терапія не повинна бути першою лінією лікування акне, особливо у підлітків.

- **Альтернативна терапія:** Лазерна терапія, світлотерапія та фотодинамічна терапія набувають популярності, хоча їхня довгострокова ефективність залишається дискусійною.

Побоювання щодо тривалого використання антибіотиків пов'язане з ризиком розвитку резистентності, що ставить під сумнів доцільність деяких схем лікування акне. Оскільки лікування часто залучає кількох спеціалістів (дерматологів, косметологів тощо), результати можуть бути непослідовними за відсутності належної координації.

Важливо уникати надмірних обстежень або агресивного лікування акне, особливо самолікування. Натомість слід проконсультуватися зі спеціалістом, який підбере індивідуальний і збалансований план лікування. Підлітків потрібно навчати природному перебігу акне та простим і ефективним методам догляду за шкірою, щоб вони могли контролювати свій стан, зберігаючи емоційну рівновагу.

Гірсутизм

У гонитві за «гладенькою шкірою», що нав'язується сучасними стандартами краси, дівчата часто відчувають розчарування та невпевненість через небажане оволосіння. Матері, які стикалися з подібними проблемами та дотримуються певних естетичних традицій, можуть хвилюватися, що ріст волосся у доньки свідчить про гормональні порушення. Інтернет-ресурси часто пов'язують гірсутизм із підвищеним рівнем чоловічих гормонів, що викликає зайву тривогу.

Основним чинником, що визначає ріст волосся, є **спадковість**, оскільки волосяні фолікули формуються ще під час ембріонального розвитку. Інші впливові фактори — рівень андрогенів, їхній обмін, білки, що зв'язують статеві гормони, та чутливість волосяних фолікулів до андрогенів. Наприклад, шкірні інфекції, такі як акне, можуть підвищити чутливість фолікулів до цих гормонів.

Існує два основних типи волосся:

- **Пушкове (vellus) волосся**: тонке, коротке, безбарвне, ріст якого не залежить від рівня андрогенів.

- **Термінальне волосся**: грубіше, довше, пігментоване, ріст якого залежить від гормонів.

Якщо дівчина помічає легкий пушок на підборідді або щоках — це, як правило, пушкове волосся і не є ознакою захворювання.

Гірсутизм означає надмірний ріст термінального волосся за чоловічим типом, що часто пов'язаний із підвищеним рівнем андрогенів. Зони, де це може спостерігатися:

- верхня губа;
- підборіддя;
- щоки (височки);
- вуха;
- спина;
- груди;
- навколо сосків;
- нижня частина живота;
- лобкова зона;
- стегна.

Важливо пам'ятати, що певна кількість волосся в цих зонах може бути нормальною. Для визначення гірсутизму необхідний об'єктивний аналіз.

Вірилізація — це більш серйозний стан, що включає гірсутизм разом із іншими ознаками маскулінізації:

- огрубіння голосу;
- розвиток мускулатури за чоловічим типом;
- збільшення клітора (кліторомегалія);
- облисіння на скронях.

Вірилізація зазвичай вказує на високий рівень андрогенів, що може бути викликано пухлинами яєчників або надниркових залоз і часто супроводжується припиненням менструацій.

Ще один стан — **гіпертріхоз** — це підвищений ріст волосся, не пов'язаний із рівнем андрогенів. Він може бути спадковим і не завжди є ознакою хвороби.

Причини гірсутизму:

- синдром полікістозних яєчників (СПКЯ);

- синдром Кушинга;

- вроджена гіперплазія кори надниркових залоз;

- пухлини, що продукують андрогени (яєчників або надниркових залоз).

Іноді гірсутизм виникає без очевидного захворювання, наприклад, через порушення обміну андрогенів. Також деякі ліки можуть підвищувати рівень андрогенів.

Для встановлення причини гірсутизму необхідні:

- ретельний медичний анамнез і фізичний огляд;

- фотодокументація зон оволосіння для відстеження змін;

- оцінка за шкалою Феррімана-Голвея для визначення ступеня гірсутизму.

Лабораторні аналізи:

- загальний і вільний тестостерон;

- дегідроепіандростерон-сульфат (DHEAS);

- андростендіон;

- 17-гідроксипрогестерон.

У разі підозри на пухлини можуть бути призначені УЗД, КТ або МРТ.

Лікування залежить від основної причини:

1. **Медикаментозне лікування:**

○ гормональні препарати: комбіновані оральні контрацептиви, антиандрогени (наприклад, спіронолактон), глюкокортикоїди (для лікування вродженої гіперплазії кори надниркових залоз);

- o місцеві засоби: крем із ефлорнітином для уповільнення росту волосся на обличчі.

2. **Зміна способу життя:** контроль маси тіла для зниження рівня андрогенів у жінок із СПКЯ або ожирінням.

3. **Косметичні процедури:**

- o лазерна епіляція та інтенсивне імпульсне світло (IPL) для зменшення густоти волосся;
- o електроліз — забезпечує постійне видалення волосся, але може бути дорогим і тривалим;
- o воскова депіляція, гоління або використання депіляторних кремів як тимчасове рішення.

4. **Психологічна підтримка:** гірсутизм може серйозно впливати на самооцінку, тому підтримка психолога або психотерапевта є важливою частиною лікування.

У більшості підлітків гірсутизм є спадковим і не потребує спеціального лікування, окрім косметичних заходів. Проте раптовий або значний ріст волосся, ознаки вірилізації чи супутні симптоми вимагають комплексного обстеження у спеціаліста.

Чи знали ви?

- *До 85% підлітків мають акне, спричинене гормональними змінами в період статевого дозрівання, хоча у більшості випадків воно минає природно.*

- *Гірсутизм може свідчити про гормональні порушення, але часто є спадковим і не пов'язаний із захворюваннями.*

Синдром полікістозних яєчників (СПКЯ)

Протягом останнього десятиліття синдром полікістозних яєчників (СПКЯ) пройшов шлях від маловідомого рідкісного діагнозу до широко обговорюваної теми, часто неправомірно застосовуваної до підлітків і молодих жінок, особливо в країнах, де відсутні чіткі протоколи діагностики та лікування. Зростання частоти діагностування зробило СПКЯ своєрідно «вигідним» діагнозом, що передбачає численні обстеження, тривале лікування, застосування гормональних препаратів і регулярні консультації лікарів.

Для багатьох підлітків термін СПКЯ є новим і незрозумілим. Натомість стурбовані матері, помічаючи у своїх доньок нерегулярний менструальний цикл і пригадуючи власний досвід, часто ініціюють візит до лікаря, де вперше озвучують цей «лякаючий» діагноз.

СПКЯ — це стан, що вражає жінок репродуктивного віку і характеризується такими симптомами, як нерегулярні менструації та наявність численних дрібних кіст (фолікулів) у яєчниках. Історично синдром був відомий як *синдром Штейна-Левенталя*. За статистикою, СПКЯ виявляють у 5–10% жінок від підліткового віку до менопаузи. Водночас відмінності в діагностичних підходах, особливо між Європою та США, спричиняють плутанину та випадки хибної діагностики.

У Європі діагноз СПКЯ часто ставлять лише на підставі УЗД із виявленням полікістозних яєчників, хоча 20–25% жінок можуть мати таку ультразвукову картину без жодної патології, особливо в підлітковому віці. У цьому віці нерегулярний цикл і ановуляторні цикли є нормою, а полікістозна структура яєчників — фізіологічною особливістю, а не ознакою хвороби. Подібні зміни можуть спостерігатися і при підвищеному рівні пролактину і андрогенів, булімії чи анорексії.

На відміну від європейських підходів, американські рекомендації не вважають одного лише результату УЗД достатнім для встановлення діагнозу СПКЯ. Натомість акцент робиться на поєднанні клінічних симптомів, лабораторних результатів і даних візуалізації. Така різниця у підходах часто призводить до хибнопозитивних або хибнонегативних результатів, що ускладнює ведення пацієнток.

СПКЯ — це ендокринно-метаболічний розлад, що впливає на гормональний баланс, обмін речовин і функцію яєчників. Він пов'язаний із порушенням роботи гіпоталамо-гіпофізарно-яєчникової осі та нерівномірною продукцією гонадотропінів, що призводить до надмірної стимуляції яєчників.

Типові симптоми СПКЯ:

- нерегулярні менструації (олігоменорея або аменорея);

- ановуляція (відсутність дозрівання яйцеклітини);

- гіперандрогенія (підвищений рівень чоловічих гормонів, що може викликати акне або надмірний ріст волосся);

- ожиріння (спостерігається у 75% випадків, із помірним ожирінням у 50% пацієнток).

У лабораторних аналізах часто виявляють підвищений рівень лютеїнізуючого гормону (ЛГ), чоловічих гормонів (тестостерону), інсуліну (гіперінсулінемія) та ліпідів (гіперліпідемія).

Підліткам нерідко помилково ставлять діагноз СПКЯ через нормальні вікові особливості, які сприймають як патологічні. Розглянемо два поширені стани.

1. Олігоменорея у підлітків

Олігоменорея означає менструальні цикли тривалістю понад 35 днів, але це визначення більше стосується дорослих жінок. **У підлітків тривалі цикли можуть бути нормальним явищем у процесі дозрівання гіпоталамо-гіпофізарно-яєчникової осі.**

- у перший рік після менархе 75% циклів тривають 21—45 днів;

- через два роки 85% циклів залишаються в цьому діапазоні;

- через п'ять років після менархе 95% циклів тривають 21—40 днів, і близько 75% з них є овуляторними.

Нерегулярність циклу може зберігатися до 18—20 років, особливо за наявності стресу, низької маси тіла або інших зовнішніх факторів.

2. Гіперандрогенія

Гіперандрогенія — ще один показник, який часто неправильно інтерпретують при підозрі на СПКЯ. У підлітковому віці природно спостерігається підвищення рівня чоловічих гормонів і розвиток інсулінорезистентності. Однак норми андрогенів для цієї вікової групи досі чітко не визначені, що спричиняє плутанину. **Акне, помірний ріст волосся та нерегулярні менструації — поширені явища серед підлітків, але вони не обов'язково свідчать про СПКЯ.** Діагностичні критерії гіперандрогенії для дорослих не слід застосовувати до підлітків.

Деякі експерти пропонують перейменувати СПКЯ на «метаболічний синдром», оскільки основною проблемою є саме метаболічні порушення, а не полікістоз яєчників. Підлітки з ознаками метаболічного синдрому (наприклад, інсулінорезистентністю й ожирінням) мають більший ризик розвитку СПКЯ у майбутньому. У дівчат із дефіцитом маси тіла нерегулярні цикли та ановуляція рідко пов'язані зі СПКЯ.

СПКЯ — це не лише репродуктивний розлад, а багатогранний стан, що має значний вплив на метаболічне здоров'я та загальний стан у довгостроковій перспективі. Окрім нерегулярних менструацій та безпліддя, СПКЯ підвищує ризик розвитку цукрового діабету 2-го типу, серцево-судинних захворювань і раку ендометрія. Хронічне низькорівневе запалення та інсулінорезистентність, що є характерними ознаками СПКЯ, лише посилюють ці ризики. Рання діагностика та зміна способу життя, включно зі збалансованим харчуванням і фізичною активністю, можуть значно зменшити ці ускладнення. Такий комплексний підхід до СПКЯ допомагає пацієнткам краще контролювати свій стан.

Стратегії лікування залежать від віку, симптомів та індивідуальних пріоритетів. Для підлітків важливими можуть бути питання догляду за шкірою (акне) та контроль над ростом волосся, тоді як дорослі жінки більше зосереджуються на регуляції циклу або лікуванні безпліддя.

1. **Контроль маси тіла**: Для жінок із надмірною вагою поступове зниження маси тіла часто призводить до зниження рівня андрогенів та інсуліну, що покращує симптоми. Проте екстремальні дієти або швидке схуднення можуть лише погіршити менструальні порушення. Тому для підлітків рекомендується помірне та стале зниження ваги.

2. **Гормональні контрацептиви**: Пероральні контрацептиви (ПК) часто призначають для регуляції циклу та контролю симптомів, таких як акне чи гірсутизм. Проте препарати з високим

вмістом гормонів не підходять підліткам. Гормональна терапія пригнічує овуляцію, а не відновлює її, тому не є методом першої лінії для молодих дівчат.

3. **Метформін чи інші протидіабетичні ліки:** Препарат, що використовується для лікування інсулінорезистентності при СПКЯ, однак рідко рекомендований підліткам через обмежену доказову базу ефективності в цій віковій групі.

4. **Уникнення хірургічного втручання:** Хірургічні методи лікування, такі як «дрилінг» яєчників, зазвичай не підходять для підлітків, оскільки вони зменшують резерв фолікулів, що може призвести до безпліддя та ранньої менопаузи.

Батькам і медичним працівникам важливо дотримуватися обережності при діагностиці СПКЯ у підлітків. Надмірна діагностика та передчасне лікування гормонами чи хірургічні втручання можуть негативно вплинути на формування гіпоталамо-гіпофізарно-яєчникової осі в юному віці. Ключову роль відіграють уважний моніторинг і робота з факторами ризику, такими як харчування, вага та емоційний стан. Діагноз слід встановлювати лише за наявності чітко визначених критеріїв, уникаючи необґрунтованих втручань без достатніх підстав.

Чи знали ви?

- *Синдром полікістозних яєчників (СПКЯ) є одним із найбільш надмірно діагностованих станів у підлітків, адже до 20–25% молодих жінок мають полікістозні яєчники за даними УЗД. Це нормальне явище в підлітковому віці.*

- *Рання корекція способу життя, що включає збалансоване харчування і регулярну фізичну активність, може значно знизити довгострокові ризики, пов'язані зі СПКЯ, такі як цукровий діабет 2-го типу та серцево-судинні захворювання.*

Біль у нижній частині живота

Біль у нижній частині живота — це поширений досвід майже в житті кожної жінки, але кожна людина сприймає його по-своєму. Багато жінок одразу звертаються до гінеколога, вважаючи, що будь-який дискомфорт "там внизу" обов'язково пов'язаний із гінекологічною проблемою. Це хибне уявлення про те, що біль у нижній частині живота завжди пов'язаний із репродуктивними органами, зберігається й часто передається від матерів до дочок. Проблема полягає не лише в самому болю, а в тому, що багато хто залишає кабінет гінеколога з діагнозом, незалежно від того, наскільки він точний. На жаль, цей цикл підтримує страх і непорозуміння, оскільки жінки несвідомо передають свої тривоги дочкам, які часто повторюють цей патерн.

Тазова ділянка, де розташовані репродуктивні органи, щільно заповнена іншими важливими структурами: кишечником, сечовидільною системою, нервами, кровоносними судинами, лімфатичними вузлами, зв'язками та м'язами. Ці органи розташовані дуже близько один до одного, без порожніх просторів між ними. Іноді деякі органи можуть змінювати розмір або положення, впливаючи на сусідні структури, такі як кишечник, сечовий міхур або матка, що викликає дискомфорт або біль у нижній частині живота.

Однак **у більшості випадків джерело болю не є гінекологічним**. Причинами часто є проблеми з кишечником, що виникають через нездорове харчування, або дискомфорт сечового міхура, наприклад, подразнення чи інфекція. Незважаючи на це, дівчата, а іноді й їхні матері, часто звертаються до гінеколога, де негінекологічні причини, такі як харчові звички або стан сечової системи, можуть залишитися поза увагою.

Освіта жінок і підлітків щодо різноманітних потенційних причин болю в нижній частині живота може допомогти зруйнувати цей цикл непорозуміння і сприяти всебічному підходу до здоров'я.

Сприйняття та оцінка болю

Сприйняття болю є суто суб'єктивним і залежить від індивідуального порогу чутливості. Деякі люди переносять сильний біль, не скаржачись, тоді як інші можуть відчувати значний дискомфорт навіть при легкому болі. Цей поріг чутливості формується завдяки генетично зумовленій чутливості нервової системи, життєвому досвіду та набутим реакціям. У сім'ях, де батьки, особливо матері, часто озвучують свої больові відчуття (іноді з маніпулятивною метою), є висока ймовірність того, що дочки розвинуть подібні моделі скарг і чутливості до болю.

Існують певні індикатори, які допомагають оцінити інтенсивність болю, навіть якщо людина майже не скаржиться. Розширення зіниць, підвищення частоти пульсу та дихання, а також підвищення артеріального тиску можуть свідчити про біль і часто використовуються для виявлення симуляції. Однак за слабкого болю ці показники можуть бути відсутніми, що не означає, що людина не відчуває болю.

Досвід і вираження болю у дітей суттєво відрізняється від дорослих. Багатьом дітям важко точно описати характер або локалізацію болю, а медичні працівники часто не мають достатньої підготовки для оцінки болю в педіатрії. Дослідження в Північній Америці показують, що у ветеринарних коледжах приділяють більше часу оцінці болю, ніж у медичних школах.

Існують різні методи оцінки болю у дітей, адаптовані для різних вікових груп. Для дівчат старше 8 років часто практичним є використання шкали болю від 1 до 10, оскільки більшість із них можуть рахувати до десяти.

У медичній практиці клініцисти зосереджуються на розмежуванні епізодичного болю (випадкові або нечасті епізоди) і циклічного болю (регулярний, часто пов'язаний із менструальним циклом) та визначенні, чи є він гострим (різкий, раптовий, інтенсивний) чи хронічним (постійний, зазвичай помірний і обмежений).

Автономна нервова система контролює органи малого таза, тому сигнали від ураженого органа надходять до певних ділянок спинного мозку, які також отримують сигнали від інших органів. У результаті біль може віддавати в поперек, куприк або інші ділянки таза, що ускладнює точне визначення його джерела.

Гострий тазовий біль зазвичай вказує на невідкладну проблему, таку як розрив органа, кровотеча, перфорація або зміщення органа. Важливо враховувати локалізацію болю, навіть якщо уражені органи не завжди очевидні одразу. Наприклад:

- **Біль у верхній частині живота** може свідчити про проблеми з стравоходом, шлунком, підшлунковою залозою, печінкою або жовчним міхуром.

- **Біль у ділянці пупка** може вказувати на проблеми з тонкою кишкою, апендиксом, верхніми відділами сечоводів або яєчниками.

- **Надлобковий біль** часто пов'язаний із захворюваннями нижніх відділів кишечника, сечового міхура, нижніх відділів сечоводів або матки.

- **Біль у плечі** у поєднанні з болем у животі може свідчити про пошкодження діафрагми.

Гострий біль може проявлятися по-різному: переривчастим, ритмічним, постійним, різким (як ніж), тупим і може посилюватися при русі. Він може супроводжуватися ознобом, нудотою, блюванням, вагінальною кровотечею або навіть втратою свідомості.

Запальні захворювання органів малого таза можуть викликати тривалий, гострий біль, що триває понад два дні. Важливо пам'ятати, що запалення органів малого таза зазвичай спричинене інфекціями, що передаються статевим шляхом, які поширені серед сексуально активних підлітків.

Дитина, яка відчуває гострий біль, незалежно від віку, повинна бути госпіталізована для обстеження, встановлення причини болю та надання термінової допомоги.

У дівчат молодшого віку, коли репродуктивна система ще не активна, біль зазвичай виникає через проблеми з кишечником або сечовою системою (наприклад, цистит або пієлонефрит).

У підлітків циклічний біль є поширеним і, як правило, фізіологічним, що свідчить про нормальну функцію організму, особливо під час менструації (дисменорея). Біль також може передувати менструації, що відоме як передменструальний синдром (ПМС). Дисменорея та ПМС зазвичай виникають при регулярній овуляції, що вказує на нормальний гормональний профіль.

Міттельшмерц — це біль у середині циклу, що супроводжується незначною кровотечею і виникає під час овуляції. Цей дискомфорт спричинений реакцією очеревини на рідину, яка вивільняється під час розриву зрілого фолікула. Міттельшмерц зазвичай триває кілька годин і не є патологією.

Двома іншими поширеними гінекологічними станами, пов'язаними з хронічним тазовим болем, є ендометріоз і вроджені аномалії репродуктивної системи.

Чи знали ви?

- *Біль у нижній частині живота не завжди має гінекологічне походження. Часто він пов'язаний із не репродуктивними органами, такими як кишечник або сечовий міхур, що підкреслює необхідність комплексного підходу до діагностики та лікування.*

- *Сприйняття болю значно варіюється серед людей і може залежати від генетики, емоційного стану та набутого досвіду, що робить оцінку болю дуже суб'єктивною та унікальною для кожної людини.*

Болючі менструації

Дослідження показують, що болючі менструації трапляються у 43–93% підлітків, тобто майже кожна дівчина може відчути менструальний біль хоча б один раз, як і багато дорослих жінок. Однак повторювані болючі епізоди, відомі як дисменорея або альгодисменорея, можуть порушити звичний ритм життя підлітка і викликати занепокоєння.

Точна причина менструального болю залишається невідомою. Вважається, що біль виникає внаслідок скорочень матки. Хоча скорочення матки відбуваються у всіх дівчат під час менструації і часом між циклами, деякі відчувають ці скорочення як біль у нижній частині живота.

Ще одним фактором, що сприяє болючим місячним, є накопичення певних речовин — простагландинів і арахідонової кислоти, які викликають запальну реакцію, подразнюють больові рецептори в органах малого таза і посилюють скорочення м'язів матки.

Набряк тканин матки, включно з м'язовим шаром, , пов'язаний із прогестероном, може здавлювати нервові закінчення, викликаючи біль у нижній частині живота. Також можуть бути й інші причини.

Генетичні фактори можуть відігравати роль у розвитку дисменореї: дослідження показують, що понад половина жінок, які страждають від болючих менструацій, мають родичок із подібними скаргами. Це може бути пов'язано з виробленням певних біологічно активних речовин.

Болючі місячні часто супроводжуються рясними менструальними виділеннями.

Первинна дисменорея, викликана природними скороченнями матки, зустрічається приблизно у 50% здорових жінок. Зазвичай перші епізоди дисменореї виникають у молодих дівчат через 2—3 роки після початку менструацій, коли цикли стають регулярними. Симптоми з'являються на початку менструації та зазвичай тривають 32—48 годин. Серед підлітків 55% відчувають нудоту, а 24% можуть мати блювання під час болючих місячних.

Вторинна дисменорея пов'язана з конкретними патологіями репродуктивної системи й рідко зустрічається у підлітків, за винятком випадків, що стосуються проблем із кишечником або сечовидільною системою. Дисменорея часто є «діагнозом виключення», який підтверджується лише після того, як інші причини болю в малому тазі виключені. Однак її зазвичай можна діагностувати на основі детального опитування без необхідності у великій кількості аналізів.

У більшості випадків дисменорея не потребує лікування, оскільки біль зазвичай піддається контролю. Проте у 21% підлітків із болючими місячними симптоми є важкими, і майже 30% не можуть відвідувати школу або займатися щоденними справами.

Існують різні варіанти лікування, як медикаментозні, так і альтернативні. Основні цілі лікування — знизити рівень простагландинів у тканинах матки і скоротити тривалість менструації. Вибір методу лікування залежить від наявності інших репродуктивних проблем і особистих уподобань дівчини. Лікування дисменореї зазвичай має циклічний характер і потребує щонайменше 3–5 менструальних циклів для досягнення помітного ефекту, хоча в деяких випадках потрібні довші курси.

Традиційне лікування дисменореї включає застосування нестероїдних протизапальних препаратів (НПЗП), таких як ібупрофен, аспірин, напроксен і мефенамінова кислота, які пригнічують вироблення простагландинів. Для досягнення найкращих результатів НПЗП слід приймати за 5–10 днів до початку менструації і протягом перших двох днів циклу.

Інгібітори ЦОГ-2 та ацетамінофен (парацетамол) також можуть полегшити симптоми, знижуючи рівень гормонів. Хоча ацетамінофен менш ефективний, ніж аспірин або ібупрофен, він має менше побічних ефектів.

Якщо НПЗП виявляються неефективними, можуть бути призначені комбіновані гормональні контрацептиви (у формі таблеток, пластирів або, рідше, вагінальних кілець), які пригнічують овуляцію і зменшують об'єм менструальних виділень.

Корекція харчування також може допомогти полегшити симптоми. Починаючи з другої фази циклу (близько 14 днів до початку менструації), доцільно додати до раціону цільнозернові продукти, свіжі овочі та клітковину, зменшивши споживання насичених жирів і комерційних напоїв. Корисними є риба, яйця та омега-3 добавки. Обмеження споживання солі, кофеїну, цукру та алкоголю перед і під час менструації також часто покращує самопочуття, як і уникнення інтенсивних фізичних навантажень.

Альтернативні методи лікування, такі як акупунктура, рефлексотерапія, йога, медитація та масаж хребта, можуть зменшити симптоми дисменореї. Теплий компрес на нижній частині живота протягом двох днів, особливо перед сном, може значно полегшити менструальний біль.

Запальні захворювання органів малого таза (ЗЗОМТ)

Запальні захворювання органів малого таза (ЗЗОМТ) переважно включають запалення матки, маткових труб і, рідше, яєчників. Історично для опису запалення певних органів використовували терміни, такі як *аднексит, оофорит* або *сальпінгоофорит*. Однак ЗЗОМТ найчастіше викликаються інфекціями, що передаються статевим шляхом (ІПСШ), які переважно уражають матку та маткові труби, тоді як залучення яєчників є рідкісним.

ЗЗОМТ становлять значний ризик для репродуктивного здоров'я, особливо для маткових труб. Запалення може спричинити утворення рубців, злук і пошкодження тканин, що призводить до безпліддя. У рідкісних і важких випадках ЗЗОМТ можуть прогресувати до перитоніту — небезпечного запалення очеревини. Хоча ЗЗОМТ є надзвичайно рідкісними у маленьких дівчаток, їх поява в цій групі повинна викликати серйозні занепокоєння щодо можливого сексуального насильства. Натомість у статевозрілих підлітків ЗЗОМТ є відносно поширеними й потребують негайної уваги.

Важливо пояснити батькам, що такі дії, як сидіння на холодній поверхні або вплив низьких температур, не

347

викликають запалення яєчників, маткових труб чи матки. Ці давні переконання є міфами. Хоча переохолодження може підвищити ймовірність запалення сечового міхура, особливо у дітей, які часто затримують сечовипускання, цей стан викликає лише дискомфорт у тазовій області й не поширюється на інші органи малого таза.

Симптоми ЗЗОМТ у підлітків часто відрізняються від симптомів у дорослих жінок. Наприклад, вагінальні виділення у дівчат можуть мати інший колір або консистенцію, що ускладнює розмежування між нормальними фізіологічними виділеннями та патологічними змінами. Однак збільшення кількості виділень у поєднанні з іншими ознаками запалення може свідчити про ЗЗОМТ.

У молодших дівчат ЗЗОМТ не завжди супроводжуються значним болем у нижній частині живота, хоча певний дискомфорт може виникати. Найчастіше симптоми включають помітне підвищення температури тіла або гарячку, яку спочатку можуть сплутати зі звичайною застудою або іншою хворобою. Нудота та блювання також є частими симптомами у випадках ЗЗОМТ.

У дівчат, які менструюють, ЗЗОМТ іноді може призводити до міжменструальних кров'янистих виділень або кровотеч, що ще більше ускладнює діагностику.

Коли підозрюється ЗЗОМТ, важливо виключити інші стани з подібними симптомами, такі як апендицит або інфекції сечовивідних шляхів, наприклад пієлонефрит. Розмежування цих станів є важливим для точної діагностики та ефективного лікування.

Гострі епізоди ЗЗОМТ завжди вимагають госпіталізації. Лікарняний догляд забезпечує проведення належних діагностичних процедур і своєчасний початок лікування, що є критичним для мінімізації довгострокових ускладнень.

Навіть якщо ЗЗОМТ спричинені інфекцією, що передається статевим шляхом, своєчасна діагностика та лікування можуть забезпечити сприятливі результати. Рання інтервенція допомагає зменшити ризики, такі як безпліддя, хронічний тазовий біль або прогресування до важких станів, таких як перитоніт. Тому розпізнавання та вирішення симптомів ЗЗОМТ на ранньому етапі є важливим для збереження репродуктивного здоров'я у підлітків.

Чи знали ви?

- *Болючі менструації, або дисменорея, впливають на 43–93% дівчат-підлітків, причому у 30% випадків важкі симптоми порушують повсякденну активність.*

- *Запальні захворювання органів малого таза (ЗЗОМТ) рідко спричинені факторами навколишнього середовища, такими як сидіння на холодних поверхнях, що спростовує поширені міфи. Найчастіше вони пов'язані з інфекціями, що передаються статевим шляхом (ІПСШ), і потребують негайної медичної допомоги, щоб уникнути таких довгострокових ускладнень, як безпліддя.*

Ендометріоз у підлітків

Ендометріоз став дещо загадковим діагнозом, який часто ставлять дорослим жінкам без ретельного обстеження чи достатніх підстав. У розвинених країнах його найчастіше діагностують у жінок із безпліддям, зазвичай у віці 33–35 років, коли з'являються вікові проблеми з фертильністю. Натомість у регіонах із менш розвиненою системою охорони здоров'я ендометріоз іноді діагностують надмірно, оскільки це може призвести до дорогих лапароскопічних операцій і тривалих курсів гормональної терапії, що не завжди є обґрунтованими.

Ситуація кардинально відрізняється, коли мова йде про підлітків. У дівчат-підлітків ендометріоз часто залишається не діагностованим, оскільки біль, спричинений цим захворюванням, часто списують на типові менструальні дискомфорти. **Ендометріоз характеризується наявністю тканини, подібної до ендометрія, поза межами матки.** Проте ця тканина відрізняється від нормального ендометрію порушеннями у рецепторах до гормонів і своєю структурною організацією.

Ендометріоз є гормонозалежним захворюванням, що здебільшого залежить від процесу дозрівання яйцеклітин. Естроген відіграє ключову роль у стимуляції росту ендометріоїдної тканини. Важливою особливістю ендометріозу є його нечутливість до прогестерону — гормону, що зазвичай пригнічує ріст ендометрія. Така нечутливість обумовлена порушеннями в рецепторах до прогестерону в уражених тканинах, що дозволяє ендометріоїдній тканині рости безконтрольно.

Точне походження ендометріозу залишається невідомим, хоча існує багато теорій, які намагаються пояснити механізми його розвитку. Ендометріоїдні ураження можуть вражати різні структури, зокрема яєчники, маткові труби, зв'язки матки, шийку матки та очеревину. Найчастіше ендометріоз діагностують у жінок віком 25–29 років, але дослідження показують, що понад половина дівчат-підлітків із сильним менструальним болем (дисменореєю) мають ендометріоїдні ураження під час лапароскопічного обстеження.

Ендометріоз зазвичай розвивається паралельно з регулярними овуляторними циклами, оскільки ріст ендометрія залежить від нормального гормонального балансу та овуляції. Це зазвичай відбувається не пізніше 17–19 років, що підкреслює важливість уникнення передчасних і агресивних втручань у молодих дівчат.

Сімейний анамнез також є важливим фактором у розвитку ендометріозу в підлітковому віці. У 35% випадків матері дівчат із цим діагнозом також страждали від ендометріозу, що свідчить про можливу генетичну схильність.

Хоча майже 90% дівчат-підлітків відчувають менструальний біль, вирішальними діагностичними факторами є інтенсивність і характер болю. У 62% дівчат із сильною дисменореєю біль може бути як циклічним (пов'язаним із менструацією), так і ациклічним (виникати в будь-який день циклу). Лише 10% дівчат скаржаться на біль виключно під час менструації, тоді як 20–28% відчувають біль поза межами менструації, маючи безболісні цикли. Проте понад 90% дівчат з ендометріозом повідомляють про наявність болю, що робить його ключовим симптомом цього захворювання.

Ендометріоз також може спричиняти біль у шлунково-кишковому тракті, хоча це трапляється рідше (34%), а симптоми з боку сечовидільної системи зустрічаються у 2–5% випадків.

Ендометріоз у підлітковому віці відрізняється від форми захворювання в дорослому віці. У молодих пацієнток ураження зазвичай менші (3–5 мм) і мають іншу клітинну структуру. Хоча наразі немає остаточних доказів, вважається, що ранній початок ендометріозу може підвищувати ризик розвитку більш важких і поширених форм захворювання в дорослому віці, часто із посиленням симптомів.

Розуміння особливостей прояву ендометріозу у підлітків має важливе значення для своєчасної діагностики та ефективного лікування. Сильна дисменорея, особливо якщо вона супроводжується болем поза межами менструації, повинна стати підставою для подальшого обстеження. Завдяки ранньому виявленню та належному догляду можна суттєво зменшити довгостроковий вплив ендометріозу на репродуктивне та загальне здоров'я.

Незважаючи на виражений біль, діагностика ендометріозу у підлітків залишається надзвичайно складною. Традиційні методи обстеження, такі як огляд, ультразвукове дослідження та МРТ, здебільшого малоефективні для виявлення ендометріозу у молодих дівчат. Лікарі орієнтуються на аналіз симптомів, динамічне спостереження протягом кількох менструальних циклів і сімейну історію для формування клінічної картини.

Коли всі стандартні методи лікування дисменореї не дають покращення, може бути розглянуто питання про лапароскопічне втручання. Ця мінімально інвазивна процедура дозволяє одночасно діагностувати та лікувати ендометріоз, однак вона зазвичай застосовується лише для невеликого відсотка підлітків із тяжкими формами захворювання — приблизно у 8% випадків.

На сьогодні не існує загальноприйнятих рекомендацій щодо діагностики та лікування ендометріозу у підлітків. Відсутність чітких протоколів створює суттєві виклики як для лікарів, так і для сімей. Через складність цього захворювання дівчата, яким поставлено діагноз ендометріоз, зазвичай потребують тривалого гінекологічного нагляду, особливо у період переходу до дорослого життя та планування вагітності.

Відсутність остаточних клінічних настанов підкреслює важливість обережного та індивідуалізованого підходу до кожної пацієнтки. Раннє розпізнавання симптомів і консервативний підхід до лікування допомагають уникнути зайвих процедур, водночас забезпечуючи дівчатам із тяжкими формами ендометріозу належну підтримку та ефективне лікування.

Чи знали ви?

- *Дослідження показують, що понад 50% дівчат із вираженою дисменореєю мають ендометріоїдні ураження при лапароскопічному обстеженні.*
- *На відміну від дорослих жінок, у підлітків ендометріоїдні ураження зазвичай менші (3–5 мм) і мають іншу морфологічну структуру. Проте ранній початок захворювання може підвищувати ризик розвитку тяжчих форм ендометріозу в дорослому віці, якщо його не лікувати.*

Кісти, кістоми та інші тазові утворення

Коли дівчата вступають у репродуктивний вік і починають менструювати, вони та їхні батьки можуть зіткнутися з проблемою кіст яєчників — явищем, яке часто неправильно тлумачать. Важливо розуміти, наскільки оваріальні утворення є нормою і коли вони можуть вимагати негайного обстеження та лікування.

Як і інші репродуктивні органи, яєчники складаються з кількох типів тканин, а не лише з фолікулів, що містять яйцеклітини. Утворення, які виявляють за допомогою ультразвукового дослідження, можуть мати різну гістологічну (тканинну) структуру, тому важливо правильно класифікувати оваріальні маси.

Існує дві основні категорії яєчникових утворень: кісти та кістоми.

Кісти

Кісти — це ретенційні утворення, тобто мішечки, наповнені рідиною (секретом), подібні до маленьких повітряних кульок. Вони часто виникають із фолікулів у функціонуючих яєчниках, тому їх називають *функціональними кістами*. До них належать:

- Фолікулярні кісти

- Лютеїнові кісти (утворені з жовтого тіла яєчника)

Функціональні кісти є поширеними серед підлітків і зазвичай зникають самостійно без жодного лікування протягом одного-трьох менструальних циклів. Хоча такі кісти можуть досягати розмірів 8–10 см, вони не становлять загрози і рідко спричиняють дискомфорт. Іноді вони можуть розриватися, вивільняючи рідину в порожнину таза, що викликає короткочасний різкий біль через подразнення очеревини.

Кістоми та тканинні утворення

Кістоми, на відміну від кіст, пов'язані з розростанням тканини — так званою «додатковою тканиною» або «плюс-тканинами», які можуть бути як доброякісними, так і злоякісними. Такі утворення мають суфікс «-ома» (наприклад, кістома, ліпома, саркома), що вказує на їхню природу як аномальних розростань тканини. Хоча вони можуть накопичувати рідину та іноді проявляти гормональну активність, кістоми суттєво відрізняються від функціональних кіст.

Існує близько 40 типів яєчникових пухлин, класифікованих за клітинним складом. Деякі з них помилково називають кістами. Багато таких пухлин є злоякісними і потребують термінового обстеження та лікування. Однак визначити природу оваріального утворення непросто. Лише ультразвукового дослідження недостатньо для точної діагностики, оскільки для розмежування кіст і пухлин часто потрібні додаткові методи обстеження або гістологічний аналіз.

Підлітки часто дізнаються про наявність утворень яєчників випадково, адже профілактичні гінекологічні огляди до початку статевого дозрівання не є звичними. Іноді такі утворення виявляють лише під час хірургічних втручань з інших причин. Скарги на біль у нижній частині живота або помітну асиметрію черевної порожнини можуть вказувати на наявність утворення, хоча воно не обов'язково має гінекологічне походження.

Чим молодша дівчинка, тим вища ймовірність того, що яєчникова маса може бути злоякісною і становитиме складність для лікування з гіршим прогнозом. Натомість у старшому віці більшість яєчникових і тазових утворень є доброякісними або функціональними кістами, які не потребують негайного лікування, окрім спостереження.

Сімейна історія, особливо наявність випадків онкологічних захворювань, завжди є важливим фактором під час оцінювання тазових утворень.

Функціональні кісти, такі як фолікулярні, рідко потребують втручання. Гормональна терапія, яку деякі лікарі призначають автоматично, зазвичай не потрібна, якщо немає необхідності в контрацепції. Гормональні контрацептиви, особливо з високим вмістом гормонів, можуть порушувати природні процеси регуляції менструального циклу.

Не всі яєчникові утворення є проблемними, але вони потребують належної оцінки. Функціональні кісти часто зникають самостійно і не потребують агресивного лікування, тоді як тканинні утворення або пухлини можуть потребувати пильного спостереження або втручання. Точна діагностика має вирішальне значення для визначення правильного підходу — спостереження чи лікування.

Чи знали ви?

- *Функціональні кісти яєчників, такі як фолікулярні та лютеїнові, є поширеними серед підлітків і зазвичай зникають самостійно протягом 1–3 менструальних циклів, часто без жодного лікування.*

- *Кістоми, на відміну від кіст, пов'язані з аномальним розростанням тканини та можуть бути як доброякісними, так і злоякісними. Точна діагностика є критично важливою для визначення їхньої природи та необхідності лікування.*

Інфекції, що передаються статевим шляхом (ІПСШ): розуміння ризиків і поширених хибних уявлень

Багато батьків відчувають розгубленість, коли мова заходить про інфекції, що передаються статевим шляхом (ІПСШ). Далеко не всі знають про різноманітні захворювання, що можуть передаватися через різні форми статевого контакту, про способи їхньої правильної діагностики та доступні методи лікування. У деяких країнах діагностика й лікування ІПСШ стали комерціалізованими, що призводить до непотрібних повторних обстежень і затягнутих курсів лікування, які часто не мають обґрунтованості. Однак важливо знати, що більшість ІПСШ сьогодні піддаються лікуванню за допомогою відносно простих схем, іноді достатньо лише одноразового прийому ліків.

Серед батьків поширена, але хибна думка, що збудники ІПСШ у дівчаток можуть передаватися побутовим шляхом — через сидіння унітазу, горщики, басейни або рушники. Насправді інфекція зазвичай передається або безпосередньо (наприклад, під час статевого акту), або опосередковано — від матері до дитини під час зачаття або пологів.

Наприклад, якщо мати має ІПСШ, таку як хламідіоз або гонорея, інфекція може передатися новонародженій дитині під час проходження родовими шляхами. У таких випадках інфекція проявляється **не на статевих органах**, а у вигляді запалення очей (кон'юнктивіту). Щоб запобігти цьому, новонародженим відразу після народження закапують антибактеріальні краплі.

Сучасна медицина виділяє 12 основних збудників, що передаються статевим шляхом, і ще 23, які мають часткову здатність до такого передавання. За даними Всесвітньої організації охорони здоров'я (ВООЗ), із 96 відомих людських захворювань 11 класифікуються як ІПСШ. Ці збудники поділяють на чотири основні групи: вірусні, бактеріальні, грибкові та паразитарні.

Вірусні інфекції:

- Віруси гепатиту (A, B, C)
- Вірус імунодефіциту людини (ВІЛ-1, ВІЛ-2)
- Вірус простого герпесу (ВПГ-1, ВПГ-2)
- Людський Т-лімфотропний вірус (HTLV-1)
- Вірус папіломи людини (ВПЛ)
- Цитомегаловірус (ЦМВ)
- Вірус Епштейна-Барр (EBV)
- Вірус контагіозного молюска

Бактеріальні інфекції:

- *Calymmatobacterium granulomatis* (дованоз)
- *Chlamydia trachomatis* (типи A–K і L1–L3)
- *Gardnerella vaginalis* (бактеріальний вагіноз)
- *Haemophilus ducreyi* (шанкроїд)
- *Neisseria gonorrhoeae* (гонорея)
- *Treponema pallidum* (сифіліс)

Грибкові інфекції:

- Дріжджові гриби роду *Candida* (кандидоз)
- *Histoplasma capsulatum* (гістоплазмоз)

Паразитарні інфекції:

- *Entamoeba histolytica* (амебіаз)
- *Trichomonas vaginalis* (трихомоніаз)

Ектопаразитарні інфекції:

- *Phthirus pubis* (лобкові воші)
- *Sarcoptes scabiei* (короста)

Не всі мікроорганізми, пов'язані з ІПСШ, безпосередньо вражають статеві органи або обов'язково передаються статевим шляхом. Наприклад:

- Дріжджі (*Candida*) є частиною нормальної мікрофлори організму і їхня наявність у піхві не завжди свідчить про ІПСШ.

- *Gardnerella vaginalis* також є звичним компонентом вагінального мікробіому.

- Цитомегаловірус і вірус Епштейна-Барр часто асоціюються з респіраторними інфекціями та є у майже 100% дорослого населення.

- Короста може передаватися не лише статевим шляхом, а й побутовим, особливо в умовах тісного контакту в сім'ї.

Наявність мікроорганізмів, пов'язаних з ІПСШ, не завжди означає наявність самої інфекції, що передається статевим шляхом. Однак існують ситуації, коли обстеження є необхідним:

1. **Симптоми запального захворювання органів малого таза (ЗЗОМТ):** Якщо у дитини з'являються симптоми ЗЗОМТ, про які йшлося в попередньому розділі, потрібне додаткове обстеження.

2. **Підозра або наявність ознак сексуального насильства:** У разі

підозри на насильство потрібне всебічне медичне обстеження для забезпечення належної допомоги.

Серед ІПСШ батькам слід пам'ятати про такі інфекції, як хламідіоз, гонорея, генітальний герпес, трихомоніаз, ВІЛ і сифіліс. Особливої уваги потребує вірус папіломи людини (ВПЛ), оскільки він часто передається з початком статевого життя. Однак ВПЛ іноді виявляють і в дівчат, які ще не мали статевих контактів. Варто також пам'ятати, що деякі типи хламідій та гонококів можуть тривалий час перебувати в організмі без явних проявів запалення статевих органів.

Пік захворюваності на ІПСШ припадає на вікову групу 15–24 роки, при цьому підлітки-жінки страждають частіше. За статистикою, до 11% дівчат віком 15–19 років мають ІПСШ. Це не означає, що молоді жінки піддаються більшому ризику, ніж чоловіки, але симптоми в них зазвичай виразніші, що змушує їх частіше звертатися по медичну допомогу.

Підлітки можуть приховувати свою сексуальну активність від батьків, а в разі проблем звертаються за порадою до друзів або шукають інформацію в Інтернеті. У випадках сексуального насильства дівчата часто відчувають сильний страх і сором, що заважає їм відкрито розповісти про проблему. Батьки мають звертати увагу на зміни в поведінці, скарги на часті болі внизу живота або рецидивуючі інфекції сечових шляхів, оскільки ці симптоми можуть вимагати обстеження для виключення ІПСШ.

Створення довірливої атмосфери в родині має вирішальне значення для того, щоб підлітки почувалися вільно у спілкуванні щодо своїх проблем, зокрема й делікатних питань. Якщо стає відомо, що дівчина заразилася ІПСШ, агресія, покарання, образи чи звинувачення лише погіршать ситуацію. Поведінка дітей формується під впливом виховання, і якщо таке сталося, це може свідчити про втрачені можливості для відвертих розмов. Часто корінь проблеми — у відсутності довіри та небажанні говорити на тему сексуальної освіти, яка досі залишається табуйованою в багатьох сім'ях. Помилки роблять не лише підлітки, а й дорослі, які нерідко мають численні статеві контакти, зокрема позашлюбні. На відміну від дорослих, підліткам бракує знань і досвіду для ефективної профілактики ІПСШ та небажаної вагітності.

Підхід із підтримкою та без осуду має вирішальне значення для відкритого діалогу. Це дозволяє молодим людям ухвалювати обґрунтовані рішення й звертатися по допомогу без страху чи сорому.

Стратегії профілактики ІПСШ для підлітків

Підлітки мають підвищений ризик зараження інфекціями, що передаються статевим шляхом (ІПСШ), через такі фактори, як біологічна вразливість, обмежений доступ до медичної допомоги та недостатня обізнаність щодо питань сексуального здоров'я. Стратегії профілактики, адаптовані для цієї вікової групи, можуть суттєво знизити ризик ІПСШ, сприяючи формуванню здорової поведінки та прийняттю обґрунтованих рішень.

- ### Вибір утримання від статевих контактів

Для підлітків утримання (абстиненція) від статевих контактів є найбільш надійним способом запобігання ІПСШ. Це стосується утримання від усіх форм сексуальної активності, зокрема вагінального, орального та анального сексу. Підлітки, які обирають утримання, знижують ризик контакту з інфекційними агентами, особливо в період, коли вони можуть не мати доступу до медичних послуг або не готові до відповідальності, пов'язаної із сексуальними стосунками. Освіта з питань утримання має зосереджуватися на наданні підліткам знань і впевненості у правильності такого вибору без осуду чи тиску.

- **_Використання презервативів_**

Підлітки, які мають статеві контакти, повинні знати про важливість правильного та постійного використання презервативів. Презервативи — один із найефективніших засобів профілактики ІПСШ, таких як ВІЛ, гонорея та хламідіоз. Підлітки часто стикаються з труднощами у доступі до презервативів через соціальні табу, вартість або брак інформації щодо місць їх придбання. Школи, громадські програми та клініки повинні надавати безкоштовні або недорогі презервативи та проводити навчання щодо їх правильного використання. Демонстрації та обговорення в неосудливій атмосфері значно підвищують рівень обізнаності та впевненості підлітків.

- **_Вибір між чоловічими та жіночими презервативами_**

Як чоловічі, так і жіночі презервативи ефективно знижують ризик ІПСШ серед підлітків. Хоча частіше використовуються чоловічі презервативи, жіночі можуть дати молодим жінкам більше контролю над власним сексуальним здоров'ям. Обізнаність про обидва варіанти дозволяє підліткам робити усвідомлений вибір залежно від обставин.

- ***Обмеження ризиків: комплексний підхід***

Підліткам слід розуміти, що хоча презервативи дуже ефективні, вони не забезпечують 100% захисту від усіх ІПСШ. Наприклад, вірус папіломи людини (ВПЛ) та вірус простого герпесу (ВПГ) можуть передаватися через шкірний контакт, навіть при використанні презерватива. Це підкреслює важливість поєднання використання презервативів з іншими профілактичними заходами, такими як вакцинація та регулярне тестування.

- ***Вакцинація***

Вакцинація є ключовим інструментом профілактики ІПСШ для підлітків, оскільки вона захищає ще до можливого контакту з інфекцією. Педіатри та шкільні медичні програми забезпечують широкий доступ до таких вакцин. Участь батьків у процесі інформування про вакцинацію важлива, однак підлітки також мають отримувати підтримку у прийнятті рішень щодо свого здоров'я під керівництвом медичних працівників.

- ***Моногамні стосунки як фактор зниження ризику**

Для підлітків, які перебувають у стосунках, важливо розуміти переваги обмеження сексуальної активності одним взаємно моногамним і неінфікованим партнером. Підлітки часто зазнають тиску, що спонукає їх вступати у випадкові або численні стосунки, що підвищує ризик зараження. Забезпечення безпечного середовища для обговорення питань стосунків і очікувань допомагає їм ухвалювати обґрунтовані рішення.

- ***Профілактика серед підлітків із ризикованою поведінкою**

Хоча обмін голками менш поширений серед підлітків, ті, хто вживає наркотики, повинні знати про ризики передачі ВІЛ та гепатиту через контакт із кров'ю. Підлітків слід інформувати про існування програм обміну шприців і служб зниження шкоди, доступних у багатьох громадах.

Чи знали ви?

- *Дівчата-підлітки віком 15–19 років мають підвищений ризик зараження ІПСШ, з показником до 11%.*

- *Презервативи є одним із найефективніших методів запобігання*

ІПСШ, таким як ВІЛ, гонорея та хламідіоз. Однак інфекції, такі як ВПЛ і герпес, можуть передаватися через контакт шкіра до шкіри, навіть при використанні презерватива.

Здоров'я шийки матки, інфекція ВПЛ і профілактика раку шийки матки у дівчат

Тема профілактики раку шийки матки шляхом вакцинації проти вірусу папіломи людини (ВПЛ) викликає широкі обговорення серед батьків і медичних працівників. Хоча вакцинація проти ВПЛ включена до програм громадського здоров'я в багатьох країнах і активно пропагується у школах, залишається чимало запитань.

Анатомічно шийка матки у дівчат проходить через унікальні фізіологічні зміни. У більшості дівчат шийка матки має те, що лікарі старшої школи називали *«ерозією шийки матки»*. Насправді це *ектопія* або *псевдоерозія* — нормальний і безпечний стан.

Шийка матки складається з двох різних ділянок: піхвової частини та цервікального каналу. Цервікальний канал вистелений *залозистим* або *циліндричним епітелієм*, який виробляє слиз. Зовнішня частина шийки матки у дорослих жінок вкрита *багатошаровим плоским епітелієм*. Під впливом гормонів залозистий епітелій може виходити за межі цервікального каналу на зовнішню поверхню шийки матки, виглядаючи як червона, ерозована ділянка, покрита прозорим слизом. Через однорядність клітин цього епітелію крізь нього просвічуються судини, створюючи ефект почервоніння. Іноді слиз може містити лейкоцити, що надає йому білуватого або кремового вигляду, що може помилково трактуватися як патологічні виділення.

Ці фізіологічні процеси підкреслюють важливість усвідомленого підходу до вакцинації проти ВПЛ і здоров'я шийки матки. Розуміння таких змін дозволяє уникнути необґрунтованих хвилювань і зосередитися на ефективній профілактиці та освіті.

Ектопія зазвичай не потребує лікування. У випадках міжменструальних кровотеч або дискомфорту через надмірні виділення слизу можуть розглядатися хірургічні втручання, такі як припікання, лазерна терапія або кріотерапія. Однак ці процедури рідко виконуються у дівчат, які не мали статевих контактів.

У сексуально активних підлітків при появі кров'янистих виділень після статевого акту слід виключити інфекції, що передаються статевим шляхом (ІПСШ), перед прийняттям рішення про лікування. Хірургічні втручання мають ризики, зокрема можливість ушкодження цервікального каналу, що може призвести до безпліддя або ускладнень під час вагітності, таких як передчасні пологи.

Із початком статевої активності підлітки можуть зіткнутися з інфекцією ВПЛ. Вражає те, що 99% дівчат не підозрюють про наявність цієї інфекції, і більшість жінок ніколи не дізнаються про її перенесення.

Відомо понад 130 типів ВПЛ, які можуть мешкати на шкірі та слизових оболонках людини, хоча жодна людина не є носієм усіх типів одночасно. Деякі штами ВПЛ є транзиторними (тимчасовими), інші можуть залишатися в організмі довічно. Більшість інфекцій ВПЛ є безпечними та не завдають шкоди організму. Проте понад 40 типів можуть інфікувати аногенітальний тракт (анус та геніталії), що викликає занепокоєння з точки зору громадського здоров'я.

ВПЛ пов'язаний із раком шийки матки, хоча його роль у розвитку захворювання залишається не до кінця з'ясованою. ВПЛ поділяють на «високоризикові» (онкогенні) та «низькоризикові» (неонкогенні) типи. До онкогенних належать типи 16, 18, 31, 33, 35, 39, 45, 51, 52, 56, 58, 59, 68 і 82, при цьому типи 16 і 18 спричиняють 70% випадків передракових і ракових уражень. Низькоризикові типи, такі як

6 і 11, відповідають за 90% випадків генітальних бородавок.

Розуміння класифікації ВПЛ допомагає батькам і дівчатам зменшити страх і підвищити обізнаність щодо цієї інфекції, особливо при ухваленні рішень щодо вакцинації та профілактичних заходів.

До 30 років понад 70% чоловіків і жінок хоча б раз мали контакт із ВПЛ, а серед жінок віком 20–24 роки активна інфекція ВПЛ виявляється у 45–50%, особливо серед студенток професійно-технічних навчальних закладів і університетів. Серед підлітків у містах ДНК ВПЛ виявляється у 64% дівчат протягом двох років після початку статевого життя, при цьому майже третина інфікується після першого статевого контакту. Після 30 років рівень інфікування ВПЛ значно знижується.

Навіть серед 20% дівчат, які ніколи не мали вагінальних статевих контактів, ВПЛ виявляється у піхвових виділеннях і на вульві, що свідчить про здатність вірусу мешкати в цих зонах без статевого контакту.

Незважаючи на ці статистичні дані, є підстави для оптимізму. **У 90% інфікованих жінок ВПЛ повністю зникає з організму протягом двох років, часто вже через 3–6 місяців. Наявність ВПЛ у піхвових**

виділеннях не потребує лікування, оскільки специфічної терапії для ВПЛ не існує. Крім того, 99% жінок, які мали контакт із онкогенними типами ВПЛ, ніколи не захворіють на рак шийки матки.

Рак шийки матки залишається рідкісним захворюванням, а серед дівчат і підлітків він зустрічається ще рідше. Його розвиток у цій віковій групі зазвичай не пов'язаний із інфекцією ВПЛ. Тому виявлення ВПЛ у піхвових виділеннях дитини не повинно викликати паніку або призводити до непотрібних втручань.

Серед підлітків і молодих жінок, які почали статеве життя, часто спостерігаються генітальні бородавки (папіломи), спричинені неонкогенними типами ВПЛ. Ці бородавки можуть викликати свербіж, дискомфорт і незадоволення зовнішнім виглядом статевих органів. Вони часто з'являються в зонах тертя об тісну білизну чи одяг і можуть кровоточити через постійне подразнення. Видалення бородавок проводиться хімічними або хірургічними методами, і цю процедуру має виконувати лише кваліфікований лікар. Самолікування може призвести до опіків або рубців на вульві й промежині, що лише ускладнює проблему.

Тестування на ВПЛ зазвичай не рекомендується для дівчат і підлітків молодше 25 років. Ось чому:

1. **Інфекції ВПЛ поширені й мають тимчасовий характер у молодих людей:**
   Більшість інфекцій ВПЛ у підлітків і молодих жінок є тимчасовими та зникають самостійно під впливом імунної системи протягом 1–2 років. Тестування в цей період може виявити транзиторні інфекції, які малоймовірно спричинять серйозні зміни шийки матки або довгострокову шкоду.

2. **Ризик розвитку раку шийки матки в цій віковій групі вкрай низький:**
   Рак шийки матки рідко зустрічається у підлітків і молодих жінок до 25 років. Скринінгові програми спрямовані на виявлення передракових змін, а не транзиторних інфекцій ВПЛ, які часто зникають без лікування.

3. **Ризик надмірного лікування:**
   Виявлення ВПЛ у молодих людей може призвести до непотрібних обстежень, тривоги та медичних втручань щодо станів, які могли б зникнути без будь-якого втручання.

Тестування на ВПЛ зазвичай інтегроване в програми скринінгу раку шийки матки, які починаються з 25 або 30 років, залежно від рекомендацій країни. У деяких країнах тестування на ВПЛ поєднується з цитологічним мазком (Пап-тестом) для жінок старше 30 років, оскільки саме стійкі інфекції ВПЛ частіше пов'язані з ризиком передракових станів і раку шийки матки. Якщо у молодої дівчини (наприклад, молодше 25 років) є специфічні фактори ризику, такі як історія сексуального насильства, множинні статеві партнери або інша ризикована поведінка, лікар може розглянути можливість тестування або ретельнішого спостереження в індивідуальному порядку.

Тестування на ВПЛ також може бути проведене, якщо результати мазка Папаніколау (цитологічне дослідження, Pap smear) виявляють атипові клітини шийки матки (наприклад, ASC-US — атипові плоскі клітини невизначеного значення), незалежно від віку.

Вакцинація проти ВПЛ для профілактики раку шийки матки оточена міфами і хибними уявленнями. Один із поширених міфів полягає в тому, що ця «вакцина від раку» викликає порушення менструального циклу та безпліддя. Ці твердження абсолютно необґрунтовані. По-перше, **це не вакцина від самого раку, а від інфекції ВПЛ**. По-друге, вона повністю безпечна для репродуктивного здоров'я дівчини, хоча, як і будь-яка вакцина, може мати деякі побічні ефекти.

Наразі доступні три види профілактичних вакцин проти ВПЛ:

1. **Двовалентна вакцина:** захищає від ВПЛ типів 16 і 18.

2. **Чотирьохвалентна вакцина:** захищає від типів ВПЛ 6, 11, 16 і 18. Не містить антибіотиків і консервантів.

3. **Дев'ятивалентна вакцина:** спрямована на дев'ять типів ВПЛ: 6, 11, 16, 18, 31, 33, 45, 52 і 58. Також не містить антибіотиків і консервантів.

Всі вакцини рекомбіновані, містять вірусоподібні частинки (VLP). Вони вводяться за схемою з трьох доз і схвалені для використання у дівчат і хлопців віком від 9 до 45 років. Однак тривають дискусії щодо тривалості ефективності вакцини, оптимального віку для вакцинації, її високої вартості та можливих побічних ефектів.

Дослідження показують, що вакцина забезпечує захисний ефект протягом 6–8 років за правильного застосування. Високий рівень антитіл спостерігається протягом 5-8 років, а далі він знижується. Незважаючи на те, що певні вакцини розраховані на захист від певних типів ВПЛ, існує так звана перехресна імунізація, коли антитіла, що виробляються, можуть спрацьовувати проти інших типів ВПЛ.

Якщо дитина вакцинована у віці 9 років, теоретично цей захист може завершитися до 19 років. Проте певний рівень захисних антитіл знаходять протягом 20 років. Цей рівень вищий у порівнянні з тим, що виникає після зараження ВПЛ (природно).

Це викликає питання щодо вибору часу для вакцинації, особливо для дівчат, які можуть почати статеве життя пізніше. Анонімні опитування показують, що у розвинених країнах середній вік початку статевого життя становить 18,5–19,5 років, що пов'язано з кращою сексуальною освітою та обізнаністю про наслідки раннього початку сексуальної активності.

Початок статевого життя також залежить від соціально-економічних умов. Дівчата з малозабезпечених сімей мають вищий ризик зараження ВПЛ, підліткової вагітності та сексуального насильства. Саме ця група найбільше потребує вакцинації в період статевого дозрівання. Проте ці підлітки часто залишаються невакцинованими через високу вартість вакцини та відсутність державних програм фінансування.

Деякі лікарі виступають за дворазову схему вакцинації, що знижує витрати, але навіть у такому випадку вакцина залишається недоступною для багатьох сімей. Крім того, немає чітких рекомендацій щодо ревакцинації через 10 років: не визначено, яку саме вакцину використовувати, у якій дозі та з якою частотою її потрібно вводити.

Більшість організацій, які займаються вивченням профілактики раку шийки матки, вважають, що повна вакцинація досягається при використанні 2 доз (0 та через 6 місяців) або 3 доз (0, 1-2 місяці, 6 місяців) залежно від віку. Найоптимальніший вік – 12-15 років.

ВПЛ-вакцинація не оберігає від зараження іншими видами інфекцій, у тому числі тих, що передаються статевим шляхом. Вакцина не вбиває ВПЛ віруси, але антитіла IgG, які виникають протягом наступних трьох тижнів після щеплення впливають на віруси, не дозволяючи їм руйнувати клітини шкіри та слизових. Інакше кажучи, вакцина створена для контролю впливу вірусу на людські клітини. Але вона не є на 100% ефективною.

Оскільки ВПЛ-вакцина на ринку менше 20 років, а на розвиток раку йде від 15-20 років і більше, основна увага у всіх без винятку дослідженнях була звернена на вивчення впливу вакцини на передракові стани та інші відхилення, якщо йдеться про рак шийки матки. Це були ключові фактори ефективності вакцинації.

Практично виявлено, що вакцинація знижує частоту виникнення передракових станів шийки матки, але теоретично передбачається, що вона також знижує рівень раку шийки матки. Іншими словами, ВПЛ-вакцинація спрямована на зниження впливу ВПЛ-інфекції на тканини епітелію урогенітальної системи. Дослідження продовжуються у цьому напрямі.

Генітальні бородавки розвиваються набагато швидше, ніж інші види ураження епітелію. Вони викликаються найчастіше двома типами – ВПЛ 6 та ВПЛ 11, з'являються протягом 36 місяців після зараження у 64% людей. Ефективність ВПЛ-вакцинації проти генітальних бородавок сягає 89-98%. У групі жінок до 21 року ефективність вакцинації найвища. Навіть якщо відбулося зараження ВПЛ інфекцією, але бородавок ще немає, ризик появи значно знижується після щеплення.

Звичайно, вакцинація найбільш ефективна у тих, хто не заражений ВПЛ інфекцією, проте зараження може відбутися в будь який період, навіть між дозами, що вводяться згідно з режимом. Тому, тестування на ВПЛ перед щепленням не потрібне. Доведено, що навіть у таких випадках вакцинація має позитивний ефект, знижуючи активність вірусу та його негативний вплив на організм

Профілактична освіта повинна починатися у школі й охоплювати більше, ніж просто вакцинацію. Багато медичних працівників, науковців і педагогів погоджуються, що поліпшення сексуальної освіти у школах може знизити рівень ІПСШ, підліткових вагітностей і сексуального насильства, а також запобігти багатьом негативним наслідкам ранньої сексуальної активності, які можуть проявитися в дорослому віці.

Рішення про щеплення дитини проти ВПЛ має бути усвідомленим і прийматися спільно батьками та підлітками. На жаль, у деяких випадках для просування вакцинації використовують тактику залякування, що є неетичною і в деяких країнах може навіть мати юридичні наслідки.

Чи знали ви?

- *Понад 70% чоловіків і жінок інфікуються ВПЛ до 30 років, але більшість інфекцій зникають самостійно протягом 2 років завдяки роботі імунної системи.*

- *Рак шийки матки рідко зустрічається у підлітків і молодих жінок, і виявлення ВПЛ у вагінальних виділеннях у цій віковій групі зазвичай не потребує лікування.*

Контрацепція та підлітки

З настанням статевого дозрівання підлітки часто починають досліджувати близькість, що зазвичай починається з бажання проявити ніжність через обійми та поцілунки. У міру дорослішання ця цікавість часто переходить у фізичні стосунки. Однак хлопці та дівчата переважно підходять до сексуальної активності з різними мотиваціями та очікуваннями. Для багатьох хлопців сексуальні стосунки — це форма самоствердження, спосіб підкреслити свою зрілість і перехід у доросле життя. Для дівчат сексуальна близькість часто є емоційною реакцією, бажанням догодити тому, хто їм дорогий. Багато хто боїться, що відмова партнеру може поставити під загрозу стосунки.

На жаль, більшість підлітків не мають достатніх знань для ухвалення обґрунтованих рішень щодо свого сексуального здоров'я. Багато хто не знає, як відбувається зачаття, не усвідомлює ризики інфекцій, що передаються статевим шляхом (ІПСШ), і не розуміє, як ефективно використовувати засоби контрацепції. Навіть коли підлітки мають певну інформацію, вони часто поводяться так, ніби з ними «цього не трапиться». Таке переконання, разом із тенденцією до максималізму й чорно-білого мислення, часто призводить до неправильних рішень і нехтування потенційними наслідками.

Сексуальна освіта залишається табуйованою темою в багатьох сім'ях. Батьки часто відчувають незручність, обговорюючи інтимні питання, і можуть не мати достатніх знань чи ресурсів для надання точної інформації. Крім того, культурні, релігійні та соціальні обмеження можуть стримувати обговорення тем сексуальних стосунків. Незважаючи на ці бар'єри, діти та підлітки повинні розуміти, що секс — це не лише природна частина життя, а й велика відповідальність із серйозними наслідками для здоров'я та майбутнього.

Дослідження показують, що рівень використання засобів контрацепції серед підлітків віком до 18−19 років залишається тривожно низьким. Попри поширеність інформації про різні методи контрацепції, багато підлітків не використовують їх регулярно. Двома найпоширенішими причинами незахищених статевих контактів є вживання алкоголю, що знижує здатність до тверезого мислення, та тиск з боку партнера. Багато дівчат вступають у сексуальні стосунки без підготовки, не маючи ні моральної впевненості, ні практичних знань, щоб контролювати власний вибір. Це часто призводить до незапланованих вагітностей і підвищує ризик зараження ІПСШ.

Дослідження показують, що нерегулярна сексуальна активність також сприяє непостійності у використанні контрацептивів. Підлітки часто мають спонтанні статеві контакти, коли презервативи чи інші засоби контрацепції недоступні. Навіть коли дівчина має при собі презерватив, він може залишитися невикористаним через небажання «переривати момент».

У деяких країнах у школах створені анонімні консультаційні центри, де підлітки можуть отримати інформацію про сексуальні стосунки, безкоштовні презервативи та засоби екстреної контрацепції за потреби. Такі ініціативи успішно знижують рівень підліткових вагітностей, скорочують кількість абортів і зменшують поширення ІПСШ. Однак доступність таких ресурсів залишається нерівномірною у світі, залишаючи багатьох підлітків без необхідної підтримки.

Діти часто запитують у батьків: «Як я з'явився на світ?» ще в ранньому віці. Батьки відповідають по-різному: від вигаданих історій про лелек і капусту до простих пояснень про процес зачаття. На жаль, багато підлітків починають своє сексуальне життя, не маючи навіть базових знань про контрацепцію чи профілактику ІПСШ. Недостатня сексуальна освіта в школах ще більше загострює цю проблему, роблячи молодь вразливою.

Батьки також часто не мають достатніх знань про засоби контрацепції. У результаті відповідальність за інформування підлітків часто лягає на медичних працівників. Підлітки повинні мати доступ до достовірної, відповідної до віку інформації про контрацепцію без осуду, яку надають як освітяни, так і медичні фахівці.

Методи контрацепції

Методи контрацепції можна класифікувати залежно від механізму їхньої дії:

- Запобігання дозріванню яйцеклітини: гормональні методи.

- Блокування контакту сперматозоїдів із яйцеклітиною: бар'єрні методи.

- Незворотне припинення репродуктивної функції: стерилізація.

- Запобігання імплантації заплідненої яйцеклітини: гормональні методи або внутрішньоматкові спіралі (ВМС).

- ***Календарний метод***

Календарний метод передбачає відстеження менструальних циклів для визначення фертильних днів і уникнення статевих контактів у цей період. Цей метод є ненадійним для підлітків через нерегулярність їхніх циклів. Водночас навчання дівчаток спостерігати за змінами у своєму тілі може допомогти їм краще зрозуміти особливості власного репродуктивного здоров'я.

- ***Перерваний статевий акт***

Цей метод полягає в тому, що партнер виводить статевий член із піхви до еякуляції. Це один із найменш надійних методів, особливо для недосвідчених підлітків, оскільки вимагає високого рівня самоконтролю та точного розрахунку часу. Перерваний статевий акт не захищає від ІПСШ і загалом не рекомендується.

- ***Бар'єрні методи***

До бар'єрних методів належать чоловічі та жіночі презервативи, цервікальні ковпачки, діафрагми та сперміцидні губки.

Чоловічі презервативи — доступний, ефективний засіб, що забезпечує захист від багатьох ІПСШ, тому їх особливо рекомендують підліткам. Навіть якщо дівчина використовує інший метод контрацепції, вона завжди повинна мати при собі презерватив для додаткового захисту.

Сперміциди як самостійний засіб менш ефективні та не захищають від ІПСШ.

- *Гормональні методи*

Гормональні контрацептиви пригнічують овуляцію, змінюють консистенцію цервікального слизу та структуру ендометрію, запобігаючи вагітності. До них належать таблетки, пластирі, вагінальні кільця, імпланти, ін'єкції та гормональні ВМС. Хоча ці методи є ефективними, вони потребують регулярного використання, що може бути складним для підлітків. Крім того, їхня вартість може бути обмежувальним фактором для молодих людей, які не мають фінансової незалежності.

- *Внутрішньоматкові спіралі (ВМС)*

ВМС, як гормональні, так і негормональні, є ефективними та безпечними для підлітків і жінок, які ще не народжували. Вони забезпечують тривалий захист від вагітності та є економічно вигідними. Проте встановлення ВМС потребує участі медичного працівника й повинно обговорюватися з підлітком і, за потреби, з батьками.

- **_Екстрена контрацепція_**

   Екстрена контрацепція призначена для використання після незахищеного статевого акту. Високі дози прогестинів (синтетичного прогестерону), таких як левоноргестрел, ефективні протягом 72 годин, а ВМС можна встановити до семи днів після статевого акту. Екстрена контрацепція не повинна замінювати регулярні методи контрацепції, оскільки часте використання може спричинити порушення менструального циклу. Підлітків слід інформувати про доступність та правильне використання таких засобів.

- **_Утримання від статевих контактів та альтернативні практики_**

   Хоча утримання від статевих контактів — єдиний гарантований спосіб запобігти вагітності та ІПСШ, він не є реалістичним вибором для всіх підлітків. Багато молодих людей вважають анальний або оральний секс альтернативою вагінальному статевому акту, вважаючи, що це допоможе зберегти «невинність» або уникнути вагітності. Однак такі практики все одно пов'язані з високим ризиком передачі ІПСШ.

Використання презервативів у таких випадках залишається обов'язковим.

Синдром гіперпригнічення гонадотропної функції гіпофіза

Одним із менш відомих наслідків використання гормональної контрацепції є синдром гіперпригнічення гонадотропної функції гіпофіза. Це стан, коли вироблення гонадотропінів значно знижується, що порушує роботу гіпоталамо-гіпофізарно-яєчникової осі. Підлітки особливо вразливі до цього синдрому, оскільки їхня репродуктивна система ще перебуває в процесі дозрівання. Після припинення прийому гормональних контрацептивів може знадобитися кілька місяців або навіть більше для нормалізації менструального циклу, що нерідко призводить до повторного призначення препаратів і залежності від них.

Батьки й підлітки повинні розуміти, що жоден метод контрацепції не є ідеальним і повністю позбавленим побічних ефектів. Підлітки мають отримувати всебічну інформацію про ризики та переваги кожного методу, щоб робити усвідомлений вибір. Тривале або нерегулярне використання гормональних препаратів може впливати на формування гіпоталамо-гіпофізарно-яєчникової осі, порушуючи регулярність менструацій.

Створення підтримуючого середовища для відкритих обговорень питань сексуального здоров'я допомагає підліткам ухвалювати відповідальні рішення. Школи, медичні працівники та батьки повинні співпрацювати, щоб надати молоді інструменти, необхідні для відповідального ставлення до питань інтимності та контрацепції.

Чи знали ви?

- *Підлітки часто не усвідомлюють, що нерегулярне використання контрацептивів і незахищені статеві контакти є основними причинами незапланованих вагітностей та ІПСШ, багато з яких виникають через відсутність підготовки або порушення критичного мислення під час спонтанних стосунків.*

- *Бар'єрні методи, такі як презервативи, не лише запобігають вагітності, а й захищають від більшості ІПСШ, що робить їх одним із найефективніших і доступних варіантів для підлітків.*

Підліткова вагітність

Підліткова вагітність, хоча й менш поширена в сучасних суспільствах, ніж у минулому, залишається важливою проблемою з серйозними фізичними, емоційними та соціальними наслідками. Історично дівчат видавали заміж у віці 14–16 років, а в деяких регіонах навіть раніше. До 20 років багато жінок уже мали кількох дітей. Водночас високі показники ускладнень вагітності та материнської смертності серед таких молодих матерів рідко привертали увагу в суспільствах, де домінували культурні та релігійні традиції. Навіть сьогодні в деяких частинах світу дитячі шлюби все ще вважаються прийнятними та дозволені законодавством, що підтримує цей цикл.

У багатьох країнах середній вік вступу до шлюбу й планування вагітності підвищився до приблизно 30 років. Проте незаплановані вагітності серед підлітків залишаються поширеними, особливо в громадах із низьким соціально-економічним статусом. Такі вагітності часто є наслідком обмеженого доступу до засобів контрацепції, недостатньої освіти та вищих рівнів сексуального насильства чи примусу.

Справжній рівень підліткових вагітностей важко визначити, оскільки багато сімей вирішують ці питання конфіденційно, іноді вдаючись до небезпечних нелегальних абортів. У США приблизно 27 із кожних 1 000 народжень припадає на матерів віком 15–19 років. Водночас упровадження програм сексуальної освіти та анонімних консультаційних центрів суттєво знизило рівень незапланованих вагітностей і абортів серед підлітків за останні 25 років.

Історично пік підліткових вагітностей припав на період після Другої світової війни, але з того часу показники значно знизилися. Попри це, близько 17% підлітків стикаються з повторними незапланованими вагітностями. У Європі рівень підліткових вагітностей значно нижчий, ніж у США та інших регіонах.

Для багатьох підлітків новина про вагітність стає шоком, і часто вони дізнаються про це запізно, коли вже важко прийняти рішення щодо її переривання. Багато дівчат не знають про ранні ознаки вагітності. Нерегулярний менструальний цикл, характерний для підліткового віку, може призвести до того, що затримка менструації залишиться непоміченою. Симптоми, такі як нудота і блювання, не є універсальними й можуть бути списані на інші фактори, наприклад погане харчування. Слабкість, зміни настрою та чутливість грудей також поширені серед підлітків з інших причин і не завжди викликають підозри.

Якщо має місце затримка менструації, особливо якщо раніше цикл був регулярним, слід виключити вагітність. Домашні тести на вагітність, які можна придбати в аптеках, є високочутливими та надійними після затримки щонайменше на сім днів.

Вагітність у підлітковому віці створює значне фізичне й емоційне навантаження на організм, що ще розвивається. Молоді матері часто стикаються з фінансовою нестабільністю, відсутністю підтримки з боку партнера чи батьків і необхідністю поєднувати навчання з новими обов'язками. Багато хто змушений залишити школу, а деякі піддаються словесному чи фізичному насильству з боку членів родини, які вважають вагітність ганьбою.

Фізично підліткові вагітності пов'язані з підвищеним ризиком ускладнень, зокрема гіпертонії, прееклампсії, передчасних пологів і низької ваги новонароджених. Діти, народжені від підлітків, частіше мають затримку внутрішньоутробного розвитку та народжуються з вагою від 1 500 до 2 500 грамів.

Підліткові матері також мають вищий ризик зараження ІПСШ, що може негативно вплинути як на них самих, так і на дитину під час пологів. Крім того, молоді матері частіше вдаються до паління, вживання алкоголю

й наркотиків, що шкодить розвитку плода та здоров'ю матері.

Післяпологова депресія частіше зустрічається у підлітків через почуття ізоляції, сорому й відчаю. Багато молодих матерів стикаються з нехтуванням або відторгненням з боку друзів і родини, що лише поглиблює їхню соціальну ізоляцію.

Підтримка підлітка під час вагітності

Якщо ваша донька завагітніла в підлітковому віці, важливо підійти до ситуації з емпатією та підтримкою. Лайка, звинувачення чи ізоляція лише посилять її стрес і емоційний тягар. Натомість надайте емоційну, фінансову та практичну допомогу, щоб допомогти їй подолати виклики.

Після підтвердження вагітності необхідно забезпечити регулярний медичний нагляд для контролю за здоров'ям матері та дитини. Психологічна підтримка — від психотерапевта, психолога або соціального працівника — може допомогти підлітку впоратися зі змінами та відповідальністю, пов'язаними з вагітністю та материнством.

Також важливо обговорити з дівчиною її плани щодо освіти та кар'єри, щоб забезпечити можливість продовжити навчання та побудувати майбутнє для себе й дитини. Слід розглянути варіанти дитячих садків або дошкільних закладів, щоб полегшити повернення до навчання. Примусовий шлюб, який іноді пропонують як спосіб «приховати ганьбу», не рекомендується, оскільки такі союзи часто закінчуються розлученням і тривалими стражданнями для всіх учасників.

Незалежно від обставин важливо пам'ятати: ваша донька — це все ще ваша дитина, відображення вашої любові й виховання. Вона потребує вашої підтримки та допомоги як ніколи раніше. Разом ви зможете подолати виклики підліткової вагітності й допомогти їй побудувати стабільне й щасливе майбутнє.

Чи знали ви?

- *Підліткові вагітності частіше трапляються в регіонах із обмеженим доступом до засобів контрацепції та низьким рівнем сексуальної освіти, що підкреслює важливість інформаційних програм і консультацій.*

- *Молоді матері мають підвищений ризик ускладнень, таких як передчасні пологи, низька вага новонароджених і післяпологова депресія, тому регулярний медичний догляд і емоційна підтримка є необхідними.*

Груди та пов'язані з ними проблеми

Розвиток грудей і пов'язані з цим питання у підлітковому віці часто викликають занепокоєння як у дівчат, так і у їхніх батьків. Хоча більшість станів є доброякісними і частиною нормального розвитку, деякі можуть потребувати медичної уваги. Ось огляд найпоширеніших проблем, пов'язаних із грудьми у підлітків:

Розмір грудей

Асиметричний ріст грудей є частим явищем під час статевого дозрівання. Нормально, коли одна грудь росте швидше за іншу, і зазвичай до кінця пубертату ця асиметрія вирівнюється. Однак часто одна молочна залоза, зазвичай права, залишається трохи більшою через природну асиметрію тіла.

Якщо різниця в розмірі є значною або зберігається, може знадобитися медична оцінка для виключення таких станів, як кісти або фіброаденоми.

У худих дівчат із невеликою кількістю жирової тканини груди можуть залишатися маленькими до пізнього пубертату або навіть до вагітності. Якщо менструальний цикл є регулярним, навіть за умови малого розміру грудей, зазвичай немає причин для занепокоєння.

Останніми роками зросла кількість операцій зі зменшення грудей серед підлітків. Такі процедури не рекомендуються до завершення народження дітей і грудного вигодовування, за винятком випадків, коли великі груди спричиняють фізичний дискомфорт, наприклад, біль у шиї чи спині, або заважають повсякденній активності.

Виділення з сосків

У підлітковому віці виділення з сосків не є звичайним явищем, але якщо вони виникають, це не завжди свідчить про медичну проблему. Прозорі або молочні виділення часто пов'язані з підвищеним рівнем пролактину, що може бути наслідком стресу, недосипання, куріння або порушень роботи щитоподібної залози.

Виділення іншого кольору, наприклад зеленого, кров'янистого, гнійного чи жовтого, вимагають медичного обстеження для виключення можливих патологій, хоча серйозні захворювання в цьому віці зустрічаються рідко.

Біль у грудях

Біль у грудях у підлітків найчастіше пов'язаний із гормональними коливаннями протягом менструального циклу. У першій половині циклу клітини молочної залози ростуть у відповідь на дію естрогену. У другій фазі підвищення рівня прогестерону може спричиняти набряклість і чутливість грудей. Якщо вагітність не настає, ці клітини зазнають запрограмованої загибелі (апоптозу), що може викликати легке запалення та дискомфорт.

Циклічний біль у грудях, який часто асоціюється з передменструальним синдромом (ПМС), є нормальним фізіологічним явищем. Пояснення цих змін підліткам може зменшити їхню тривожність щодо болю.

Правильно підібрані бюстгальтери є важливими для зменшення дискомфорту, особливо в другій половині циклу. Дівчатам не рекомендується носити бюстгальтери під час сну; краще обирати вільний та зручний одяг для сну.

Грудні ущільнення

Ущільнення в грудях є поширеним явищем у підлітковому віці та зазвичай мають доброякісний характер. Фіброаденоми — найчастіша знахідка під час огляду грудей або ультразвукового дослідження. Ці доброякісні утворення не є шкідливими, хоча можуть спричиняти дискомфорт. Вони можуть з'являтися в одній або обох грудях і зазвичай вимагають лише спостереження. У разі значного дискомфорту може бути розглянуто хірургічне видалення.

Кістозно-фіброзні зміни, які часто неправильно називають "мастопатією," — ще одне поширене явище. Ці зміни можуть спричиняти локалізоване ущільнення, набряклість і біль, але не призводять до раку.

Інфекції та запалення

Мастит, тобто інфекція тканини молочної залози, рідко зустрічається у підлітків, які не годують грудьми. Проте фізична травма, така як порізи, пірсинг або ушкодження, може сприяти проникненню бактерій у тканину грудей, викликаючи запалення. Симптоми включають почервоніння, набряк, біль і підвищення температури. Антибіотики зазвичай ефективно лікують такі інфекції.

Хоча більшість проблем, пов'язаних із грудьми у підлітків, мають доброякісний характер і вирішуються природним шляхом, будь-які стійкі або тривожні симптоми слід оцінити лікарем. Відкрите спілкування та освіта щодо розвитку грудей можуть допомогти зменшити тривожність і сприяти активному підходу до збереження здоров'я.

Чи знали ви?

- *Асиметрія грудей у підлітковому віці є абсолютно нормальною та зазвичай вирівнюється до кінця пубертату, хоча невеликі відмінності можуть зберігатися у дорослому віці.*

- *Циклічний біль у грудях, часто пов'язаний із гормональними змінами, є звичайним явищем у підлітковому віці та зазвичай зменшується з часом, коли гормональні цикли стабілізуються.*

Харчування для дівчат

Правильне харчування є предметом занепокоєння батьків із перших днів життя дитини, починаючи з питань про грудне вигодовування, суміші та перехід на тверду їжу. У міру дорослішання дітей, особливо дівчат, які вступають у підлітковий вік, виникають питання про специфічні дієтичні потреби та вплив харчування на розвиток.

Хоча між дієтичними потребами здорових дівчат і хлопців немає суттєвих відмінностей, пубертатний період приносить унікальні гормональні зміни для дівчат, які можуть впливати на їхні харчові потреби та функцію шлунково-кишкового тракту.

З початком менструального циклу гормональні коливання впливають на різні функції організму, включаючи травлення. У першій половині циклу підвищена моторика прискорює травлення, тоді як у другій половині знижена моторика може призводити до закрепів. Щоб впоратися з цим, дівчатам слід вживати більше продуктів, багатих на клітковину, таких як фрукти, овочі та цільнозернові продукти, а також пити достатню кількість води, особливо у другій фазі циклу. Зменшення споживання солодких напоїв і оброблених продуктів також може бути корисним.

Для здорових дівчат немає обмежень щодо конкретних продуктів, за винятком алкогольних. Спостереження у різних культурах показують, що за умови отримання необхідних поживних речовин харчова різноманітність не перешкоджає росту чи розвитку дитини.

Підлітковий вік часто стає початком серйозних проблем із харчуванням. Дівчата зазнають впливу суспільних ідеалів краси, які зазвичай формуються знаменитостями та модними тенденціями. За останні п'ять десятиліть ці ідеали змістилися в бік тонших типів фігури, що призвело до поширених

проблем із образом тіла, а в деяких випадках —
до розладів харчової поведінки.

- Приблизно 90% усіх розладів харчової поведінки зустрічаються у жінок.
- Близько 80% підлітків-дівчат бояться набрати вагу.
- Кожна сьома жінка протягом свого життя зіштовхнеться з розладом харчової поведінки.
- Серед підлітків 40%, а за деякими оцінками, кожна третя дівчина вважає, що має зайву вагу, причому 60% активно намагаються її скинути.

На відміну від хлопців, які зазвичай вирішують питання ваги через імпульсивні заняття спортом, дівчата часто вдаються до голодування, екстремальних дієт або інших потенційно шкідливих методів.

Одним із тривожних трендів є "алкогольна дієта," коли підлітки вживають алкоголь замість їжі, вважаючи, що він забезпечує достатньо калорій, не спричиняючи збільшення ваги. Ця практика не лише небезпечна, а й швидко може призвести до алкогольної залежності, недоїдання та серйозних проблем зі здоров'ям.

Підлітки повинні розуміти, що для правильного функціонування організму та підтримання здорової структури клітин і тканин необхідне збалансоване споживання поживних речовин, включаючи вуглеводи, жири та білки.

Дівчата часто наслідують поведінку старших жінок у своєму оточенні, таких як матері чи сестри. У розвинених країнах понад 45% жінок віком 30–35 років сидять на дієтах, що сприяє нормалізації обмежувальних харчових звичок. У США індустрія дієт щорічно генерує $40 мільярдів, проте часто не вирішує основних причин ожиріння.

Що дівчата повинні знати про вагу

1. **Співвідношення ваги та зросту:** Підтримка збалансованого співвідношення ваги до зросту є важливою для загального здоров'я.

2. **Зріст і контроль ваги:** Зріст здебільшого визначається генетикою, тоді як вага може регулюватися завдяки правильному харчуванню та фізичній активності в межах здорових норм.

3. **Відсоток жирової тканини:** Здоровий відсоток жирової тканини (17–24%) підтримує репродуктивне та загальне здоров'я. Як надмірна, так і недостатня кількість жиру може порушити функції організму.

4. **Харчовий і емоційний стрес:** Неповноцінне харчування та стрес, особливо через різку зміну ваги, можуть призводити до порушень менструального циклу та безпліддя.

Розлади харчової поведінки

Розлади харчової поведінки — це психічні стани, що порушують нормальні харчові звички й обмін речовин. Вони часто виникають на тлі негативного сприйняття власного тіла й можуть призводити як до надмірної, так і до недостатньої ваги відносно зросту. Найпоширеніші розлади харчової поведінки включають:

- **Анорексія нервова:** Крайні обмеження в їжі та страх набрати вагу.

- **Булімія нервова:** Періоди переїдання з подальшим викликанням блювання або надмірними фізичними навантаженнями.

- **Піка:** Вживання в їжу нехарчових речовин.

- **Румінаційний розлад:** Регулярне зригування та повторне пережовування їжі.

- **Розлад компульсивного переїдання:** Споживання великої

кількості їжі за короткий проміжок часу, часто із почуттям провини.

Батьки можуть помітити ознаки розладів харчової поведінки, такі як надмірні дієти, відмова від їжі, різкі коливання ваги або компульсивне переїдання. Хоча такі поведінкові зміни часто мають психологічне підґрунтя, їх іноді неправильно діагностують і лікують як гастроентерологічні або педіатричні проблеми, не враховуючи психічні аспекти.

Правильна підтримка, включно з навчанням здоровим харчовим звичкам і відкритим обговоренням проблем, є ключовою для вирішення цих питань і запобігання довгостроковим ускладненням.

○ **Піка**

Піка — це розлад, що проявляється у вживанні нехарчових речовин. Така поведінка часто спостерігається в ранньому дитинстві. Маленькі діти досліджують світ, беручи предмети до рота, що іноді призводить до звички вживати неїстівні речі, такі як клей, бруд, зубна паста, фарба, корм для тварин, парфуми, фекалії, папір, камінці або сміття.

Піка найчастіше трапляється у дітей віком від 1 до 6 років і може бути як тимчасовою фазою допитливості, так і стійкою поведінкою, пов'язаною з такими факторами, як недостатнє харчування, інтелектуальні порушення або порушення у відносинах із матір'ю.

Щоб визначити, чи є піка нормальною частиною розвитку або серйознішою проблемою, потрібне спостереження протягом щонайменше одного місяця. Часте або тривале вживання нехарчових предметів може становити серйозну загрозу для здоров'я, зокрема викликати отруєння, харчові інфекції або кишкові непрохідності. У таких випадках необхідна консультація дитячого психіатра або *іншого спеціаліста*.

○ **Румінаційний розлад**

Румінаційний розлад характеризується регулярним зригуванням частково перевареної їжі, яка повторно пережовується, ковтається або випльовується. На відміну від блювання, ця поведінка є усвідомленою й може повторюватися кілька разів на день.

Точна причина румінації невідома, але її часто пов'язують зі стресом або порушеннями у стосунках матері й дитини. Також можливі анатомічні причини, такі як розширення стравоходу або шлунка, пілороспазм, атрезія стравоходу або ахалазія. Поведінкові фактори, наприклад, смоктання пальця чи обгризання нігтів, також можуть сприяти розвитку цього розладу.

Постійна румінація може призвести до неприємного запаху з рота, тріщин на губах, втрати ваги та порушень травлення. У важких випадках частинки їжі можуть потрапити в бронхи, спричиняючи респіраторні інфекції.

Медичне обстеження є необхідним для виявлення можливих гастроентерологічних або психологічних причин румінації. Залежно від діагнозу лікування може включати медикаментозну терапію, хірургічне втручання або психотерапію.

○ **_Психогенне переїдання_**

Хоча епізодичне переїдання під час стресу є поширеним явищем, психогенне переїдання стосується хронічного та імпульсивного споживання великих кількостей їжі через емоційні або психологічні тригери. Це поведінка часто характеризується:

- Швидким споживанням великих кількостей їжі за короткий час.

- Споживанням їжі без відчуття голоду.

- Залежністю від переїдання як способу знайти комфорт.

- Нічними прийомами їжі, іноді без пам'яті про те, що було з'їдено.

Психогенне переїдання часто супроводжується почуттям провини, сорому або огиди, створюючи цикл конфлікту, коли людина не хоче їсти, але не може зупинитися. На відміну від булімії, цей стан не включає очищення організму.

Психогенне переїдання найчастіше зустрічається у жінок і підлітків і часто супроводжується такими симптомами, як безсоння, депресія та втома. Хоча точна причина залишається невідомою, це часто пов'язано із соціальними, культурними та психологічними чинниками, а в рідкісних випадках може бути наслідком дисфункції гіпоталамуса.

Батьки відіграють важливу роль у формуванні харчової поведінки, часто мимоволі асоціюючи їжу з комфортом або нагородою через такі фрази, як:

- "Ти засмутився? З'їж печиво!"

- "Вдарила ногу? Ось тобі цукерка."

- "Закінчиш домашнє завдання — отримаєш морозиво."

Такі дії можуть формувати нездорові емоційні стосунки з їжею. Підлітки, особливо дівчата, часто переживають підвищені емоційні реакції та тривоги щодо свого зовнішнього вигляду, що може посилювати схильність до переїдання.

Психогенне переїдання може призвести до збільшення ваги, ожиріння та пов'язаних із цим фізичних і психічних проблем. Важливо усунути корінні причини через психологічну підтримку та сприяти розвитку здорових механізмів подолання стресу.

Лікування психогенного переїдання потребує комплексного підходу, що включає участь психотерапевта, дієтолога, педіатра та активну залученість батьків. У разі наявності депресії можуть призначатися антидепресанти, а в деяких випадках застосовуються препарати, що пригнічують апетит.

Основою лікування є психотерапія, яка зосереджується на виявленні стресових факторів і навчанні дитини здоровішим способам подолання негативних емоцій та життєвих ситуацій без звернення до переїдання. Цей процес є поступовим і вимагає терпіння та відданості від усіх учасників, особливо від дитини та її родини.

o *Булімія*

Булімія — це серйозний розлад харчової поведінки, що характеризується циклами переїдання, обмеження їжі та викликаного блювання. Така поведінка часто виникає через викривлене сприйняття власного тіла та сильний страх набрати вагу.

Серед ознак булімії у підлітків можна виділити часті епізоди переїдання, регулярні походи до ванної кімнати відразу після їжі, запах блювотних мас, а також використання проносних або сечогінних засобів. Дівчата з булімією можуть також надмірно займатися фізичними вправами, часто до виснаження. Інші симптоми включають соціальну ізоляцію, потайливу поведінку та значне обмеження різноманітності в раціоні.

Булімія вражає приблизно 1–2% підлітків і молодих жінок, переважно у віці від 13 до 20 років. Депресія супроводжує близько 70% випадків булімії, а 10–20% людей стикаються з хронічним перебігом хвороби, що триває понад десять років.

Часте блювання несе серйозну загрозу для здоров'я. Воно порушує водно-електролітний баланс, що може негативно впливати на роботу серцево-судинної системи через зневоднення та втрату важливих електролітів, таких як натрій і калій. У важких випадках ці порушення можуть бути смертельними.

Діагностика булімії є складною, оскільки значної втрати ваги може не спостерігатися.

Вага може бути нижчою за середню, але не настільки критичною, щоб привернути увагу.

Основним методом лікування булімії є психотерапія, яка допомагає впоратися з емоційними та психологічними чинниками, що лежать в основі розладу. Часто додатково призначають антидепресанти для зменшення симптомів депресії та поліпшення загального психічного стану.

Булімія — це глибоко вкорінений і небезпечний стан, що потребує професійної допомоги та довготривалої підтримки для одужання.

o ***Анорексія***

Анорексія — один із найсерйозніших і потенційно смертельних розладів харчової поведінки, що має найвищий рівень смертності серед психічних захворювань, зокрема через самогубство. Повне одужання спостерігається лише в половини людей, які стикаються з цим розладом.

Анорексія характеризується надзвичайно низькою масою тіла, інтенсивним страхом набрати вагу та нав'язливим бажанням схуднути, що призводить до суворого обмеження в їжі.

Для оцінки ваги у дорослих часто використовують індекс маси тіла (IMT), який розраховується за формулою:

IMT = вага (кг) / [зріст (м)]^2

Анорексію зазвичай діагностують, коли IMT становить менше 16.

Оскільки ріст і набір ваги у дітей і підлітків суттєво відрізняються від дорослих, IMT не є надійним показником для оцінки їхнього здоров'я. Педіатри використовують графіки росту, що дозволяють порівняти параметри дитини зі стандартними показниками. Вага нижче 5-го процентиля вважається критично низькою та може свідчити про потенційні ризики для здоров'я.

Лікування анорексії надзвичайно складне, оскільки не існує специфічних лікарських засобів для безпосереднього усунення розладу. Медичні працівники зосереджуються на корекції фізичних наслідків анорексії, таких як серйозні порушення електролітного балансу, обмінних процесів і серцево-судинних ускладнень, які можуть становити загрозу для життя.

Анорексія має глибокі психологічні корені, що пов'язані з викривленим сприйняттям власного тіла. Саме тому участь психіатрів і психотерапевтів є ключовою в процесі лікування. Підлітки та жінки з анорексією часто потребують госпіталізації для стабілізації фізичного та психічного стану.

Психотерапія відіграє центральну роль у лікуванні й може включати індивідуальні консультації, групову терапію та сімейну терапію. Участь родини є критично важливою, оскільки одужання майже неможливе без постійної підтримки та заохочення з боку батьків і близьких.

Батькам слід уважно стежити за харчовими звичками дитини та її ставленням до їжі та ваги, особливо якщо спостерігається надмірна втрата ваги або надмірна зацикленість на зовнішньому вигляді. Відкриті й співчутливі обговорення соціальних стандартів краси та важливості здорового ставлення до їжі можуть допомогти запобігти розвитку анорексії або вчасно виявити її на ранніх стадіях.

Анорексія — це складний і тривалий розлад, що потребує мультидисциплінарного підходу до лікування. Рання діагностика та постійна підтримка значно підвищують шанси на успішне одужання.

Чи знали ви?

- *Понад 80% підлітків бояться набрати вагу, і багато хто вдається до екстремальних дієт, що може призвести до серйозних фізичних і психічних наслідків.*

- *Розлади харчової поведінки, такі як анорексія та булімія, часто виникають під впливом соціального тиску та викривленого сприйняття тіла, але їх можна ефективно лікувати за умови раннього втручання та професійної підтримки.*

Зовнішність, макіяж і пластична хірургія

Жінки завжди мали особливий зв'язок із дзеркалом, приділяючи багато часу своєму відображенню, і дівчата не є винятком. З початком статевого дозрівання дівчата природно починають більше уваги приділяти своїй зовнішності, прагнучи виглядати привабливо, особливо для представників протилежної статі.

Цей інтерес має біологічні корені, пов'язані з репродуктивними інстинктами та гормональними змінами. Під час овуляції гормональні коливання впливають на бажання жінок носити яскравіший одяг, робити макіяж і підкреслювати привабливі риси. Навіть у підлітковому віці, після початку менструацій, дівчата демонструють зміни настрою та поведінки залежно від фази менструального циклу, що відображає ці інстинктивні особливості.

Дівчата часто шукають натхнення в образах своїх матерів, кумирів або популярних однолітків. Індивідуальність, що формується у виборі стилю — одягу, зачісок, аксесуарів, — зазвичай розвивається після статевого дозрівання, коли дівчата набувають упевненості у вираженні своїх уподобань.

У підлітковому віці багато дівчат стають надмірно зосередженими на зовнішності, хвилюючись через акне, волосся на ногах, руках або обличчі, асиметрію грудей та інші «недоліки». Ці занепокоєння не є виключно поверхневими, вони тісно пов'язані з формуванням самооцінки та соціальним тиском, характерним для цього періоду.

Інтерес до косметики та парфумів часто виникає ще в ранньому віці, особливо спостерігаючи за мамами або старшими сестрами. Маленькі дівчата можуть просити матерів нафарбувати їм нігті або зробити манікюр. Багато хто експериментує з маминим макіяжем, парфумами, сережками, намистом та взуттям, досліджуючи магію зовнішніх змін.

З віком уподобання дівчат змінюються в бік того, що популярне серед їхніх однолітків, і стиль матерів може здаватися їм застарілим або «нудним». Це — частина процесу самостійної ідентифікації та прагнення до незалежності. Деякі мами намагаються адаптуватися до сучасних трендів, але багато підлітків акцентують увагу на відмінностях від дорослих, щоб знайти власну індивідуальність.

Універсальної відповіді на питання, коли дівчатам слід починати користуватися макіяжем, не існує. Сьогодні косметика активно рекламується для молодої аудиторії, і її використання стало поширеним під час виступів, спортивних змагань, конкурсів краси та шкільних заходів. Проте регулярне використання макіяжу зазвичай починається в підлітковому віці.

Підлітки часто використовують макіяж і зачіски як засіб самовираження. Для деяких яскравий макіяж або незвичні кольори волосся є способом заявити про себе, особливо якщо вони відчувають обмеження вдома або нестачу уваги з боку близьких. Також це може бути спробою відповідати модним тенденціям чи привернути увагу однолітків.

Варто зазначити, що підлітки часто користуються косметикою низької якості через обмежений бюджет. Це не лише впливає на зовнішній вигляд і стійкість макіяжу, а й може становити ризик для здоров'я шкіри, особливо за частого використання.

Якщо ваша дитина вирішила користуватися косметикою, доцільно допомогти їй обрати якісні гіпоалергенні засоби. Хоча «повністю натуральної» косметики не існує, багато сучасних продуктів містять безпечніші інгредієнти для молодої шкіри.

Незважаючи на обмежену кількість ресурсів для підлітків щодо правильного використання косметики та парфумів, важливо навчити їх базовим технікам догляду. Підлітки часто орієнтуються на думку однолітків, віддаючи перевагу трендам, а не зручності чи здоров'ю. Це може призвести до надмірного або неправильного використання косметики, що викликає подразнення шкіри, закупорювання пор або штучний вигляд.

Батьки та опікуни відіграють важливу роль у підтримці підлітків під час їхніх експериментів із косметикою. Допомога у виборі правильного догляду за шкірою, помірності у використанні макіяжу та дотримання вікових норм формує здорові звички та зберігає красу молодої шкіри.

Крім того, це гарна нагода для відкритих бесід про самооцінку та вплив суспільних стандартів краси. Важливо підкреслити, що макіяж має підкреслювати природну красу, а не визначати її, що допомагає розвивати впевненість у собі та вміння самовиражатися без тиску зовнішніх факторів.

Підтримка та розуміння з боку батьків допомагають дівчатам безпечно досліджувати свою індивідуальність і долати виклики підліткового віку.

Підлітки та пластична хірургія

Підлітковий вік — це період підвищеної самосвідомості та невпевненості в собі, коли багато підлітків стають надто критичними до своєї зовнішності. Вони можуть зациклюватися на уявних недоліках і прагнути їх «виправити», вважаючи, що це підвищить їхню самооцінку або покращить соціальний статус. Привабливість пластичної хірургії, яку часто романтизують знаменитості та соціальні мережі, стала особливо сильною для деяких підлітків.

Пластична та косметична хірургія — це дорогі процедури, що несуть у собі ризики та мають довгострокові наслідки. Незважаючи на це, багато підлітків шукають хірургічні рішення для виправлення своїх уявних «недоліків». Лише у США щороку майже 300 000 дівчат віком до 19 років проходять пластичні операції.

Найпоширеніші види пластичних операцій серед підлітків включають:

- ринопластику (корекцію форми носа або носової перегородки), що часто зумовлена невдоволенням симетрією чи пропорціями обличчя;
- пластику підборіддя, яка нерідко поєднується з ринопластикою для досягнення гармонійного профілю;
- зменшення розмірів грудей для полегшення фізичного дискомфорту або підвищення самооцінки;
- корекцію асиметрії грудей, що є поширеною проблемою під час підліткового розвитку;
- лабіопластику (зменшення або зміна форми малих статевих губ) з естетичних міркувань або для зменшення дискомфорту під час фізичної активності;
- видалення шрамів і плям для зменшення видимості рубців від акне або інших дефектів шкіри.

Соціальні мережі значно впливають на формування у підлітків уявлень про красу та самоцінність. Платформи, такі як Instagram і TikTok, переповнені зображеннями «ідеальних» облич і тіл, які часто оброблені фільтрами або відредаговані. Це створює нереалістичні стандарти краси. Підлітки, які є вразливими до впливу однолітків, можуть внутрішньо сприймати ці стандарти як норму та відчувати тиск відповідати їм.

Крім того, знаменитості та інфлюенсери, які відкрито говорять про свої косметичні процедури, сприяють нормалізації пластичної хірургії серед молоді. Постійний потік ідеалізованих образів може посилити відчуття меншовартості та підштовхнути до бажання вдатися до хірургічних втручань.

Багато підлітків підходять до пластичної хірургії з нереалістичними очікуваннями, вважаючи, що зміни зовнішності вирішать усі їхні проблеми або кардинально поліпшать стосунки з оточенням. Проте зміна зовнішності рідко призводить до зростання любові, прийняття чи визнання з боку інших людей.

Пластична хірургія пов'язана з низкою ризиків, серед яких ускладнення (інфекції, рубцювання або асиметричні результати), жаль про рішення (незадоволення результатом, особливо з огляду на те, що тіло продовжує рости та змінюватися в підлітковому віці), а також психологічні наслідки. Хірургія може посилити невпевненість у собі, а не вирішити її, особливо якщо причина невдоволення пов'язана з глибшими проблемами самооцінки.

У більшості випадків підлітки не потребують пластичних операцій. Багато уявних недоліків зникають природним чином із віком, коли тіло розвивається, а впевненість у собі зростає. Наприклад, риси обличчя, такі як ніс і підборіддя, продовжують формуватися до ранньої дорослості, а гормональні зміни часто покращують стан шкіри.

Досвідчені пластичні хірурги часто рекомендують проходження психологічної оцінки перед операцією. Психолог може допомогти визначити, чи є бажання змінити зовнішність наслідком соціального тиску, булінгу або психічного розладу, такого як дисморфофобія (BDD).

Батьки, вчителі та медичні фахівці відіграють важливу роль у підтримці підлітків під час періоду самопізнання. Заохочення до самоприйняття, здорових звичок і розвитку впевненості у власній природній красі може зменшити бажання вдатися до хірургічних втручань.

Активності, які сприяють підвищенню самооцінки, такі як спорт, мистецтво чи волонтерство, допомагають відволікти увагу від зовнішності та розвинути почуття власної цінності, що не залежить від зовнішніх факторів. Відкриті розмови про нереалістичні стандарти краси в соціальних мережах і важливість індивідуальності можуть зміцнити впевненість підлітків у власній унікальності.

Чи знали ви?

o *Понад 80% підлітків відчувають вплив суспільних стандартів краси, що спонукає їх експериментувати з макіяжем або розглядати можливість зміни зовнішності.*

o *Майже 300 000 підлітків у США щороку проходять пластичні операції, серед яких найпопулярнішими є ринопластика та зменшення грудей.*

Татуювання: самовираження, мистецтво і важливі аспекти

Колись тату вважалися символами бунтарства або кримінальної належності, але сьогодні вони стали поширеною формою мистецтва на тілі та самовираження. Нині татуювання можна зустріти в людей різного віку, професій і навіть у межах однієї родини. Від мінімалістичних малюнків до складних художніх композицій — татуювання стали способом розповісти власну історію, увічнити важливі моменти життя або просто прикрасити тіло.

Втім, тату — це не лише декор. Це постійна зміна тіла, і рішення зробити татуювання потребує ретельного обдумування, особливо для підлітків. Розуміння процесу, можливих ризиків і потенційних наслідків допоможе ухвалити зважене рішення.

Татуювання — це свідома травма шкіри. Фарба вводиться в дерму — глибший шар шкіри під епідермісом. На відміну від епідермісу, який постійно оновлюється, дерма зберігає фарбу назавжди, що забезпечує довговічність малюнка. Процедура проводиться спеціальними машинами, які контролюють глибину проникнення голки (зазвичай не більше 1–2 мм) для точності та безпеки.

Тривалість нанесення татуювання залежить від його розміру, складності та техніки. Деякі малюнки займають лише кілька хвилин, інші можуть потребувати годин або навіть кількох сеансів.

Що повинні знати підлітки та їхні батьки перед тим, як зробити татуювання?

1. **Татуювання — це медична процедура.** Воно порушує цілісність шкіри, створюючи відкриту рану, яка потребує належного догляду для запобігання інфекціям. Набряк, почервоніння й біль є нормальними після процедури, але без правильного догляду ризик зараження суттєво зростає.

2. **Дотримання стерильності — обов'язкове.** Студія має працювати за суворими стандартами гігієни. Голки повинні бути одноразовими та стерильними, а майстри — працювати в рукавичках і масках. Студія повинна мати автоклав для стерилізації багаторазового обладнання.

3. **Стан здоров'я має значення.** Татуювання може бути протипоказане людям із такими захворюваннями:

   o серцево-судинні хвороби,
   o діабет,
   o шкірні захворювання (екзема, псоріаз),
   o порушення згортання крові,
   o алергія на барвники.

   Підліткам із хронічними хворобами варто проконсультуватися з лікарем перед процедурою.

4. **Вакцинація.** Перед татуюванням бажано переконатися, що зроблено щеплення від гепатиту В і правця.

5. **Тривале рішення.** Тату — це назавжди. Підлітки повинні замислитися над тим, як малюнок вплине на їхнє майбутнє, зокрема кар'єрні можливості. Незважаючи на загальну толерантність

до тату, у деяких професіях видимі малюнки все ще можуть бути недоречними.

6. **Біль і процес загоєння.** Процес нанесення татуювання може бути болісним, особливо на чутливих ділянках (ребра, стопи). Загоєння триває 2–4 тижні, протягом яких потрібно підтримувати чистоту, зволожувати шкіру та уникати прямих сонячних променів.

Догляд після процедури:

- Тримайте ділянку татуювання під стерильною пов'язкою перші 24 години,

- мийте тату м'яким милом і водою, акуратно висушуючи чистим рушником,

- наносіть тонкий шар безароматної зволожувальної мазі,

- уникайте сонця, басейнів і інтенсивних фізичних навантажень до повного загоєння,

- не здирайте кірочки, щоб уникнути шрамів і нерівностей у кольорі.

Попри популярність татуювань, чимало людей згодом шкодують про своє рішення. Опитування показують, що близько 25% людей замислюються над видаленням хоча б одного тату. Причини різні: зміна особистих уподобань, професійні обмеження або втрата якості малюнка з часом.

Методи видалення татуювань:

1. **Лазерне видалення:** найпоширеніший метод. Лазер руйнує пігмент, і організм виводить його природним шляхом. Потребує кількох сеансів залежно від розміру, кольору й давності малюнка.

    o Переваги: ефективність для більшості татуювань, мінімальна інвазивність.

    o Недоліки: болісність, висока вартість, складнощі з видаленням деяких кольорів (зелений, жовтий).

2. **Дермабразія:** включає шліфування верхнього шару шкіри для видалення татуювання.

    o Переваги: швидший результат, ніж лазер.

    o Недоліки: болісність, ризик рубців.

3. **Хірургічне видалення:** підходить для маленьких тату.

- Переваги: повне видалення за одну процедуру.

- Недоліки: залишає шрам, обмежена площа видалення.

4. **Покриття іншим татуюванням:** деякі обирають перекрити старий малюнок новим.

- Переваги: менш болісно й дешевше, ніж видалення.

- Недоліки: залежить від розміру й кольору початкового татуювання.

Для підлітків татуювання може бути способом самовираження чи етапом дорослішання. Однак імпульсивність у цьому віці часто призводить до необдуманих рішень. Батькам важливо зберігати відкритість у спілкуванні, пояснюючи, що татуювання — це назавжди, і заохочувати дітей до довготривалих роздумів.

Підлітки часто потрапляють під тиск однолітків або модних трендів. Розмова про причини бажання зробити татуювання може допомогти краще зрозуміти їхні мотиви: це справжнє прагнення чи спосіб «бути як усі»?

Деякі малюнки, наприклад релігійні чи культурні символи, мають глибоке значення. Підлітків слід заохочувати досліджувати походження своїх обраних дизайнів, щоб уникнути культурної неетичності або непорозумінь.

Татуювання можуть бути важливим засобом самовираження, але вони потребують усвідомленого підходу, особливо для молоді. Батьки можуть допомогти підліткам зробити відповідальний вибір, забезпечивши їх знаннями про процес, ризики та можливі наслідки. Якщо рішення зробити тату все ж прийняте, важливо звертатися до досвідчених майстрів і дотримуватися всіх рекомендацій щодо догляду.

Видалення татуювання — завжди можливість, але це дорого, довго і не завжди ефективно. Заохочення підлітків ретельно обдумувати своє рішення допомагає зменшити ризик жалю та забезпечує, що вибір дійсно відображає їхні цінності й переконання.

Пірсинг: поєднання традицій, моди та ризиків

Пірсинг передбачає створення отвору в шкірі або інших частинах тіла для вставляння прикрас. Хоча проколювання вух для сережок часто сприймається як нешкідлива культурна чи сімейна традиція, пірсинг інших частин тіла в минулому зустрічався із суспільним осудом. У багатьох культурах дівчаткам проколюють мочки вух невдовзі після народження як обряд посвяти або з естетичних міркувань. Водночас пірсинг носа, губ, язика чи пупка раніше асоціювався із бунтарством або нетрадиційним способом життя.

Протягом останніх двох десятиліть пірсинг набув значної популярності та став загальноприйнятою формою самовираження, моди, а подекуди й духовної практики. Для деяких людей пірсинг має культурне чи релігійне значення, для інших — це спосіб підкреслити індивідуальність або відповідати сучасним трендам.

Попри широку популярність, рішення зробити пірсинг не слід ухвалювати легковажно. Це втручання має як медичні, так і естетичні аспекти, особливо для підлітків, які можуть прагнути таким чином продемонструвати свою незалежність або відповідати стандартам однолітків.

Хоча пірсинг є поширеною практикою, він не є повністю безпечним. Процедура передбачає порушення цілісності шкіри, що робить її інвазивною. Потенційні ризики включають:

- **Інфекції:** Бактеріальні інфекції — найчастіше ускладнення, особливо за неналежного догляду або недотримання гігієни.

- **Кровотечі:** Неправильна техніка або проколювання ділянок із багатою судинною мережею можуть спричинити надмірну кровотечу.

- **Шрами:** Невдале загоєння може призвести до помітних рубців.

- **Келоїди:** Деякі люди мають схильність до утворення келоїдів — побільшених рубців, що можуть бути болісними та неестетичними.

Підлітки часто обирають пірсинг помітних частин тіла, таких як ніс, губи, язик, брови, пупок, або інтимних зон, зокрема сосків чи геніталій. Якщо видимий пірсинг зазвичай слугує способом самовираження або привернення уваги, то інтимний пірсинг інколи асоціюється з прагненням посилити сексуальні відчуття. Проте такі пірсинги пов'язані з вищими ризиками дискомфорту, інфекцій і запалень через чутливість шкіри та слизових оболонок у цих зонах.

За оцінками, близько 13% підлітків мають пірсинг, про який їхні батьки не знають, часто через страх отримати осуд або заборону. Таємність підвищує ймовірність того, що процедуру виконає недостатньо кваліфікована особа в неналежних умовах, що значно збільшує ризик ускладнень.

Що повинні знати батьки та підлітки про пірсинг

Як і у випадку з татуюваннями, у деяких країнах пірсинг регулюється законом, дозволяючи його лише особам старше 18 років або за наявності згоди батьків для неповнолітніх. Проте юридичні обмеження іноді підштовхують підлітків до звернення до нелегальних або самостійних процедур (DIY-пірсинг), що значно підвищує ризики для здоров'я.

Батькам важливо підтримувати відкритий діалог із підлітками замість того, щоб категорично забороняти чи ігнорувати їхнє бажання зробити пірсинг. Розуміння мотивації дитини та спрямування її до безпечних практик допомагають ухвалити обґрунтоване і відповідальне рішення.

Пірсинг повинен виконуватися лише в професійних умовах із дотриманням стерильності, щоб мінімізувати ризики та забезпечити правильне загоєння. Важливі заходи безпеки включають:

1. **Вибір ліцензованого майстра:**

o Перевірте сертифікацію майстра та переконайтеся, що він працює в офіційно зареєстрованій студії.

o Відвідайте студію заздалегідь, щоб оцінити рівень чистоти, методи стерилізації та дотримання гігієнічних стандартів.

2. **Використання стерильних інструментів:**

o Голки повинні бути одноразовими та стерильними.

o Майстер повинен працювати в одноразових рукавичках, змінюючи їх для кожного клієнта.

3. **Вакцинація:**

o Перед процедурою підліток має бути вакцинований проти гепатиту В і правця.

4. **Розуміння термінів загоєння:**

o **Мочки вух:** загоюються за 4–6 тижнів.

o **Хрящ (верхня частина вуха):** може загоюватися від 4 до 12 місяців.

- **Пупок:** загоєння триває від 6 місяців до року, часто виникає подразнення через одяг.

- **Ніс:** загоюється за 2–4 місяці, але ризик інфекцій вищий через бактерії в носовій порожнині.

- **Язик і губи:** загоюються швидше (4–6 тижнів), але можливі набряки, проблеми з мовленням і пошкодження зубів.

- **Інтимні пірсинги:** потребують особливої гігієни, загоюються кілька місяців, із частими ризиками інфекцій і запалень.

Підліткам і батькам слід також враховувати соціальні наслідки видимого пірсингу. Деякі школи, роботодавці та гуртки мають суворі правила щодо зовнішнього вигляду, які можуть обмежувати використання пірсингу. Знання цих обмежень заздалегідь допоможе уникнути конфліктів.

Крім того, культурні норми щодо пірсингу різняться. У деяких традиціях пірсинг носа чи сережки символізують сімейний статус або належність до спільноти, а в інших мають виключно естетичне значення. Підлітків слід заохочувати дізнаватися про культурне чи символічне значення обраних ними прикрас, щоб їхнє рішення було обґрунтованим і шанобливим.

Правильний догляд після пірсингу важливий для запобігання інфекціям і сприяння загоєнню. Основні рекомендації:

1. Очищуйте місце проколу двічі на день сольовим розчином або антисептиком, рекомендованим майстром.

2. Уникайте дотику до пірсингу немитими руками.

3. Не виймайте та не змінюйте прикрасу до повного загоєння.

4. Уникайте плавання в басейнах, джакузі чи відкритих водоймах під час загоєння.

5. Носіть вільний одяг або уникайте тертя в ділянках пірсингу, наприклад у зоні пупка чи інтимних місцях.

Якщо з'являються ознаки інфекції, такі як почервоніння, набряк, надмірний біль, виділення чи підвищена температура, слід негайно звернутися до лікаря.

Хоча пірсинг менш постійний, ніж татуювання, багато людей згодом видаляють його. Це особливо часто трапляється з пірсингом у чутливих місцях, таких як ніс, язик чи інтимні зони, через:

- тривалий дискомфорт або біль,

- подразнення від прикрас,

- часті запалення чи інфекції,

- зміни особистих або професійних обставин.

Якщо прикрасу видалити, отвір може самостійно зарости залежно від місця пірсингу та тривалості його носіння. Проте наявність рубців, особливо після великих чи розтягнутих пірсингів, є поширеним явищем.

Особливості загоєння після видалення пірсингу:

- **Невеликі пірсинги** (наприклад, мочки вух) часто заростають повністю за кілька тижнів або місяців.

- **Пірсинг хряща** може не загоїтися повністю, залишаючи невелике заглиблення або рубець.

- **Розтягнуті отвори** (наприклад, тунелі) потребують хірургічного втручання для відновлення шкіри.

Підліткам слід усвідомлювати ризик утворення рубців або неповного загоєння, що може стримати від необдуманих рішень.

Пірсинг може бути цікавою формою самовираження, але він має медичні, соціальні та довгострокові наслідки. Відкриті розмови з підлітками про ризики, догляд і можливі наслідки допоможуть їм зробити зважений і відповідальний вибір. Незалежно від того, чи це простий прокол мочки вуха, чи щось складніше, дотримання правил безпеки та гігієни забезпечує позитивний досвід.

Чи знали ви?

- *Близько 25% людей із татуюваннями замислюються про видалення хоча б одного з них через зміну стилю чи професійні обмеження.*

- *Приблизно 13% підлітків мають пірсинг, про який не знають їхні батьки, що підвищує ризик ускладнень через небезпечні або нелегальні процедури.*

Спорт і здоров'я дівчат

Спорт і фізична активність суттєво впливають на фізичне, емоційне та психічне благополуччя дівчат. Однак вони також створюють унікальні виклики в підлітковому віці, коли організм переживає значні гормональні та розвиткові зміни. Баланс між користю фізичної активності та потребами зростаючого організму є ключем до забезпечення довготривалого здоров'я та щастя.

Підлітковий вік часто стає періодом пошуків, і для багатьох дівчат спорт є важливим способом самовираження, підтримання фізичної форми та соціальної взаємодії. Деякі дівчата із задоволенням займаються спортом, знаходячи радість у русі та командній грі, тоді як інші втягуються в спортивні заняття через бажання батьків реалізувати свої нереалізовані мрії. У таких випадках спорт втрачає свою природну привабливість і стає тягарем замість джерела задоволення.

Намір батьків зазвичай є благородним: вони бачать у спорті можливість виховати дисципліну, характер і стійкість. Проте в деяких сім'ях діти проводять майже весь вільний час на тренуваннях і заняттях, що залишає мало простору для відпочинку чи хобі. Такий насичений графік позбавляє дитину безтурботності, перетворюючи фізичну активність на обов'язок, а не на захоплення.

Фізична активність безсумнівно корисна, але за надмірних навантажень або неправильного планування вона може виснажувати організм. Змагальні види спорту часто вимагають від підлітків навантажень, які суперечать медичним рекомендаціям для зростаючого тіла. Це особливо актуально для видів спорту, де важливими є низька маса тіла або специфічний тип статури, через що спортсменок можуть заохочувати підтримувати надзвичайно низький індекс маси тіла.

Для деяких підлітків-спортсменок наслідками перенавантаження можуть бути хронічна втома, порушення сну, втрата апетиту та навіть зміни настрою. У крайніх випадках цей дисбаланс може призвести до тривалих фізичних і психоемоційних проблем зі здоров'ям.

Період статевого дозрівання є переломним етапом у житті дівчини, і регулярний менструальний цикл є важливим показником гормонального та репродуктивного здоров'я. Інтенсивні фізичні тренування можуть порушити цей делікатний баланс. Високий рівень фізичної активності може затримати настання менархе (першої менструації) або викликати нерегулярні цикли. Ці порушення часто пов'язані з недостатнім рівнем жирової тканини, що є необхідною для вироблення статевих гормонів, таких як естроген і прогестерон.

Особливе занепокоєння викликає так званий **синдром тріади спортсменок**, поширений серед дівчат, які займаються інтенсивними видами спорту. Він складається з трьох взаємопов'язаних проблем:

1. **Дефіцит енергії:** Виникає, коли калорійність раціону не відповідає енергетичним потребам організму, що впливає на загальний стан здоров'я.

2. **Порушення менструального циклу:** Нерегулярні або відсутні менструації через гормональні збої, викликані недостатнім харчуванням і перенавантаженням.

3. **Зниження мінеральної щільності кісток:** Через дефіцит естрогену кістки втрачають щільність, що підвищує ризик переломів і розвитку остеопорозу.

Цей синдром підкреслює важливість балансу між фізичною активністю, правильним харчуванням, достатнім відпочинком і регулярним медичним контролем. Підтримка дівчат у сприйнятті спорту як джерела радості та особистісного зростання, а не лише способу досягнення спортивних успіхів, може запобігти виникненню проблем зі здоров'ям.

Правильне харчування — це основа як спортивних досягнень, так і загального здоров'я. Однак підлітки-спортсменки, їхні батьки та навіть тренери часто недооцінюють або неправильно розуміють цю важливість. Дівчата,

439

які займаються видами спорту, де важлива маса тіла, можуть боятися набрати зайву вагу, що призводить до недостатнього споживання калорій. Інші можуть харчуватися в звичному режимі, але інтенсивні тренування все одно створюють енергетичний дефіцит.

Коли організму бракує енергії та поживних речовин, він віддає пріоритет життєво важливим функціям, знижуючи активність репродуктивної системи. Це призводить до гормональних дисбалансів і порушень менструального циклу. **Аменорея** (відсутність менструації протягом шести місяців і більше) є поширеним наслідком поганого харчування та надмірної фізичної активності. Хоча нерегулярні цикли можуть бути нормальними на початкових етапах статевого дозрівання, тривала аменорея — це серйозний медичний симптом, що потребує консультації лікаря.

На відміну від поширеної думки, що спорт завжди зміцнює кістки, гормональні порушення, спричинені надмірними фізичними навантаженнями, можуть ускладнити засвоєння кальцію. Естроген відіграє ключову роль у підтриманні щільності кісткової тканини, а нерегулярний менструальний цикл порушує цей процес. У результаті підлітки-спортсменки, які мають рідкісні або відсутні менструації, можуть стикатися з втратою кісткової маси, подібною до тієї, що спостерігається у жінок у постменопаузі. Регулярний моніторинг щільності кісток і своєчасне реагування на будь-які порушення менструального циклу є критично важливими для запобігання довготривалим ускладненням.

Сам менструальний цикл також може впливати на спортивні результати. У першій фазі циклу багато дівчат відчувають підвищену енергійність і демонструють кращі результати у фізичних вправах. Натомість у дні, що передують менструації, часто спостерігається втома, дискомфорт у животі та загальне зниження рівня енергії. Деякі тренери рекомендують використовувати гормональні контрацептиви для регуляції або відтермінування менструації під час змагань, проте цей підхід не завжди підходить для молодших дівчат і потребує індивідуального медичного обґрунтування.

Загалом фізична активність під час менструації є безпечною, однак можуть знадобитися певні корективи. Наприклад, інтенсивні вправи, що навантажують нижню частину живота, слід обмежити, особливо в перші дні менструації, оскільки вони можуть посилити дискомфорт. Теорії щодо зв'язку між важкими фізичними навантаженнями під час менструації та розвитком ендометріозу

441

залишаються недоведеними, проте помірна активність вважається безпечною та корисною.

На противагу надмірній фізичній активності, малорухливий спосіб життя також несе значні ризики, зокрема ожиріння та пов'язані з ним проблеми зі здоров'ям, такі як діабет і серцево-судинні захворювання. У багатьох країнах спостерігається зростання рівня дитячого та підліткового ожиріння, що підкреслює важливість формування здорових харчових звичок і регулярної фізичної активності з раннього віку.

Запобігання ожирінню потребує комплексного підходу, що включає:

- освіту щодо здорового харчування,

- заохочення до регулярної фізичної активності,

- підтримку збалансованого способу життя, який поєднує рух, відпочинок і правильне харчування.

Заняття спортом для підлітків мають бути не лише змаганням за перемоги, а й засобом досягнення фізичної форми, особистісного зростання та задоволення. Баланс між фізичною активністю, харчуванням і відпочинком є основою для збереження здоров'я як у короткостроковій, так і в довгостроковій перспективі. Батьки, тренери та медичні працівники можуть допомогти юним спортсменкам досягти успіху в житті, створюючи сприятливе середовище, де на першому місці стоїть не результат, а добробут.

Чи знали ви?

- *Тріада спортсменок — дефіцит енергії, порушення менструального циклу та зниження щільності кісток — є поширеним, але цілком запобіжним синдромом серед підлітків-спортсменок.*

- *Аменорея у підлітків-спортсменок може свідчити про серйозні порушення здоров'я, такі як гормональні дисбаланси або недостатнє харчування, і ніколи не повинна залишатися без уваги.*

Шкідливі звички і підлітки

Підлітковий вік — це час дослідження й формування ідентичності, але також період підвищеної вразливості до негативних впливів. Діти та підлітки часто наслідують поведінку дорослих, які їх оточують, особливо тих, кого вони поважають або вважають рольовими моделями. Саме тому багато молодих людей зізнаються, що почали експериментувати з

курінням або алкоголем у досить ранньому віці
— іноді вже в 8, 10 чи 12 років. На жаль, ці перші
знайомства часто відбуваються вдома, під час
сімейних зібрань, коли дорослі невимушено
пропонують шампанське або дозволяють
спробувати пиво, самі того не усвідомлюючи,
закладаючи певну основу. Тиск з боку
однолітків також відіграє значну роль, але
сімейне середовище залишається одним із
найперших і найвпливовіших факторів.

Куріння

Куріння — це не просто звичка; для
багатьох підлітків воно символізує бунт,
незалежність і дорослість. Куріння часто
виглядає привабливо завдяки його зображенню
в популярній культурі, де знаменитості та
інфлюенсери часто показані з цигарками. Серед
дівчат підліткового віку куріння іноді
використовується як спосіб відкинути
традиційний стереотип «хорошої дівчинки» та
прийняти образ «поганої дівчинки», яка є
бунтівною, безтурботною та сміливою. Хлопці
часто асоціюють куріння з мужністю, силою або
прийняттям у колі однолітків.

Попри свою привабливість, куріння є
однією з основних причин захворювань і
смертей, яких можна уникнути. Проте підлітки
часто ігнорують ці ризики, оскільки шкідливі
наслідки куріння не проявляються одразу.

444

- Близько 20% підлітків курять, причому цей показник суттєво відрізняється залежно від регіону.

- Понад 30% дітей починають курити у віці 12 років або раніше.

- Приблизно 60% підлітків вперше пробують курити в компанії друзів, тоді як 10% отримують перший досвід куріння від членів родини.

- 60% підлітків, які курять, мають щонайменше одного члена родини, що курить, що підкреслює сильний вплив сімейного середовища.

- Серед підлітків віком до 15 років курцями є 15% дівчат і 16% хлопців. До пізнього підліткового віку ці показники зростають до 20% у дівчат і 30% у хлопців.

За останні два десятиліття види куріння суттєво змінилися. Хоча традиційні сигарети залишаються поширеними, багато підлітків зараз експериментують із сигарами, люльками, а особливо кальяном, який часто помилково вважається менш шкідливим.

Зростання популярності електронних сигарет (вейпів) вражає, причому старшокласники становлять найбільшу групу їхніх користувачів. Легалізація медичної марихуани в різних країнах ще більше ускладнила ситуацію, оскільки деякі підлітки використовують її в рекреаційних цілях, часто поєднуючи з курінням.

Ці альтернативи, хоча й рекламуються як безпечніші, мають власні ризики для здоров'я. Дим кальяну, наприклад, містить токсичні речовини на рівні, який часто перевищує рівень у сигаретному димі, тоді як електронні сигарети можуть містити шкідливі хімічні речовини та спричиняти нікотинову залежність.

Підлітки, які курять, значно частіше схильні до інших ризикованих форм поведінки, зокрема:

- Вживання алкоголю та наркотиків, особливо кокаїну.

- Агресії та фізичних сутичок.

- Носіння вогнепальної зброї або участі у насильницьких діях.

- Спроб самогубства.

- Проблем із психічним здоров'ям, таких як депресія та тривожність.

- Небезпечних сексуальних практик, що підвищує ризик інфекцій, що передаються статевим шляхом (ІПСШ), та незапланованої вагітності.

Зусилля щодо зменшення куріння через інформаційні кампанії та посилення регулювання знизили рівень куріння серед підлітків у багатьох розвинених країнах, проте ширші поведінкові та психологічні наслідки куріння залишаються критичною проблемою.

Однією з причин, через яку підлітки недооцінюють небезпеку куріння, є його відкладений вплив. Негативні наслідки часто стають очевидними лише через роки чи навіть десятиліття, що створює хибне відчуття безпеки. Проте важливо донести до підлітків, що курці, у середньому, живуть на 13–14 років менше, ніж ті, хто не курить.

Куріння є основним чинником розвитку таких захворювань, як серцево-судинні хвороби, рак легенів та інші форми раку. Серед підлітків-дівчат куріння має специфічні наслідки для репродуктивного здоров'я. Хоча дослідження тривають, відомо, що тривале куріння впливає на менструальний цикл, дозрівання репродуктивних клітин і підвищує ризик передракових станів та раку шийки матки, особливо у поєднанні з іншими факторами ризику, такими як інфекція вірусу папіломи людини (ВПЛ).

Відмовитися від куріння підліткам особливо складно, оскільки їхня імпульсивна та емоційно керована поведінка часто переважає над раціональними рішеннями. Соціальне оточення відіграє ключову роль: підлітки, які проводять час із курцями, значно рідше кидають цю звичку. Для багатьох відмова від куріння — це не лише питання сили волі, а й психологічний та соціальний виклик.

Існує багато програм відмови від куріння, спеціально розроблених для підлітків. Ці програми наголошують на важливості психологічної підтримки, яка значно підвищує ймовірність успіху. Такі методи, як консультування, поведінкова терапія та використання нікотинозамінних засобів, можуть бути ефективними, але тривала підтримка з боку родини та друзів є ключовою для довготривалих змін.

Боротьба з курінням серед підлітків вимагає комплексного підходу, який включає освіту, підтримку та профілактику. Посилення регулювання куріння у громадських місцях у поєднанні з доступними освітніми кампаніями дозволило успішно знизити рівень куріння серед підлітків у багатьох країнах до 50% за останнє десятиліття. Проте ці зусилля мають також враховувати ширші поведінкові моделі, пов'язані з курінням, щоб забезпечити, що підлітки здатні приймати обґрунтовані рішення щодо свого здоров'я.

Завдяки відкритому спілкуванню, наданню ресурсів для відмови від куріння та демонстрації здорових звичок родини та громади можуть допомогти підліткам подолати цей складний етап і уникнути довготривалих наслідків шкідливих звичок.

Алкоголь

Підлітки часто сприймають алкоголь як «квиток» у доросле життя, можливість наслідувати «заборонені» моделі поведінки, які вони спостерігають у дорослих. Привабливість алкоголю посилюється його нормалізацією в багатьох сім'ях, де батьки можуть невимушено дозволити дітям ковток алкоголю під час сімейних свят. Для одних підлітків перший досвід із алкоголем відбувається під тиском однолітків, для інших — починається вдома з начебто безпечних ситуацій, що згодом формують звички.

Дослідження показують, що вживання алкоголю серед підлітків є поширеною проблемою в усьому світі. У США понад 50% осіб віком від 12 до 20 років уже пробували алкоголь, а в багатьох розвинених країнах середній вік першого вживання становить 11 років для хлопців і 13 років для дівчат. Ці дані підкреслюють необхідність уваги до чинників, що сприяють ранньому знайомству з алкоголем.

Підлітки, які вживають алкоголь, мають значно вищий ризик залучення до небезпечної та руйнівної поведінки, зокрема:

- **Агресивна поведінка:** Алкоголь знижує рівень самоконтролю, що може призводити до конфліктів або спалахів насильства.

- **Протиправні дії:** Крадіжки, вандалізм і навіть напади частіше трапляються серед підлітків, які вживають алкоголь.

- **Ризикована сексуальна поведінка:** Алкоголь погіршує здатність ухвалювати рішення, що підвищує ймовірність незахищених статевих контактів і, як наслідок, інфекцій, що передаються статевим шляхом (ІПСШ), або небажаних вагітностей.

- **Алкогольна залежність у дорослому віці:** Ранній досвід і регулярне вживання алкоголю в підлітковому віці значно підвищують ризик розвитку залежності згодом.

Дівчата-підлітки, які вживають алкоголь, особливо вразливі до фізичного та сексуального насильства, що робить наслідки ще серйознішими.

Кілька факторів пояснюють, чому деякі підлітки частіше експериментують з алкоголем або вживають його регулярно:

- **Вплив родини:** Підлітки, чиї батьки або брати й сестри зловживають алкоголем, частіше наслідують цю модель поведінки.

- **Тиск однолітків:** Друзі часто стають першими, хто пропонує алкоголь, створюючи соціальне середовище, де вживання є нормою.

- **Проблеми з психічним здоров'ям:** Депресія, тривожність, неконтрольована агресія чи шизофренія підвищують ризик зловживання алкоголем.

- **Генетична схильність:** Наявність в сімейній історії випадків алкоголізму збільшує ризик розвитку залежності.

- **Соціально-економічне та культурне середовище:** Рівень споживання алкоголю відрізняється залежно від етнічних і соціальних груп, у деяких громадах спостерігається вищий рівень уживання.

- **Гендерні відмінності:** Хлопці зазвичай споживають алкоголь у більших кількостях, тоді як у дівчат залежність розвивається швидше навіть за менших доз.

Вживання алкоголю особливо поширене серед учнів старших класів і студентів університетів у багатьох країнах. У країнах колишнього СРСР зафіксовані одні з найвищих показників споживання алкоголю серед молоді. У США 50% старшокласників регулярно вживають алкоголь, а понад 14% хоча б раз на рік відчували сильне сп'яніння. Близько 8% підлітків повідомляють про випадки надмірного вживання алкоголю (binge drinking), коли за один раз споживається кілька порцій міцного алкоголю.

Ці дані підкреслюють необхідність розробки комплексних стратегій для зниження рівня вживання алкоголю серед підлітків.

Залежність від алкоголю зазвичай прогресує через кілька етапів. Розпізнавання цих стадій може допомогти батькам, педагогам і медичним працівникам втрутитися на ранніх етапах:

1. **Перший контакт**: Алкоголь часто сприймається як менш ризикований у порівнянні з сигаретами чи наркотиками. Цікавість, тиск однолітків і бажання "вписатися" стають основними мотивами для першого вживання.

2. **Експерименти**: Вживання алкоголю стає регулярним заняттям, часто супроводжуваним курінням або вживанням наркотиків, коли підлітки досліджують свої межі.

3. **Збільшення споживання**: Частота і кількість споживаного алкоголю зростає. Підлітки активно шукають можливості для вживання алкоголю, іноді навіть вдаючись до крадіжок або інших засобів, щоб його отримати.

4. **Регулярне вживання і одержимість**: Алкоголь стає центральним елементом у житті підлітка. Погіршуються успішність у школі, стосунки в родині та соціальні зв'язки.

5. **Повна залежність**: На цьому етапі підліток почувається "нормально" лише в стані сп'яніння. Поведінка стає непередбачуваною, а для фінансування залежності можуть вчинятися кримінальні дії.

Алкоголь погіршує концентрацію, пам'ять і здатність до навчання, що негативно впливає на успішність у школі. Неповноцінне харчування або його відсутність, яке часто супроводжує підлітковий алкоголізм, призводить до довготривалих проблем зі

453

здоров'ям. Керування транспортом у стані сп'яніння особливо небезпечне для підлітків, сприяючи 60% смертельних ДТП серед осіб віком 15–20 років. Проблеми з психічним здоров'ям, зокрема депресія, посилюються під впливом алкоголю, що підвищує рівень самогубств серед підлітків, які вживають алкоголь.

Підлітки-дівчата стикаються з унікальними ризиками, пов'язаними з вживанням алкоголю:

- **Порушення менструального циклу**: Алкоголь порушує гормональний баланс, що призводить до пропусків або нерегулярних місячних.

- **Ризики для репродуктивного здоров'я**: Алкоголь збільшує вразливість до інфекцій, що передаються статевим шляхом (ІПСШ), через зниження здатності приймати обґрунтовані рішення та неконкретне використання засобів захисту.

- **Незаплановані вагітності**: Багато випадків інтимних стосунків у стані сп'яніння призводять до непередбачених наслідків, зокрема вагітності.

Раннє та ефективне запобігання є ключовим у вирішенні проблеми вживання алкоголю серед підлітків. Одним із найважливіших кроків є надання освіти про небезпеку алкоголю ще до того, як діти досягають підліткового віку. Коли діти розуміють потенційні ризики, включаючи наслідки для здоров'я, порушення здатності до прийняття рішень і довготривалу залежність, вони краще підготовлені до прийняття усвідомлених рішень. Зусилля з профілактики слід починати рано та включати відкриті обговорення вдома, у школах і в громадах.

Участь батьків відіграє вирішальну роль у формуванні ставлення підлітків до алкоголю. Батьки повинні вести чесні, неосудливі розмови про вплив алкоголю, сприяючи довірі та допомагаючи підліткам почуватися комфортно при обговоренні їхнього досвіду й тиску з боку однолітків. Створюючи основу для відкритого спілкування, батьки можуть забезпечити підтримуюче середовище, яке знеохочує вживання алкоголю та сприяє формуванню здорових механізмів подолання труднощів.

Залучення підлітків до змістовної діяльності є ще однією ефективною стратегією. Програми після школи, заняття спортом, хобі та творчі захоплення не лише займають їхній час, але й допомагають розвивати впевненість у собі, дисципліну та відчуття мети. Такі заняття забезпечують конструктивний вихід для енергії та емоцій, знижуючи ймовірність того, що нудьга або тиск однолітків призведуть до експериментів із алкоголем.

Крім того, розповіді про реальні життєві ситуації, пов'язані з наслідками вживання алкоголю, можуть мати глибокий вплив на підлітків, роблячи небезпеки більш відчутними й особистими.

Для підлітків, які вже мають проблеми з вживанням алкоголю, втручання потребує багатогранного підходу. Психологічне консультування може допомогти впоратися з емоційними та соціальними чинниками, які спонукають до такої поведінки, надаючи інструменти для управління стресом, тиском однолітків і проблемами з психічним здоров'ям.

Залучення родини також має вирішальне значення, оскільки стабільне та підтримуюче домашнє середовище може суттєво вплинути на процес відновлення. У більш складних випадках можуть знадобитися програми реабілітації, які пропонують структуровану підтримку та професійну допомогу для подолання залежності.

Час і середовище також відіграють важливу роль у вживанні алкоголю підлітками. Статистика показує, що найбільша кількість випадків вживання алкоголю припадає на період між 15:00 і 18:00, коли підлітки часто залишаються вдома після школи без нагляду, а батьки ще на роботі. Це підкреслює важливість структурованої діяльності та послідовної присутності батьків у цей уразливий час. Надання можливостей для зайнятості, наприклад через клуби, спортивні секції або громадські програми, може запобігти тому, щоб підлітки зверталися до алкоголю через нудьгу чи цікавість.

Поєднуючи освіту, активну участь батьків, структуровану діяльність і професійну допомогу за необхідності, родини та громади можуть створити захисну основу, яка допоможе підліткам впоратися з викликами, пов'язаними з тиском однолітків і ризикованою поведінкою. Ці активні заходи не лише знижують ризики вживання алкоголю, а й сприяють формуванню здорових звичок та прийняття обґрунтованих рішень у майбутньому.

Наркотики

Підлітковий вік — це період дослідження та цікавості, але також час підвищеної вразливості до шкідливої поведінки. Серед таких ризиків уживання наркотиків є одним із найсерйозніших, часто переплітаючись із курінням і вживанням алкоголю у небезпечну «тріаду». Підлітки, які експериментують із однією з цих звичок, статистично частіше починають залучатися й до інших, що створює накопичувальний ефект для їхнього здоров'я та майбутнього.

Наркозалежність є глобальною проблемою, яка не має кордонів і вражає людей з усіх верств населення. Світова торгівля наркотиками процвітає завдяки таємності, і справжні масштаби вживання наркотиків серед підлітків складно виміряти. Громадська увага часто зосереджується на крайніх випадках, коли споживачі наркотиків потрапляють до лікарень, стикаються з юридичними проблемами або втрачають життя.

Підлітки особливо схильні до експериментів, часто використовуючи речовини, які легко доступні, такі як рецептурні ліки, побутові хімікати та інші предмети. Ці речовини, хоча не завжди класифікуються як наркотики, можуть бути однаково шкідливими або навіть смертельними у певних дозах. Широкий спектр речовин, які зловживаються підлітками, відображає зростаючу проблему, яка потребує термінової уваги.

Підлітки часто експериментують із різними речовинами, зокрема:

- **Традиційні наркотики**: Кокаїн, героїн, крек, амфетаміни, марихуана та галюциногени, такі як РСР і ЛСД.

- **Інгалянти**: Побутові продукти, такі як бутан, фарба та клей, які недорогі та легко доступні.

- **Ліки**: Седативні засоби, знеболювальні препарати та протисудомні препарати, якими зловживають через їхній психоактивний ефект.

Хоча традиційні наркотики залишаються серйозною проблемою, зростаюче використання інгалянтів і рецептурних препаратів підкреслює небезпеку речовин, які можуть здаватися безпечними або менш регульованими.

Вживання наркотиків серед підлітків демонструє помітні гендерні відмінності:

- **Дівчата:** Частіше зловживають лікарськими препаратами, використовуючи їх для самозаспокоєння або втечі від емоційних проблем. Вони також частіше комбінують алкоголь із наркотиками, що підвищує ризик розвитку залежності.

- **Хлопці:** Схильні до вживання традиційних наркотичних речовин, переважно в соціальних ситуаціях, щоб посилити відчуття задоволення або підвищити впевненість у собі.

Ці моделі підкреслюють необхідність розробки цільових стратегій профілактики та втручання, які враховують унікальні мотивації та ризики для кожної статі.

Останніми роками спостерігається зростання рівня вживання марихуани серед дівчат-підлітків, а також коливання в поширенні таких речовин, як екстазі (MDMA). Тривожною тенденцією є поєднання алкоголю з лікарськими засобами або нетрадиційними наркотиками, оскільки багато дівчат помилково вважають такі комбінації безпечними.

Цікаво, що навіть серед дівчат із високими академічними досягненнями зустрічаються випадки зловживання наркотичними речовинами. Значний вплив має оточення, зокрема близькі друзі, які вживають наркотики чи алкоголь, часто стимулюють подібну поведінку у своєму колі спілкування.

Наслідки вживання наркотиків виходять за межі особистого життя підлітка, впливаючи на сім'ю та суспільство. Залежність руйнує як фізичне, так і психічне здоров'я, порушує стосунки, заважає навчанню та кар'єрі. Підлітки, які зловживають наркотиками, мають підвищений ризик:

- **Проблем зі здоров'ям:** отруєння, ураження органів і тривала залежність.

- **Психічних розладів:** депресії, тривожності, що часто загострюються під впливом наркотичних речовин.

- **Соціальних наслідків:** проблем із законом, напружених сімейних стосунків і невдач у навчанні.

Залежність у підлітковому віці рідко минає без втручання, що підкреслює важливість раннього виявлення проблеми та своєчасного втручання.

Профілактика базується на освіті. Батьки мають змалку навчати дітей про небезпеку вживання наркотиків, підтримуючи відкриті й чесні розмови про ризики та наслідки. Підлітки, які добре поінформовані й відчувають підтримку, частіше чинять опір тиску з боку однолітків.

Якщо батьки підозрюють, що їхня дитина вживає наркотики, важливо діяти негайно. У багатьох країнах існують безкоштовні ресурси та анонімні програми підтримки, які допомагають сім'ям отримати інформацію про залежність і знайти шляхи до відновлення. Всупереч поширеним міфам, батьки мають значний вплив на формування поведінки підлітків і часто є першою лінією захисту від залежності.

Школи, громадські організації та релігійні громади часто мають спеціалістів, які працюють із підлітками, що мають проблеми із залежністю. Ці фахівці можуть надати консультації та стратегії втручання, адаптовані до потреб кожного підлітка.

Регулярна й змістовна взаємодія між батьками та підлітками допомагає запобігти проблемам, пов'язаним із вживанням наркотиків. Стосунки, засновані на довірі, сприяють тому, що підлітки охочіше діляться своїми переживаннями та звертаються по допомогу, коли виникають труднощі.

Залежність розвивається поступово і проходить кілька стадій:

1. **Початковий контакт:** зазвичай підлітки пробують наркотики через цікавість або під тиском однолітків.

2. **Експериментування:** наркотики використовуються час від часу в компаніях, щоб «спробувати нове».

3. **Підвищення споживання:** частота і кількість уживаних речовин збільшується, з'являється активний пошук наркотиків.

4. **Регулярне вживання та залежність:** вживання наркотиків стає частиною

щоденного життя, витісняючи інші інтереси.

5. **Повна залежність:** підліток втрачає контроль над собою, проявляє агресію, ізолюється від суспільства, часто вдається до протиправних дій, щоб отримати наркотики.

Розуміння цих етапів допомагає ефективно втрутитися на ранніх стадіях розвитку залежності. Раннє виявлення проблеми значно підвищує шанси на успішне відновлення. Батьки мають бути уважними до змін у поведінці дитини, різкого погіршення успішності чи ізоляції від сім'ї та друзів. Відкрите спілкування та своєчасне втручання можуть запобігти розвитку залежності.

Боротьба з вживанням наркотиків серед підлітків вимагає спільних зусиль родини, школи та громади. Створення підтримуючого середовища, забезпечення доступу до ресурсів і надання підліткам знань для ухвалення усвідомлених рішень допомагає знизити поширеність залежності і її руйнівних наслідків.

Профілактика починається з обізнаності, а втручання — із розуміння. Разом ці стратегії можуть допомогти підліткам уникнути небезпеки вживання наркотиків і вести здоровий, повноцінний спосіб життя.

Чи знали ви?

- *Підлітки, які палять, значно частіше експериментують із алкоголем, наркотиками та практикують небезпечні сексуальні контакти.*

- *Найбільший рівень уживання алкоголю серед підлітків спостерігається між 15:00 і 18:00 — у години після школи, коли багато підлітків залишаються без нагляду.*

Психічне здоров'я та емоційний добробут

Психічне здоров'я та емоційний добробут є фундаментом загального розвитку й успішності дітей, формуючи їхню здатність долати життєві виклики, будувати змістовні стосунки та досягати своїх прагнень. Для дівчат ці аспекти є особливо складними через взаємодію біологічних, психологічних, соціальних і культурних чинників. Хоча тема психічного здоров'я привернула більше уваги в останні роки, унікальні переживання та потреби дівчат часто залишаються недостатньо дослідженими як в академічних дослідженнях, так і в публічних обговореннях.

Від раннього дитинства до підліткового віку дівчата проходять через значні фізіологічні та емоційні зміни, які впливають на їхнє психічне здоров'я. Гормональні коливання під час статевого дозрівання, разом із зростаючими соціальними очікуваннями та тиском, можуть підвищувати їхню вразливість до проблем із психічним здоров'ям. Такі стани, як тривожність, депресія та розлади харчової поведінки, часто проявляються у цей період, що вимагає раннього втручання та підтримки. Однак психічне здоров'я не визначається виключно наявністю чи відсутністю розладів; воно також включає такі якості, як стійкість, самооцінка та здатність регулювати емоції. Для дівчат ці якості формуються не лише їхнім найближчим сімейним середовищем, але й ширшими суспільними впливами, включно з медіа, гендерними нормами та взаємодією з однолітками.

Культурне ставлення до психічного здоров'я та гендерних ролей ще більше ускладнює ситуацію. У деяких суспільствах дівчат часто відмовляють від відкритого вираження негативних емоцій, що призводить до внутрішнього стресу та формування стратегій подолання, які не завжди є здоровими. Навпаки, середовища, які сприяють відкритому спілкуванню, самовираженню та емоційній підтримці, можуть значно покращити психічний стан дівчини. Таким чином, розуміння культурних і суспільних контекстів, у яких виховуються дівчата, є ключовим для створення ефективних стратегій у сфері психічного здоров'я.

Підтримуючі стосунки, позитивне підкріплення та доступ до ресурсів із психічного здоров'я відіграють вирішальну роль у зміцненні емоційної стійкості та зменшенні ризику розвитку психічних розладів. Практики, засновані на доказах, такі як усвідомленість, когнітивно-поведінкові стратегії та програми підтримки однолітків, продемонстрували успіх у покращенні результатів психічного здоров'я у дівчат.

Враховуючи біологічні, психологічні та соціальні аспекти психічного здоров'я, ми можемо краще підготувати дівчат до успіху в усіх сферах їхнього життя. Роблячи це, ми не лише надаємо сили кожній дівчині, а й закладаємо основу для здоровіших родин і громад, визнаючи, що добробут дівчат сьогодні формує майбутнє суспільства завтра.

Управління стресом і тривожністю

Стрес і тривожність є універсальними людськими переживаннями, проте вони проявляються по-різному у дівчат через взаємодію біологічних, психологічних і соціокультурних факторів. Для дівчат, особливо в період формування особистості, стрес може виникати через академічний тиск, стосунки з однолітками, сімейні очікування та соціальні норми, які формують їхнє самосприйняття та відчуття власної цінності. Якщо залишити ці проблеми без уваги, хронічний стрес і тривожність можуть перешкоджати емоційному розвитку, погіршувати психічне здоров'я та обмежувати здатність дівчини реалізувати свій потенціал. Тому забезпечення дівчат ефективними стратегіями стійкості та подолання є як профілактичним, так і підсилюючим заходом.

Стрес і тривожність часто виникають як природні реакції на виклики чи сприйняті загрози. У дівчат ці реакції можуть посилюватися через гормональні зміни під час статевого дозрівання, підвищену чутливість до соціальних взаємодій і тиск, пов'язаний із дотриманням культурних стандартів жіночності. Академічні вимоги та позакласні заняття можуть ще більше посилювати ці стресори, створюючи делікатний баланс між прагненням до успіху та збереженням емоційного здоров'я.

Дівчата також схильні інакше, ніж хлопці, переживати стрес. У той час як хлопці можуть виражати стрес через агресивну або руйнівну поведінку, дівчата часто тримають його в собі, що може проявлятися у вигляді тривожності, прагнення до досконалості чи невпевненості в собі. Таке накопичення емоцій може зробити їхні труднощі менш помітними, що призводить до затримки в їхньому виявленні та наданні допомоги.

Крім того, соціальна стигма щодо психічного здоров'я часто заважає дівчатам звертатися по допомогу або відкрито виражати свої емоції. Ці фактори підкреслюють нагальну потребу в активних підходах, які навчають дівчат розпізнавати, керувати та, зрештою, долати стрес і тривожність.

Стійкість — це здатність адаптуватися та процвітати перед обличчям труднощів. Навчання стійкості є основою ефективного управління стресом. Формування стійкості включає розвиток мислення, орієнтованого на зростання, де виклики розглядаються як можливості для навчання та особистого розвитку, а не як непереборні перешкоди. Батьки, освітяни та опікуни відіграють вирішальну роль у демонстрації стійкості та заохоченні дівчат до прийняття подібного підходу.

Ключовим компонентом стійкості є самосвідомість. Заохочення дівчат до визначення своїх стресових тригерів і розуміння емоційних реакцій є критичним першим кроком. Інструменти, такі як ведення щоденника, відстеження настрою та відкриті розмови про емоції, можуть допомогти дівчатам розвивати цю обізнаність. Наприклад, дівчина, яка розуміє, що відчуває тривогу перед публічними виступами, може навчитися долати цей конкретний страх за допомогою цільових стратегій, таких як візуалізація або вживання технік заспокоєння.

Ще одним важливим елементом стійкості є розвиток почуття самоефективності. Коли дівчата вірять у свою здатність впливати на результати та долати труднощі, вони менше схильні почуватися перевантаженими стресом. Діяльність, яка сприяє розвитку компетенцій, чи то через спорт, навчання або творчі заняття, може зміцнити цю віру. Відзначення невеликих успіхів і підкріплення зусиль, а не лише результатів, ще більше зміцнює впевненість дівчини у власних можливостях.

Хоча стійкість забезпечує основу, стратегії подолання пропонують практичні інструменти для управління стресом і тривожністю в реальному часі. Ці стратегії мають бути адаптовані до індивідуальних потреб і вподобань дівчини, забезпечуючи їх доступність і сталість.

Методи зниження стресу для дівчат

- **Техніки розслаблення та усвідомленості:** Прості практики, як глибоке дихання, поступове розслаблення м'язів і медитація, допомагають знизити рівень стресу, зосереджуючи увагу на теперішньому моменті. Навчати цих методів можна за допомогою аудіозаписів чи мобільних додатків, що робить їх доступними та цікавими. Також йога та інші рухові вправи поєднують користь для тіла й емоційного стану, сприяючи спокою й кращому усвідомленню себе.

- **Методи зміни мислення:** Дівчата можуть навчитися змінювати негативні думки й справлятися з безпідставними страхами. Наприклад, якщо дівчина хвилюється через можливу невдачу на іспиті, вона може замінити думку «Я все провалю» на «Я можу добре підготуватися, і це лише один із багатьох тестів». Такий підхід допомагає краще сприймати ситуацію та знижує тривожність.

- **Планування часу та пріоритетів:** Відчуття перевантаженості часто викликає стрес. Навички планування, як-от створення списків завдань, розподіл великих справ на менші кроки та встановлення реальних цілей, допомагають зменшити напругу. Вивчення понять пріоритетності та принципу «80/20» допомагає зосередитися на найважливішому, зменшуючи непотрібні турботи.

- **Підтримка та спілкування:** Важливо заохочувати дівчат ділитися своїми переживаннями з друзями, родиною чи наставниками. Спілкування забезпечує емоційну підтримку та практичні поради. Вправи для розвитку впевненості у спілкуванні допомагають краще висловлювати свої потреби та встановлювати особисті межі.

- **Творчість:** Малювання, письмо, музика чи інші творчі заняття допомагають зняти напругу, даючи змогу висловити свої емоції. Такі хобі не лише знижують стрес, а й приносять задоволення та відчуття досягнень.

- **Підтримка середовища:** Дівчата розвиваються краще там, де визнають їхні почуття, цінують їхні сильні сторони й забезпечують відчуття безпеки. Школи можуть сприяти цьому, впроваджуючи програми емоційного розвитку, що навчають управляти емоціями та будувати здорові стосунки. Родини також відіграють важливу роль, підтримуючи відкрите спілкування та демонструючи здорові способи подолання труднощів.

- **Зміна суспільних очікувань:** Потрібно популяризувати реалістичні стандарти та цінувати унікальність кожної дівчини. Кампанії, які допомагають боротися з ідеєю перфекціонізму й навчають самопідтримці, показують, що помилятися — це нормально, а турбота про себе важливіша за зовнішнє визнання.

- **Формування стійкості:** Стрес і тривога — це частина життя, але вони не повинні визначати майбутнє дівчини чи обмежувати її потенціал. Навчаючи навичок стійкості та способів подолання труднощів, ми допомагаємо їм упевнено долати виклики. Це не лише покращує їхнє життя, а й формує покоління сильних, самосвідомих жінок, готових жити повноцінним життям.

Наша спільна мета — забезпечити кожну дівчину інструментами та підтримкою, необхідними для її розвитку, незалежно від викликів, які можуть зустрітися на її шляху.

Формування самооцінки та образу тіла

Самооцінка та образ тіла є важливими складовими психічного та емоційного добробуту дівчини. Те, як вона сприймає себе, впливає на її впевненість, міжособистісні стосунки та здатність долати життєві труднощі. У сучасному світі, де медіа та суспільні очікування мають потужний вплив, формування позитивного самосприйняття стає складним завданням. Хоча розлади харчової поведінки розглядаються в інших розділах, тут акцент зроблено на розвитку здорової самооцінки та позитивного образу тіла через критичний аналіз зовнішніх впливів і підтримку самоприйняття.

Медіа, у всіх своїх проявах, відіграють ключову роль у формуванні уявлень про красу та особисту цінність. Від реклами та контенту в соціальних мережах до фільмів і телепрограм — дівчата постійно стикаються з ідеалізованими образами, що пропагують вузькі та часто недосяжні стандарти зовнішності. Такі образи зазвичай демонструють бездоганну шкіру, ідеальні пропорції тіла та ретельно відредаговані риси обличчя, що може викликати у дівчат почуття невдоволення своєю зовнішністю й відчуття невідповідності.

Цей тиск посилюється під впливом суспільних очікувань, які часто ототожнюють фізичну привабливість із успіхом і самореалізацією. Культурні норми акцентують увагу на зовнішності, що змушує дівчат прагнути відповідати стандартам, які не відображають природної різноманітності людського тіла. Це не лише спотворює сприйняття власної зовнішності, а й відволікає увагу від розвитку інших важливих аспектів особистості, таких як інтелектуальні здібності, творчий потенціал, емпатія та доброта.

Соціальні мережі додатково ускладнюють ситуацію, створюючи середовище, де постійне порівняння себе з іншими стає нормою. Публікації, орієнтовані на отримання вподобайок (лайків), коментарів і переглядів, можуть формувати залежність від зовнішньої оцінки, посилюючи тривожність і невдоволення собою.

Для підтримки здорової самооцінки важливо навчати дівчат критично оцінювати медіаконтент і розуміти, що ідеалізовані образи часто далекі від реальності. Заохочення до розвитку самоповаги, визнання власної унікальності та цінності незалежно від зовнішності є ключовими кроками на шляху до формування позитивного образу себе.

Самооцінка охоплює відчуття дівчиною власної цінності та впевненості у своїх здібностях. **Формування здорової самооцінки починається з усвідомлення**

внутрішньої цінності, яка не залежить від зовнішності. Це потребує створення середовища, де пріоритетом є повага, доброта та індивідуальність, а не поверхневі критерії успіху.

Одним із найефективніших способів підтримки самооцінки є розвиток навичок позитивного внутрішнього діалогу. Дівчата часто внутрішньо засвоюють критичні голоси, порівнюючи себе з іншими або зосереджуючись на своїх недоліках. Заохочення до протидії таким негативним думкам і заміни їх на позитивні твердження («Я здатна», «Моє тіло сильне й унікальне») може значно покращити самосприйняття. Ведення щоденника або використання карток з афірмаціями робить цю практику більш захопливою та звичною.

Важливо допомагати дівчатам приймати свою унікальність — фізичну, інтелектуальну чи емоційну. Батьки, вчителі та наставники можуть підкреслювати сильні сторони та таланти дівчат, святкуючи їхні досягнення у навчанні, спорті, мистецтві чи інших сферах, що зміщує фокус із зовнішності на багатогранність особистісної цінності.

Знайомство з різноманітними рольовими моделями, які демонструють упевненість та автентичність, надихає дівчат приймати свою індивідуальність. Ці приклади можуть охоплювати різні професії та життєвий досвід, показуючи, що успіх і щастя не обов'язково пов'язані із зовнішністю.

Образ тіла — це сприйняття дівчиною свого фізичного вигляду та відчуттів щодо нього. Формування здорового образу тіла передбачає подолання шкідливих стереотипів і заохочення до прийняття різноманіття людських тіл.

Навчання критичному аналізу медіаповідомлень — потужний інструмент протидії негативним впливам. Аналіз реклами, контенту в соціальних мережах і популярної культури допомагає дівчатам розпізнавати маніпуляції, такі як фотошоп, вибіркове подання інформації та нереалістичні стандарти. Обговорення комерційних мотивів цих зображень сприяє розвитку медіаграмотності та критичного мислення.

Хоча питання розладів харчової поведінки розглядаються в інших розділах, важливо підкреслити значення здорового підходу до харчування та фізичної активності. Орієнтація на користь для здоров'я, а не на зовнішній вигляд, допомагає уникнути шкідливих моделей поведінки й формує позитивне ставлення до власного тіла.

Обговорення суспільних очікувань щодо краси має заохочувати дівчат ставити під сумнів усталені норми. Підкреслення культурної та історичної мінливості стандартів краси допомагає усвідомити їхню умовність. Це сприяє розвитку самоповаги та дозволяє кожній дівчині формувати власне уявлення про красу.

Дівчата процвітають у середовищах, де визнають їхній досвід і підтримують особистісний розвиток. Родини, школи та громади відіграють важливу роль у формуванні самооцінки та позитивного образу тіла. Батьки та опікуни можуть демонструвати здорові моделі поведінки, уникати критичних зауважень щодо зовнішності та підкреслювати безумовну підтримку. Освітні заклади можуть інтегрувати програми соціально-емоційного навчання, які розвивають навички самоприйняття та медіаграмотності.

Формування здорової самооцінки — це процес, що вимагає уваги до впливу медіа, суспільних стандартів та індивідуальних переконань. Навчаючи дівчат критичному мисленню, підтримуючи самоприйняття та створюючи сприятливе середовище, дорослі сприяють розвитку стійкого почуття власної гідності. Це допомагає дівчатам впевнено долати зовнішній тиск і реалізовувати свій потенціал.

У результаті цих зусиль ми створюємо основу для покоління впевнених, самодостатніх жінок, які визначають успіх і красу за власними мірками.

Екранний час і соціальні мережі: баланс між онлайн- та офлайн-життям

Цифрова епоха докорінно змінила спосіб, у який діти, зокрема дівчата, взаємодіють із навколишнім світом. Від соціальних мереж до освітніх додатків — технології стали невід'ємною частиною повсякденного життя. Хоча цифрові інструменти відкривають можливості для навчання, спілкування та самовираження, надмірний екранний час і незбалансоване використання соціальних мереж можуть негативно впливати на психічне здоров'я та добробут.

Для багатьох дівчат екрани є порталом до соціальних зв'язків, творчості та розваг. Соціальні мережі, зокрема, надають простір для самовираження та спілкування з однолітками. Проте такі цифрові взаємодії мають і свою ціну. Надмірний екранний час часто витісняє важливі офлайн-активності, такі як фізична активність, живе спілкування та повноцінний відпочинок. Крім того, соціальні мережі можуть сприяти тривожності, порівнянню себе з іншими та викривленому сприйняттю реальності через ідеалізовані образи.

Дівчата особливо вразливі до впливу соціальних мереж. Залежність від зовнішнього схвалення у вигляді лайків, коментарів і репостів може знижувати самооцінку та підвищувати рівень стресу. *Страх упустити щось важливе* (FOMO) змушує дівчат проводити більше часу онлайн, що порушує їхній щоденний ритм і ускладнює концентрацію на офлайн-завданнях.

Баланс між онлайн- та офлайн-життям вимагає усвідомлених стратегій, які допомагають дівчатам користуватися технологіями правильно, водночас приділяючи увагу офлайн-досвіду. Батьки, педагоги та наставники відіграють ключову роль у формуванні здорових звичок. Одним із найефективніших способів підтримки здорових цифрових звичок є встановлення обмежень. **Батьки можуть визначати щоденні або щотижневі ліміти використання гаджетів, заохочуючи дівчат приділяти більше часу активному відпочинку, читанню чи хобі.** Впровадження «вільних від екранів зон», наприклад під час обіду чи перед сном, допомагає зміцнити важливість живого спілкування.

Не весь екранний час однаково впливає на розвиток. Навчання дівчат відрізняти *продуктивне використання технологій* (освітні додатки, творчі платформи) від пасивного (безцільне гортання стрічки новин, ігри) підвищує якість їхніх цифрових звичок. Дівчат слід заохочувати займатися творчістю, фізичними вправами та соціальними активностями. Хобі, такі як малювання, гра на музичних інструментах або командні види спорту, створюють альтернативу використанню гаджетів. Родинні прогулянки чи спільні ігри допомагають зміцнювати стосунки без участі цифрових пристроїв.

Соціальні мережі створюють специфічні ризики, які виходять за межі простої кількості часу перед екраном. Дівчата повинні вміти орієнтуватися в цих середовищах, захищаючи своє психічне здоров'я. Важливо навчити дівчат аналізувати інформацію, яку вони бачать у мережі. Розуміння того, що багато постів відредаговано або створено з комерційною метою, допомагає формувати реалістичне сприйняття. Обговорення цілей блогерів і маркетологів також сприяє зниженню негативного впливу порівняння.

Дівчата повинні знати основи безпечної поведінки в Інтернеті: встановлення надійних паролів, налаштування конфіденційності, уникнення контактів із незнайомцями та обережне поводження з особистою інформацією. Заохочення ввічливості та емпатії в онлайн-спілкуванні допомагає створити позитивне цифрове середовище. Хоча питання кібербулінгу розглядається окремо, важливо навчати дівчат блокувати чи повідомляти про образливий контент, захищаючи себе від негативного впливу.

Багато батьків стикаються з труднощами в управлінні екранним часом дітей. Використання батьківського контролю, додатків для моніторингу та обговорення вікових обмежень допомагає у формуванні здорових звичок. Власний приклад дорослих у використанні гаджетів є не менш важливим: якщо батьки демонструють збалансоване ставлення до технологій, діти частіше наслідують ці моделі.

Освітні заклади та громади можуть підтримувати родини, інтегруючи уроки цифрової грамотності, управління часом і відповідального користування соцмережами у навчальні програми. Гуртки, спортивні секції та заходи на свіжому повітрі надають додаткові можливості для офлайн-спілкування.

Баланс між онлайн- та офлайн-життям є ключовим для підтримки психічного та емоційного добробуту дівчат. Встановлення меж, заохочення усвідомленого використання технологій і розвиток різносторонніх інтересів допомагають дівчатам орієнтуватися в цифровому світі без шкоди для особистісного зростання. Знання, отримані через цей досвід, сприятимуть формуванню здорових звичок, що залишаться з ними на все життя.

Кілька слів про статеве виховання

Рано чи пізно кожен із батьків стикається з неминучим запитанням від своєї дитини: «Як я з'явився на світ?» Це, здавалося б, невинне питання часто викликає збентеження, оскільки батьки намагаються зрозуміти, скільки інформації варто дати і коли. Рання дитяча цікавість, що проявляється у вивченні власного тіла, зазиранні під одяг чи порівнянні себе з однолітками, поступово перетворюється на глибше усвідомлення. Перші симпатії, побачення, мастурбація та зрештою статева активність стають природними етапами розвитку, залишаючи батьків у пошуках правильних підходів для підтримки дітей у ці моменти.

Підхід до статевого виховання суттєво відрізняється залежно від культурних норм, сімейних цінностей і особистих переконань. Ці підходи можна умовно поділити на три категорії:

- **Консервативний підхід:** У традиційних сім'ях розмови про секс часто табуйовані. На запитання дітей відповідають мовчанням або навіть осудом, що змушує їх шукати відповіді в інших джерелах.

- **Відкритий підхід:** У деяких родинах сприйняття тіла та наготи є нормою. Обговорення сексуальних тем відбувається відкрито як природна частина життя.

- **Неправильні практики:** На жаль, у рідкісних випадках трапляється маніпуляція поняттям статевого виховання з метою виправдання неприйнятної поведінки. Це підкреслює важливість захисту дітей і встановлення чітких меж.

Статеве виховання глибоко вкорінене в культурному та релігійному контексті. Наприклад:

- У деяких суспільствах нормою є дитячі шлюби, коли дівчат видають заміж до настання підліткового віку.

- В інших культурах певним дітям взагалі не дозволяється вступати в шлюб, оскільки очікується, що вони доглядатимуть за літніми батьками.

- У деяких африканських племенах існують школи підготовки до шлюбу, де дівчат навчають веденню домашнього господарства, догляду за дітьми та сімейним обов'язкам.

Ці приклади ілюструють різноманітність підходів до сексуальності у світі та складність створення універсальної моделі статевого виховання.

Статеве виховання не є одноразовою розмовою — це тривалий процес, що змінюється разом із розвитком дитини. Воно поєднує сімейні, особисті та суспільні чинники:

1. **Відповідальність батьків:** Деякі батьки обирають активний підхід, надаючи дітям знання про стосунки, репродуктивне здоров'я та сексуальність.

2. **Підтримка з боку навчальних закладів:** Інші покладаються на шкільні програми статевого виховання.

3. **Самоосвіта:** У деяких випадках діти самостійно шукають інформацію в книгах, в Інтернеті чи серед однолітків.

Ефективне статеве виховання базується на відкритому спілкуванні та довірі. Батьки та вчителі мають говорити чесно, чутливо та відповідно до віку дитини. Такий підхід допомагає дітям приймати обґрунтовані рішення щодо власного тіла та стосунків.

Діти можуть ставити несподівані запитання у невідповідний момент — у магазині чи на сімейному святі. Хоча це може викликати дискомфорт, такі моменти є чудовою нагодою для щирої, доступної розмови. Важливо уникати осуду чи відмахування, щоб не зруйнувати довіру та відкритість.

Для підлітків, особливо дівчат, розмови про сексуальність часто тісно пов'язані зі стосунками з матір'ю. У міру того як дівчата стикаються зі змінами, такими як менструація, ці бесіди набувають практичного характеру. Якщо хлопчики зазвичай більше цікавляться фізичним аспектом сексуальності, то для дівчат важливі емоційні складові: кохання, близькість і довіра.

Дітям потрібно знати, як влаштовані їхні репродуктивні органи, які відбуваються зміни під час статевого дозрівання, як відбувається зачаття та народження дитини. Наприклад, дівчатам важливо розуміти, що менструація означає можливість завагітніти.

У міру дорослішання діти можуть відчувати фізичні реакції, які їх бентежать. Пояснення цих природних процесів допомагає уникнути страхів чи сорому. Наприклад:

- Дівчата можуть соромитися, розглядаючи своє оголене тіло в дзеркалі.

- Деякі помічають скорочення матки, схожі на оргазм, під час снів чи певних фаз циклу.

Важливо запевнити дітей, що це нормальна частина розвитку.

Кожна родина має свої уявлення про стосунки, які формуються під впливом релігії, культури чи особистих переконань. Важливо ділитися цими цінностями з дітьми, але не нав'язувати їх через страх чи примус.

Підліткам важливо знати:

- Як захистити себе від інфекцій, що передаються статевим шляхом (ІПСШ).

- Про доступність і правильне використання сучасних методів контрацепції.

- Про засоби екстреної контрацепції, особливо для дівчат.

Хоча ці теми часто висвітлюються в школах, роль батьків у їхньому обговоренні залишається надзвичайно важливою.

Важливо навчити підлітків говорити про свої почуття, межі та потреби. Це формує основу для здорових стосунків, побудованих на довірі, а також зміцнює взаєморозуміння між батьками та дітьми.

Дівчата особливо вразливі до сексуального насильства, тому потрібно вчити їх:

1. Як розпізнавати небезпечні ситуації та уникати їх.

2. Як діяти у випадку насильства.

Курси самозахисту можуть дати дівчатам упевненість у собі та навчити, як захищати себе не лише фізично, а й емоційно.

Статеве виховання має виходити за межі фізіології. Це навчання взаємоповазі, довірі та емпатії. Батьки — найкращі приклади для наслідування. Діти спостерігають за тим, як їхні батьки взаємодіють одне з одним, і беруть це за зразок для своїх майбутніх стосунків.

У сучасному світі існує безліч книг, відео та онлайн-ресурсів, присвячених статевому вихованню. Проте жоден із цих матеріалів не може замінити живого спілкування. Особистий контакт із батьками залишається основою ефективного виховання.

Завдяки відкритим, чесним і підтримувальним розмовам батьки та педагоги можуть допомогти дітям орієнтуватися в питаннях сексуального розвитку впевнено й відповідально.

Чи знали ви?

- *Рання цікавість — це нормально: Запитання маленьких дітей про тіло чи народження — природний прояв допитливості, а не ознака передчасної сексуалізації. Спокійні відповіді закладають основу для довірливого спілкування у майбутньому.*

- *Ефективне статеве виховання знижує ризиковану поведінку: Дослідження показують, що підлітки, які отримують всебічну сексуальну освіту, частіше відкладають початок статевого життя та користуються засобами захисту, що знижує ризик ІПСШ і небажаної вагітності.*

Гендерний перехід і батьківські погляди

Кожен із батьків уявляє майбутнє своєї дитини — «ідеального дорослого», якого вони сподіваються побачити: здорового, освіченого, успішного й доброчесного. Це бачення часто відображає ідеали та прагнення самих батьків, а не особистісне становлення дитини. Батьки легко приймають зміни в мріях своїх дітей про кар'єру чи захоплення, але один аспект — гендерна ідентичність і сексуальна орієнтація — часто вважається таким, що має відповідати традиційним нормам.

Коли дитина висловлює нетрадиційну сексуальну орієнтацію або гендерну ідентичність, це може стати глибоко дезорієнтуючим моментом для батьків. Дізнавшись, що дитина ідентифікує себе як гомосексуальна, бісексуальна чи трансгендерна особистість, батьки можуть відчувати розгубленість, сором, гнів або навіть зраду. У деяких випадках це призводить до відторгнення, покарань і спроб приглушити чи змінити ідентичність дитини, що завдає глибокої емоційної шкоди.

Сьогодні абревіатура ЛГБТ (лесбійки, геї, бісексуали, трансгендерні особи) об'єднує людей із нетрадиційною сексуальною орієнтацією та гендерною ідентичністю. Хоча такі особи становлять меншість населення, дедалі більше людей відкрито заявляють про свою ідентичність. Рівень обізнаності зростає, але стигматизація та нерозуміння досі зберігаються.

Діти можуть реагувати двома основними способами, коли вони демонструють нетрадиційну сексуальну поведінку або ставить під сумнів свою гендерну ідентичність:

1. **Протест або бунт**

   o Для деяких підлітків нетрадиційна поведінка може бути актом непокори проти суворого виховання.

   o Коли батьки впроваджують жорсткі правила щодо взаємодії з однолітками, особливо протилежної статі, діти можуть бунтувати, досліджуючи те, що було заборонено.

   o Такий бунт може проявлятися як етап експериментування, а не як відображення справжньої гендерної ідентичності чи сексуальної орієнтації.

2. **Справжня нетрадиційна ідентичність**

   o Для інших нетрадиційна поведінка є щирим вираженням їхньої ідентичності.

   o Ці діти не бунтують, а прагнуть визнання й прийняття того, ким вони є насправді.

У обох випадках реакція батьків відіграє вирішальну роль у формуванні самооцінки дитини, її емоційного здоров'я та здатності орієнтуватися у світі.

Діти, які ідентифікують себе як ЛГБТ, часто стикаються із зовнішніми

викликами, такими як булінг, дискримінація та суспільне неприйняття. У цей час стосунки між батьками та дитиною стають життєво важливими. Підтримуючі батьки можуть пом'якшити емоційну шкоду, спричинену зовнішньою негативністю, тоді як відторгнення з боку батьків може посилити відчуття ізоляції, депресії та тривожності.

Сприяючи відкритому спілкуванню, виявляючи емпатію та демонструючи безумовну любов, батьки можуть створити безпечне середовище, у якому їхня дитина може емоційно та соціально процвітати, незалежно від її гендерної ідентичності чи сексуальної орієнтації.

Двадцять років тому обговорення гендерного переходу було рідкісним і часто супроводжувалося негативом і засудженням. Сьогодні ці розмови стали більш поширеними, хоча суспільні настрої залишаються розділеними. У багатьох країнах вираження трансгендерної ідентичності або прагнення до переходу все ще спричиняє правові, професійні та соціальні наслідки. Водночас у багатьох розвинених країнах ця тема обговорюється відкрито, що зменшує стигму та сприяє інклюзії.

Статистика у Сполучених Штатах свідчить, що приблизно 1 із 137 підлітків віком

13–17 років ідентифікує себе як трансгендер. Однак значно менший відсоток обирає медичні або хірургічні втручання для гендерного переходу.

Трансгендерні підлітки часто стикаються з унікальними викликами, серед яких:

- Психічні проблеми, такі як депресія та тривожність.

- Вищі показники самогубств порівняно з однолітками.

- Ризик бездомності, часто спричинений відторгненням з боку сім'ї.

- Труднощі з доступом до медичної допомоги, включаючи гормональну терапію чи процедури, що підтверджують гендерну ідентичність, які можуть бути дорогими та складними.

Діти не народжуються із чітким розумінням гендерної ідентичності — ці концепції формуються через взаємодію з родиною, однолітками та суспільством. Від моменту народження стать дитини визначається на основі зовнішніх статевих органів, а суспільні норми диктують очікування щодо хлопчиків і дівчаток:

- Дівчаткам надають рожевий одяг, ляльки та аксесуари, які підкреслюють жіночність.

- Хлопчиків одягають у синє та заохочують до «чоловічих» видів діяльності.

Хоча ці норми можуть здаватися простими, почуття «я» у дитини значно складніше. Гендерна ідентичність формується під впливом біологічних, психологічних і соціальних факторів, а наука продовжує розкривати її складнощі.

Для батьків розуміння та підтримка трансгендерної дитини вимагає емпатії та освіти.

1. **Відкрите спілкування**

   o Заохочуйте чесні розмови без осуду про почуття та досвід вашої дитини.

2. **Повага до вибору імені**

   o Визнання вибраного дитиною імені підтверджує її ідентичність і зміцнює довіру.

3. **Дослідження варіантів переходу разом**

   o Гендерний перехід може включати соціальні зміни (вибір імені, зміну стилю одягу) та медичні втручання (гормональну терапію чи операції).

- o Обговорення цих варіантів відкрито допоможе вашій дитині відчути підтримку, навіть якщо родина не може негайно розпочати медичні процедури.

4. **Протидія трансфобії**

- o Захищайте свою дитину від трансфобних поглядів або дій, чи то з боку родичів, однолітків, чи установ.

5. **Самоосвіта**

- o Дізнавайтеся більше про питання, пов'язані з трансгендерністю, щоб краще зрозуміти шлях вашої дитини.

Медичні фахівці дедалі частіше виступають за ранню підтримку гендерного переходу. Дослідження показують, що перехід до початку статевого дозрівання спрощує процес і зменшує психологічну шкоду. Гормональна терапія є найбільш ефективною при ранньому початку, хоча вона потребує довічного медичного контролю.

Хоча ці процедури можуть бути дорогими й складними, їхні переваги часто перевищують ризики, особливо для підлітків із *тяжкою гендерною дисфорією.*

Для багатьох батьків прийняття трансгендерної дитини може бути складним або навіть болісним процесом. Однак важливо зрозуміти, що ні батьки, ні дитина не є винними. Замість того щоб розглядати гендерну ідентичність як проблему, яку потрібно вирішити, батькам слід із любов'ю та розумінням приймати унікальний шлях своєї дитини.

Створюючи домашнє середовище, у якому пріоритетами є прийняття, підтримка й освіта, родини можуть допомогти своїм трансгендерним дітям процвітати, незважаючи на виклики суспільства.

Чи знали ви?

- *Трансгендерні підлітки стикаються з вищими ризиками психічного здоров'я: Дослідження показують, що трансгендерна молодь значно частіше страждає від депресії, тривожності та суїцидальних думок, переважно через суспільне неприйняття та відсутність підтримки. Прийняття з боку сім'ї може суттєво знизити ці ризики.*

- *Рання підтримка гендерної ідентичності зменшує дисфорію: Надання стверджувальної допомоги, наприклад використання вибраного дитиною імені та займенників, покращує результати для психічного здоров'я та допомагає трансгендерним підліткам упевнено орієнтуватися у своїй ідентичності.*

Безпека дівчат і сексуальні домагання

Попри значні досягнення у законодавстві, розвиток правоохоронної системи, впровадження сексуальної освіти в школах і доступність різноманітних ресурсів, сексуальне насильство залишається глибоко вкоріненою проблемою в суспільстві. Це явище не знає кордонів, культурних чи соціальних бар'єрів, завдаючи емоційної, психологічної та фізичної шкоди. Травма, пов'язана із сексуальним насильством, часто має тривалий вплив, порушуючи самооцінку, психічне здоров'я, стосунки постраждалих і їхнє відчуття безпеки у світі.

Сексуальне насильство охоплює широкий спектр шкідливих дій — від словесних домагань і примусу до фізичного насильства. У своїй суті ці дії ґрунтуються на зловживанні владою та ігноруванні згоди, перетворюючи жертву на об'єкт домінування замість визнання її автономності. Щоб ефективно боротися із сексуальним насильством, суспільство повинно глибше усвідомити його прояви й активно працювати над запобіганням і подоланням цієї проблеми.

Насильство, у широкому розумінні, — це застосування фізичної, словесної або психологічної сили для нав'язування власної волі, що завдає шкоди іншій людині. Воно може проявлятися у різних формах:

- фізичне,
- вербальне,
- емоційне,
- сексуальне,
- фінансове,
- релігійне.

Зловживання (аб'юз) означає використання довіри, стосунків або обставин для особистої вигоди чи заподіяння шкоди. У багатьох випадках насильство та зловживання тісно переплітаються, створюючи замкнуте коло, яке важко розірвати.

Серед усіх видів насильства сексуальне є особливо руйнівним. Це грубе порушення особистих кордонів, яке залишає жертву з почуттям сорому, страху, гніву та зради. **Сексуальні домагання** — одна з форм сексуального насильства, що включає поведінку, спрямовану на залякування, приниження чи примус. Прикладами можуть бути:

- недоречні жарти й коментарі сексуального характеру,

- небажані дотики,

- прямі акти розбещення.

У деяких країнах навіть тривалі або настирливі погляди можуть вважатися домаганнями, що свідчить про еволюцію розуміння згоди та особистих кордонів.

Розвиток технологій відкрив нові горизонти для сексуального насильства. Хоча цифрові засоби мають багато переваг, вони також стали інструментом для зловмисників, які використовують анонімність і широкий доступ до потенційних жертв. **Онлайн-домагання** — зростаюча проблема, про що свідчать тривожні дані:

- 1 із 7 підлітків повідомляє про отримання сексуальних пропозицій в інтернеті.

- Близько 10% підлітків отримували непрохані інтимні фото або повідомлення.

- 76% випадків сексуального насильства щодо підлітків починаються з онлайн-спілкування.

- У майже 50% випадків злочинці використовують обіцянки подарунків або грошей для залучення жертв.

- До 15% дівчат віком 12–17 років отримували сексуально відвертий контент на свої мобільні телефони.

Особливо тривожною є тенденція до **секстингу** — обміну сексуально відвертими повідомленнями чи зображеннями. Понад 25% підлітків беруть участь у секстингу, часто не усвідомлюючи можливих наслідків. Такі дії можуть призвести до шантажу, публічного приниження та примусу до подальшої експлуатації. Психологічний вплив на жертв може бути таким же важким, як і у випадках фізичного насильства, спричиняючи тривожність, депресію та почуття ізоляції.

Суттєва небезпека онлайн-спілкування полягає у хибному відчутті безпеки, яке воно створює. Діти та підлітки часто розвивають довіру до віртуальних стосунків, не усвідомлюючи ризиків. Зловмисники використовують цю вразливість, застосовуючи тактики маніпуляції для поступового підкорення своїх жертв. Такі взаємодії можуть еволюціонувати від начебто безневинних розмов до серйозної експлуатації, що ще раз підкреслює важливість батьківської пильності та цифрової грамотності.

Батьки повинні навчати своїх дітей ризикам, пов'язаним із онлайн-спілкуванням, та заохочувати відкрите обговорення. Створення безпечного простору для обговорення неприємних або підозрілих випадків є важливим кроком у запобіганні можливій шкоді.

Неприємна правда полягає в тому, що більшість злочинців, які вчиняють сексуальне насильство, — це не незнайомці, а люди, яких жертва знає. Члени сім'ї, сусіди, друзі та знайомі часто використовують свою близькість і довіру, яку до них мають. Розпізнавання ознак зловживань є важливим для захисту дітей і забезпечення своєчасного втручання.

Маленькі діти можуть не розуміти, що неприйнятні доторки або поведінка є неправильними. Зловмисники часто підкуповують або залякують їх, щоб змусити мовчати, використовуючи цукерки, іграшки, гроші чи погрози. Батьки повинні звертати увагу на зміни в поведінці або незвичні дії під час гри, наприклад:

o Імітація відвертих дій, таких як роздягання ляльок чи відтворення дорослих жестів.

o Повторення слів або фраз, які не відповідають віковому контексту.

У разі підозри консультація з дитячим психологом може допомогти прояснити ситуацію та визначити подальші дії.

Підлітки реагують на травму інакше. Їхні реакції можуть включати замкнутість, дратівливість, перепади настрою або раптову втрату інтересу до улюблених занять. Таку поведінку часто списують на підліткові настрої, тому батькам важливо підходити до таких змін із чутливістю та усвідомленням.

Коли дитина повідомляє про сексуальні домагання чи насильство, реакція батьків може суттєво вплинути на процес її відновлення. Підтримка і турбота є ключовими для того, щоб дитина почувалася в безпеці та зрозумілою. Важливі кроки включають:

1. Слухайте без перебивань: дозвольте дитині повністю розповісти свою історію без частих запитань чи коментарів.

2. Зберігайте спокій: стримуйте видимі прояви гніву або паніки, оскільки це може налякати дитину і змусити її замкнутися.

3. Вірте дитині: довіряйте її словам, навіть якщо деталі здаються малоймовірними чи шокуючими.

4. Запевніть у відсутності провини: підкресліть, що дитина не винна і не заслуговує того, що сталося.

5. Сконцентруйтесь на підтримці: надайте емоційну підтримку, не зосереджуючись надмірно на статусі жертви.

6. Обговоріть подальші кроки: спільно з дитиною визначте, як найкраще діяти далі — звернутися до психолога, отримати медичну допомогу чи звернутися до правоохоронців.

7. Піклуйтеся про фізичне здоров'я: зверніться до лікаря для оцінки можливих травм або ризику зараження інфекціями, що передаються статевим шляхом.

8. Будьте поруч: проводьте більше часу з дитиною, щоб відновити відчуття безпеки та довіри.

9. Висловлюйте безумовну любов: підтверджуйте, що дитина завжди залишатиметься для вас цінною і важливою, незалежно від обставин.

Профілактика насилля — це спільна відповідальність, яка вимагає скоординованих зусиль батьків, шкіл, громад і держави. Створення культури безпеки та поваги передбачає освіту, надання сил і постійну пильність.

Школи відіграють ключову роль у навчанні дітей питанням згоди, особистих меж і повідомлення про неналежну поведінку. Такі програми також мають охоплювати питання відповідальності хлопців і молодих чоловіків, сприяючи формуванню культури поваги та усвідомлення особистої відповідальності.

Заняття з самооборони та тренування упевненості у спілкуванні можуть забезпечити дівчат навичками для самозахисту.

Держави повинні й надалі вдосконалювати та забезпечувати дотримання законів, які захищають жертв і притягують правопорушників до відповідальності. Не менш важливо навчати правоохоронців чутливому й шанобливому підходу до роботи з постраждалими.

Батьки мають створювати середовище, в якому діти почуватимуться комфортно, обговорюючи делікатні теми. Відкрита комунікація допомагає розвінчати міфи щодо згоди та особистих меж, роблячи дітей більш схильними повідомляти про свої переживання.

Важливо навчати дітей безпечній поведінці в інтернеті. Це включає вміння розпізнавати тривожні сигнали, розуміння налаштувань конфіденційності та знання, як повідомляти про випадки домагань чи зловживань.

Подолання сексуального насильства — це складне завдання, яке вимагає пильності, освіти та співпраці. Батьки, педагоги та громади можуть створити безпечніше середовище для дівчат і молодих жінок, підтримуючи відкритий діалог, підвищуючи обізнаність і забезпечуючи доступ до систем підтримки. Усвідомлення змінюваної природи загроз у реальному житті та в цифровому середовищі є важливим для захисту наступних поколінь і надання їм упевненості для безпечної навігації у світі.

Чи знали ви?

- *Більшість випадків сексуального насильства здійснюють знайомі: На відміну від поширених уявлень, понад 80% випадків сексуального насильства скоюють люди, яких жертва знає, наприклад, член сім'ї, друг чи сусід.*

- *Онлайн-цькування впливає на значну кількість підлітків: Майже 25% підлітків брали участь у секстингу або стали жертвами небажаного отримання відвертого контенту в інтернеті, що підкреслює зростаючу потребу в цифровій грамотності та батьківському контролі.*

Кібернасильство та кібербулінг: невидима загроза

Багато людей ставляться до термінів «кібернасильство» та «кібербулінг» байдуже, часто не усвідомлюючи їхніх руйнівних наслідків. Лише після поширеної трагедії з онлайн-грою «Синій кит» суспільство почало зіштовхуватися з прихованими небезпеками кіберпростору. Ця, на перший погляд, нешкідлива «гра» втягнула десятки тисяч дітей у смертельний цикл маніпуляцій, який для деяких завершився самопошкодженням і, на жаль, самогубством.

Цей випадок розкрив шокуючу істину: інтернет, який часто сприймається як безпечний інструмент для спілкування та розваг, може приховувати серйозні загрози. Ще більш тривожним є те, що більшість батьків і опікунів виявилися абсолютно не готовими розпізнати чи протистояти цим небезпекам. Цифровий ландшафт, багатий на можливості, водночас став родючим ґрунтом для шкоди.

У своїй основі кібернасильство включає використання електронних засобів комунікації — соціальних мереж, месенджерів, електронної пошти та онлайн-форумів — для завдання шкоди, залякування чи маніпуляції людьми. Кібербулінг, як підтип кібернасильства, стосується конкретно переслідування чи цькування, яке здійснюється у цифровому середовищі.

На відміну від традиційного булінгу, **кібернасильство не має меж.** Воно може трапитися будь-коли й будь-де, залишаючи жертвам мало можливостей для захисту. Здатність інтернету до миттєвого обміну інформацією посилює його вплив, перетворюючи приватні питання на публічні скандали за лічені миті.

Особливості кібернасильства:

1. **Безперервний характер:** На відміну від очного булінгу, кібернасильство є постійним. Жертви можуть отримувати шкідливі повідомлення чи погрози в будь-який час доби, порушуючи навіть безпеку їхніх домівок.

2. **Анонімність:** Цифровий світ дозволяє кривдникам ховатися за екранами, полегшуючи уникнення відповідальності та заохочуючи до подальших дій.

3. **Глобальне охоплення:** Один пост, чутка чи зображення можуть поширитися по всьому світу за секунди,

підсилюючи приниження та відчай жертви.

Ці характеристики роблять кібернасильство особливо руйнівним, створюючи середовище, де психологічна шкода часто перевищує фізичну.

Правда полягає в тому, що будь-хто може стати жертвою кібернасильства. Хоча дорослі не є повністю захищеними, діти та підлітки страждають непропорційно більше. Їхня сильна залежність від цифрових комунікацій для соціалізації та отримання визнання робить їх особливо вразливими. Підлітки часто формують глибокі емоційні зв'язки онлайн, довіряючи одноліткам або навіть незнайомцям особисті деталі.

Найбільш уразливі групи дітей є активні користувачі соціальних мереж: підлітки, які активно діляться своїм життям онлайн, піддаються ризикам, починаючи від висміювання до експлуатації. Але навіть ті, хто рідко взаємодіє онлайн, можуть стати жертвами хакерських атак, фішингу чи шантажу. Зловмисники майстерно користуються цими вразливостями, часто маніпулюючи жертвами, змушуючи їх підкорятися чи мовчати.

Справжній масштаб кібернасильства вражає. Хоча резонансні випадки підліткових самогубств через онлайн-цькування привертають увагу громадськості, вони є лише верхівкою айсберга. Шкода від кібернасильства сягає далеко за межі цих трагедій, залишаючи безліч інших жертв із емоційними травмами, соціальною ізоляцією та проблемами психічного здоров'я. Жертви часто стикаються з:

- **Психологічними травмами:** Депресія, тривожність і низька самооцінка є поширеними наслідками постійного кібербулінгу.

- **Соціальним відчуженням:** Багато жертв відходять від своїх соціальних кіл через страх чи сором, що ще більше посилює їхню ізоляцію.

- **Академічними та професійними труднощами:** Психологічний тягар кібернасильства часто заважає успішно навчатися чи працювати, впливаючи на довгострокові перспективи.

Для суспільства виклик полягає в тому, щоб вирішувати ці проблеми завчасно, а не реагувати лише після кризи.

Руйнівний вплив кібернасильства найяскравіше проявляється в історіях його жертв. У 2003 році 13-річний хлопчик Райан Галліган покінчив із собою після постійного онлайн-цькування, включаючи поширення зловмисних чуток про його сексуальність. Три роки по тому Меган Майєр, також 13-річна, стала жертвою кібербулінгу на платформі MySpace, що також призвело до її самогубства.

Одним із найболючіших випадків стало самогубство Тайлера Клементі у 2010 році. 18-річний студент коледжу покінчив із життям після того, як дізнався, що відео, де він цілує іншого хлопця, було опубліковано у Twitter без його згоди. Ці трагічні історії, хоч і болісні, стали каталізаторами зусиль у боротьбі з кібернасильством, надихаючи на ухвалення законодавчих заходів та проведення кампаній з адвокації.

Статистика відображає похмурі реалії кібернасильства:

- Щороку в США 4,400 молодих людей закінчують життя самогубством, а понад 100,000 спроб фіксується. Серед них 7% безпосередньо пов'язані з кібербулінгом.
- Найчастіше жертвами стають підлітки віком 12—18 років, причому дівчата особливо вразливі до переслідувань, пов'язаних із приниженням через зовнішність або використання інтимних зображень.
- 76% випадків кібернасильства починаються із взаємодії в онлайн-чатах,

часто переростаючи в реальні загрози чи експлуатацію.

Кібернасильство може проявлятися в різних формах, кожна з яких має унікально шкідливий вплив:

- **Поширення чуток чи неправдивої інформації:** Громадське руйнування репутації через брехню чи напівправду.

- **Несанкціоноване поширення:** Публікація приватних фотографій чи відео без згоди, часто з метою приниження чи шантажу.

- **Хакерство та видавання себе за іншу особу:** Несанкціонований доступ до особистих акаунтів із метою маніпуляції чи завдання шкоди жертві.

- **Публічне приниження:** Використання блогів, форумів чи соціальних мереж для висміювання чи приниження окремих осіб.

Можливо, найбільш тривожною є пасивна роль, яку багато хто відіграє у поширенні кібернасильства. Поширюючи, вподобуючи чи навіть мовчки спостерігаючи за шкідливим контентом, сторонні особи можуть ненавмисно підтвердити та посилити зловживання.

Для батьків і освітян визнання та вирішення кібернасильства є вкрай важливим. Хоча гнів чи каральні заходи можуть здатися природною реакцією, вони рідко є ефективними. Натомість ключовим є створення довірливих стосунків і відкритого спілкування з дітьми.

Кроки, які слід зробити:

- **Слухати без осуду:** Дозволити дитині відкрито поділитися своїм досвідом без страху бути покараною.

- **Документувати докази:** Заохотити дитину зберігати шкідливі повідомлення, скриншоти чи електронні листи як докази для подальшого повідомлення.

- **Шукати допомоги:** Повідомляти про інциденти в служби підтримки соціальних мереж чи правоохоронні органи, якщо це необхідно.

- **Надавати емоційну підтримку:** Запевнити дитину, що вона не сама і що допомога доступна.

Запобігання кібернасильству вимагає комплексного підходу:

1. **Освіта з цифрової грамотності:** Навчати дітей безпечним практикам в інтернеті, таким як захист паролів і

511

уникнення поширення особистої інформації.

2. **Участь батьків:** Бути обізнаними про онлайн-активність своїх дітей, підтримуючи їх без надмірного втручання.

3. **Співпраця громади:** Школи, громадські організації та уряди повинні працювати разом, щоб підвищити обізнаність і створити надійні системи підтримки.

Кібернасильство не є ізольованою проблемою; воно відображає ширші суспільні виклики, пов'язані з адаптацією до цифрової епохи. Сприяючи емпатії, підвищуючи рівень освіти та забезпечуючи доступні ресурси, ми можемо створити безпечніше онлайн-середовище. Це спільна відповідальність, яка вимагає пильності, співчуття та дій.

Не варто чекати наступної трагедії, щоб звернути увагу на тиху епідемію кібернасильства. Разом ми можемо зробити цифровий світ простором для спілкування й розвитку, а не шкоди та відчаю.

Чи знали ви?

- *Кібербулінг може бути смертельним: Щорічно 7% підліткових самогубств у*

512

США безпосередньо пов'язані з кібербулінгом, що підкреслює критичну потребу в обізнаності та втручанні.

- *Дівчата перебувають у зоні підвищеного ризику: Підлітки жіночої статі особливо вразливі до кібернасильства, причому найбільш поширеними формами переслідувань є приниження через зовнішність і експлуатація інтимних зображень.*

Фактори навколишнього середовища та способу життя

Здоров'я дівчини тісно пов'язане з середовищем, у якому вона зростає, та вибором способу життя, якого вона дотримується. Хоча ці чинники часто залишаються поза увагою, вони відіграють важливу роль у формуванні її фізичного, емоційного та когнітивного розвитку. Від повітря, яким вона дихає, і їжі, яку споживає, до впливу суспільних норм і щоденних звичок — взаємодія екологічних і поведінкових факторів може мати як негайні, так і довготривалі наслідки для її добробуту.

Навколишнє середовище охоплює широкий спектр фізичних і соціальних чинників. Якість повітря та води, вплив токсичних речовин, доступ до безпечних зон для відпочинку та соціально-економічні умови

— усе це зовнішні фактори, які можуть істотно впливати на здоров'я дівчини. Наприклад, тривалий вплив забрудненого повітря пов'язують із захворюваннями дихальних шляхів і зниженням когнітивних функцій, тоді як життя в районах із обмеженим доступом до зелених зон сприяє малорухливому способу життя та проблемам із психічним здоров'ям.

Спосіб життя, своєю чергою, формується під впливом сімейних звичок, культурних традицій і особистих вподобань. Харчування, фізична активність, режим сну та час, проведений перед екранами, є ключовими факторами, що визначають стан здоров'я дівчини. Нездорові харчові звички та недостатня фізична активність можуть призвести до ожиріння та хронічних захворювань, таких як діабет і серцево-судинні проблеми. Подібно до цього, нерегулярний режим сну та надмірне використання ґаджетів дедалі частіше пов'язують із психічними розладами, зокрема тривожністю та депресією.

Соціальне середовище та культурні норми ще більше ускладнюють ці процеси. Дівчата часто стикаються з унікальним тиском, пов'язаним із зовнішністю, навчальними досягненнями та соціальною адаптацією, що може впливати на їхній вибір і поведінку. Крім того, соціально-економічна нерівність створює бар'єри для доступу до здорової їжі, безпечних умов життя та якісної медичної допомоги, що непропорційно позначається на вразливих групах населення.

Розуміння цих впливів допомагає виявити можливості для створення підтримувальних середовищ і заохочення позитивних змін у способі життя, що сприяють зміцненню здоров'я та стійкості протягом усього життя. Завдяки цілеспрямованим заходам і обґрунтованим рішенням ми можемо допомогти дівчатам досягати успіху в світі, де їхній добробут є пріоритетом і підкріплюється належною підтримкою.

Вплив екологічних токсинів

Екологічні токсини становлять одну з найбільш тривожних загроз для здоров'я дівчат, особливо в критичні періоди їхнього розвитку. Серед цих токсинів особливу увагу привертають ендокринно-руйнівні хімічні речовини (ЕРХ), які здатні втручатися в роботу гормональної системи, що регулює ріст, обмін речовин і репродуктивні функції. ЕРХ широко поширені в сучасному середовищі та містяться в повсякденних продуктах — від пластикових виробів і засобів особистої гігієни до пестицидів і промислових хімікатів. Їхня повсюдність і потенційно тривалий вплив на здоров'я роблять їх серйозним предметом занепокоєння, особливо для дітей і дівчат.

EPX — це синтетичні або природні сполуки, які імітують, блокують або змінюють гормональні сигнали організму. Гормони є критично важливими для регуляції фізіологічних процесів, і навіть незначні збої можуть мати серйозні наслідки для дитини, що розвивається. Для дівчат, гормональна система яких особливо чутлива під час немовлячого віку, статевого дозрівання та підліткового періоду, вплив EPX може призвести до ряду негативних наслідків.

Поширені ендокринно-руйнівні хімічні речовини:

- **Бісфенол А (BPA):** Міститься в пластику та пакувальних матеріалах для продуктів. Відомий своєю здатністю імітувати естроген — ключовий гормон у розвитку жіночого організму.

- **Фталати:** Використовуються в косметиці, парфумах і гнучких пластиках. Вони можуть порушувати активність репродуктивних гормонів.

- **Поліхлоровані біфеніли (PCB) і діоксини:** Стійкі забруднювачі навколишнього середовища, що накопичуються в харчовому ланцюгу та впливають на імунну та репродуктивну системи.

- **Пестициди:** Хімічні речовини, такі як атразин і органофосфати, порушують ендокринну функцію та пов'язані з порушеннями розвитку.

Наслідки впливу ЕРХ на здоров'я дівчат:

1. **Репродуктивне здоров'я:** ВРА і фталати асоціюються з раннім початком статевого дозрівання у дівчат, що підвищує ризик розвитку раку молочної залози, ожиріння та психічних розладів у дорослому житті. Порушення взаємодії між естрогеном і прогестероном може спричинити нерегулярні менструації та вплинути на майбутню репродукцію.

2. **Нейророзвиткові порушення:** Дослідження свідчать, що вплив ЕРХ під час вагітності та в ранньому дитинстві може порушувати когнітивні функції та збільшувати ризик розвитку СДУГ (синдром дефіциту уваги з гіперактивністю) і труднощів у навчанні. Гормональні збої можуть впливати на емоційну регуляцію та реакції на стрес, сприяючи розвитку тривожності та депресії у підлітковому віці.

3. **Ожиріння та метаболічні порушення:** Деякі EPX, відомі як «обезогени», втручаються в обмін речовин, сприяючи набору ваги й розвитку таких захворювань, як діабет і серцево-судинні хвороби.

4. **Дисфункція імунної системи:** Стійкі органічні забруднювачі, як-от PCB і діоксини, можуть послаблювати імунну відповідь, роблячи дівчат більш уразливими до інфекцій і аутоімунних захворювань.

Джерела впливу EPX та шляхи їх уникнення:

Харчування: Вживання продуктів, забруднених пестицидами, або харчування з пластикової тари може призвести до потрапляння EPX в організм. Рекомендується обирати органічні продукти та уникати розігрівання їжі в пластикових контейнерах.

Побутові товари: Косметика, засоби особистої гігієни та миючі засоби можуть містити фталати та інші гормональні руйнівники. Варто обирати продукцію з маркуванням «без фталатів» або «без парабенів».

Забруднення навколишнього середовища: Проживання поблизу

промислових   підприємств,
сільськогосподарських угідь або забруднених
водойм підвищує ризик впливу ЕРХ.

Рекомендації для зменшення впливу
ЕРХ:

- Віддавайте перевагу органічним
продуктам і мінімально обробленій їжі.

- Використовуйте безпечну побутову
хімію та натуральну косметику.

- Підтримуйте законодавчі ініціативи,
спрямовані на обмеження використання
небезпечних хімічних речовин у
споживчих товарах.

- Підвищуйте обізнаність про ризики,
пов'язані з ЕРХ, щоб допомогти родинам
приймати обґрунтовані рішення.

Поширеність ендокринно-руйнівних
речовин у навколишньому середовищі
становить значну загрозу для здоров'я дівчат,
особливо в періоди активного росту й розвитку.
Розуміння джерел і наслідків їхнього впливу дає
змогу вживати ефективних заходів для
мінімізації ризиків і збереження здоров'я.
Захист дівчат від цих невидимих, але
небезпечних токсинів — це завдання не лише
для окремих родин, а й для суспільства загалом,

що потребує колективних зусиль у сфері освіти, профілактики та реформування політики.

Патерни сну в підлітковому віці

У підлітковому віці сон стає важливою складовою загального здоров'я, відіграючи ключову роль у зміцненні пам'яті, регуляції емоцій та фізичному розвитку. Однак режим сну підлітків, особливо дівчат, часто порушується через поєднання біологічних змін і соціального тиску, що призводить до тривожної тенденції хронічного недосипання.

Повноцінний сон має вирішальне значення для підтримання оптимального здоров'я та добробуту дівчаток. Дослідження показують, що підліткам потрібно від 8 до 10 годин сну щоночі для задоволення потреб їхнього розвитку. Достатній сон пов'язаний із кращими академічними досягненнями, стабільністю настрою та зміцненням фізичного здоров'я для дівчат. Сон також відіграє важливу роль у регуляції гормонів, що впливають на апетит, ріст і репродуктивне здоров'я.

Недосипання, навпаки, має далекосяжні наслідки. Хронічний дефіцит сну може погіршити когнітивні функції, зменшити здатність до концентрації уваги та негативно вплинути на процес прийняття рішень. У емоційному плані недостатній сон асоціюється з підвищеним рівнем стресу, тривожності та депресії, що особливо характерно для підлітків, зокрема дівчат, через соціальний тиск і гормональні коливання.

Біологічні зміни під час підліткового віку впливають на циркадний ритм — внутрішній біологічний годинник, що регулює цикли сну та неспання. Під час статевого дозрівання виділення мелатоніну, гормону, що сприяє сну, відбувається пізніше, що зумовлює природний зсув часу засинання. Це явище, відоме як «затримка фаз сну», ускладнює підліткам засинання рано ввечері та пробудження вчасно для школи чи інших ранкових обов'язків.

Для дівчат ця зміна ускладнюється додатковими факторами, такими як навчальні навантаження, позашкільна діяльність і соціальні контакти. Багато дівчат також мають підвищену чутливість до стресу та тривожності, що ще більше затримує засинання та спричиняє неспокійний сон. Використання електронних пристроїв перед сном загострює проблему, оскільки вплив синього світла пригнічує вироблення мелатоніну та порушує циркадний ритм.

З огляду на важливість сну, потрібно враховувати фактори, що порушують здоровий режим сну у дівчат-підлітків. Поліпшення гігієни сну та створення сприятливого середовища можуть зменшити негативні наслідки недосипання.

1. Встановлення постійного режиму сну: заохочення дівчат лягати спати та прокидатися в один і той самий час щодня, навіть у вихідні, допомагає регулювати циркадний ритм і покращує якість сну.

2. Обмеження використання екранів перед сном: зменшення часу використання електронних пристроїв щонайменше за годину до сну мінімізує вплив синього світла на вироблення мелатоніну. Введення розслаблювальних вечірніх ритуалів, таких як читання або медитація, допомагає налаштуватися на відпочинок.

3. Створення сприятливого середовища для сну: забезпечення тиші, темряви та комфорту в спальні сприяє якісному сну. Використання затемнюючих штор, пристроїв для створення «білого шуму» та зручної постільної білизни покращує умови для сну.

4. Управління стресом і тривожністю: навчання методам боротьби зі стресом, таким як дихальні вправи або ведення щоденника, допомагає дівчатам

розслабитися перед сном. Важливо також обговорювати навчальні навантаження та емоційні виклики, щоб знизити рівень стресу.

5. Балансування обов'язків: підтримка балансу між навчанням, позашкільною діяльністю та відпочинком допомагає уникнути перевантаження та знижує ризик недосипання.

Сон є наріжним каменем здоров'я підлітків, однак багато дівчат стикаються з труднощами в досягненні достатнього рівня відпочинку. Розуміння біологічних і середовищних факторів, що впливають на режим сну, дає змогу впровадити стратегії для покращення гігієни сну та підтримки загального добробуту. Пріоритетність сну покращує як академічні, так і емоційні результати, закладаючи основи для здорових звичок у дорослому житті.

Перехід до дорослого життя (18–21 рік)

Перехід до дорослого життя є ключовим етапом у житті дівчини, що супроводжується значними фізичними, емоційними та соціальними змінами. У віці від 18 до 21 року дівчата часто стикаються зі зміною рівня відповідальності, здобуттям незалежності та формуванням особистої ідентичності. Цей період відзначається важливими віхами, такими як здобуття вищої освіти, пошук кар'єрних можливостей і розвиток глибших міжособистісних стосунків. Водночас він створює унікальні виклики, оскільки дівчата повинні орієнтуватися в складнощах дорослого життя, дбаючи про своє здоров'я та добробут.

У цей перехідний період стає особливо важливим підтримання здорового способу життя. Звички та вибір, сформовані в ці роки, часто закладають основу для здоров'я впродовж усього життя. Харчові потреби змінюються, рівень стресу може зростати через навчальні або кар'єрні навантаження, а соціальне середовище розширюється, включаючи різноманітні впливи. Розуміння того, як збалансувати ці виклики із турботою про себе, є необхідним для зміцнення стійкості та загального добробуту молодих жінок.

Мета полягає в тому, щоб надати дівчатам інструменти, необхідні для процвітання в цей трансформаційний період — від управління стресом і побудови підтримуючих соціальних мереж до прийняття обґрунтованих рішень щодо харчування та фізичної активності.

Медичні обстеження для молодих жінок

Медичні обстеження є основою профілактичного догляду, надаючи молодим жінкам можливість активно підтримувати своє здоров'я у дорослому житті. У віці від 18 до 21 року регулярні медичні огляди набувають особливої важливості, оскільки молоді жінки починають самостійно дбати про своє благополуччя. Серед них гінекологічні огляди та скринінги на інфекції, що передаються статевим шляхом (ІПСШ), відіграють ключову роль у ранньому виявленні потенційних проблем і забезпеченні довготривалого здоров'я. Хоча деталі щодо інфекцій, що передаються статевим шляхом, розглядаються в окремому розділі, у цьому розділі акцентується увага на важливості регулярних обстежень і їхньої ролі у зміцненні загального добробуту.

Гінекологічні огляди є невід'ємною частиною медичного догляду за жінками, особливо під час переходу до дорослого життя. Вони виконують декілька важливих функцій:

- **Моніторинг репродуктивного здоров'я:** Регулярні огляди органів малого таза дозволяють лікарям оцінити стан репродуктивної системи та виявити можливі відхилення, такі як кісти яєчників або міоми матки, що потребують подальшої діагностики.

- **Скринінг на рак шийки матки:** Пап-тест (цитологічний мазок), рекомендований із 21 року, є критично важливим для виявлення передракових змін у шийці матки, спричинених вірусом папіломи людини (ВПЛ). Раннє виявлення значно знижує ризик розвитку раку.

- **Обговорення менструальних і гормональних проблем:** Під час гінекологічних консультацій можна обговорити нерегулярні менструації, гормональні дисбаланси або симптоми таких станів, як синдром полікістозних яєчників (СПКЯ), які можуть впливати на загальне здоров'я та фертильність.

- **Контрацепція та планування сім'ї:** Для сексуально активних молодих жінок гінекологічні огляди є безпечним простором для обговорення методів контрацепції та планування сім'ї, щоб зробити вибір, що відповідає їхнім потребам і життєвим цілям.

Регулярні гінекологічні огляди також сприяють підвищенню самоусвідомлення й упевненості в собі, заохочуючи молодих жінок до активної участі у власному догляді за здоров'ям. Налагодження довірчих стосунків із медичним працівником сприяє відкритому спілкуванню та оперативному вирішенню будь-яких проблем.

Скринінг на інфекції, що передаються статевим шляхом (ІПСШ), є ще одним важливим аспектом охорони здоров'я молодих жінок. Регулярні обстеження допомагають виявити інфекції на ранніх стадіях, часто ще до появи симптомів, що знижує ризик ускладнень і передачі іншим. Стандартні скринінги на ІПСШ включають тести на хламідіоз, гонорею, сифіліс, а також аналізи крові на ВІЛ і гепатити В і С. Раннє виявлення інфекцій дозволяє вчасно розпочати лікування, мінімізуючи довгострокові наслідки для здоров'я, такі як безпліддя або хронічний біль.

Окрім скринінгу на ІПСШ, цей період життя є ідеальним для виявлення інших можливих проблем зі здоров'ям. Молодим жінкам рекомендується проходити обстеження на:

- **Психічне здоров'я:** Депресія, тривожність і стрес є поширеними серед молоді, що робить скринінг на психічні розлади важливою частиною регулярних медичних оглядів.

- **Дефіцит поживних речовин:** Аналізи на рівень заліза та інших мікроелементів допомагають переконатися, що харчові звички сприяють підтримці загального здоров'я.

- **Артеріальний тиск і рівень холестерину:** Моніторинг цих показників допомагає виявити ранні ознаки ризику серцево-судинних захворювань, що дозволяє вчасно вжити профілактичних заходів.

Перехід до дорослого життя — це час значного зростання та змін, і регулярні медичні обстеження надають молодим жінкам інструменти для впевненого подолання цього періоду. Пріоритетне значення гінекологічних оглядів і скринінгів на ІПСШ дозволяє виявляти потенційні проблеми зі здоров'ям на ранніх стадіях і формувати звички, що сприяють довготривалому добробуту. Крім того, ці обстеження слугують відправною точкою для ширших дискусій про здоров'я, надаючи молодим жінкам змогу приймати обґрунтовані рішення та виступати за свої права у сфері медичного обслуговування.

Регулярні медичні огляди не лише захищають фізичне здоров'я, але й сприяють розвитку незалежності та самоусвідомлення. Наголошуючи на важливості профілактичного догляду, ми допомагаємо молодим жінкам закласти основу для здорового життя, забезпечуючи їм підтримку для успішного розвитку в усіх сферах життя.

Управління стресом і психічним здоров'ям у навчанні та роботі

Перехід до навчання в коледжі або роботи у складному середовищі часто знаменує собою важливий етап у житті молодої жінки, відкриваючи нові можливості та виклики. Для дівчат і молодих жінок ці переходи можуть ускладнюватися суспільними очікуваннями, стресовими факторами та проблемами зі здоров'ям. Балансування між навчальними, професійними та особистими обов'язками потребує свідомих зусиль для підтримання психічного та фізичного добробуту.

Стрес може проявлятися у молодих жінок інакше, ніж у чоловіків, що часто обумовлено гормональними змінами та соціальним тиском. Наприклад, дівчата можуть відчувати підвищений рівень стресу в підлітковому віці або на початку дорослого життя через високі академічні очікування, занепокоєння щодо зовнішності чи труднощі у міжособистісних стосунках. Хронічний стрес може впливати на менструальне здоров'я, порушувати сон і емоційну рівновагу, що потенційно призводить до довготривалих проблем зі здоров'ям, якщо їх не вирішити вчасно.

Проблеми з психічним здоров'ям, такі як тривожність і депресія, є поширеними серед молодих жінок, які перебувають у середовищах із високим рівнем стресу. Раннє розпізнавання ознак, таких як постійна втома, зміни в харчових звичках або відчуження від соціальних контактів, є важливим для своєчасного втручання.

Стратегії управління стресом:

1. **Комплексний підхід до здоров'я:** Заохочення молодих жінок до інтеграції збалансованого харчування, регулярної фізичної активності та практик усвідомленості, таких як йога чи медитація, у їхнє повсякденне життя.

2. **Відкриті розмови:** Дівчата часто отримують користь від спілкування з наставниками чи психологами, яким вони довіряють. Створення безпечного простору для обговорення стресу, самооцінки та особистих цілей є неоціненним.

3. **Обізнаність щодо менструального здоров'я:** Розуміння того, як стрес впливає на менструальний цикл і гормональний баланс, допомагає ефективно керувати симптомами. Корисними можуть бути мобільні

додатки для відстеження циклу та консультації з медичними фахівцями.

4. **Підтримка спільноти та ровесників:** Побудова міцних соціальних зв'язків, участь у жіночих групах або клубах сприяє відчуттю приналежності та стійкості.

5. **Доступ до професійної допомоги:** Звернення до психотерапевтів або психологів важливе для вирішення серйозних емоційних труднощів. Університети та робочі місця часто пропонують спеціалізовані програми підтримки для молодих жінок.

Пріоритетність цих стратегій допомагає дівчатам і молодим жінкам розвивати стійкість, впевнено долати труднощі академічного та професійного життя та зберігати своє здоров'я.

Хронічні захворювання та інвалідність

Управління хронічними захворюваннями та забезпечення належної медичної допомоги для дівчат з інвалідністю є ключовими аспектами просування рівного та інклюзивного підходу до здоров'я. Дівчата та молоді жінки часто стикаються з унікальними викликами під час отримання медичної допомоги, розуміння своїх станів і взаємодії з системами охорони здоров'я, що може впливати на загальну якість їхнього життя.

Хронічні захворювання, такі як діабет, астма та аутоімунні порушення, потребують постійного догляду та контролю. Для дівчат і молодих жінок управління цими станами часто перетинається з їхнім навчанням, соціальним життям та емоційним розвитком, що робить важливим забезпечення індивідуальної підтримки.

Цукровий діабет

Навчання дівчат основам діабету, зокрема важливості контролю рівня цукру в крові та ролі інсуліну, є життєво важливим. Рання освіта допомагає молодим жінкам упевнено керувати своїм станом.

Правильне харчування є основою контролю діабету. Дівчатам важливо знати, як обирати здорову їжу, особливо під час періодів активного росту, коли змінюються потреби в поживних речовинах. У цьому процесі важливу роль відіграють родини та школи.

Управління хронічним захворюванням, таким як діабет, може бути емоційно виснажливим. Групи підтримки, консультації психолога або шкільні програми допомагають дівчатам справлятися з відчуттям ізоляції чи тривоги, пов'язаними з їхнім станом.

Астма

Забезпечення доступу до інгаляторів і профілактичних ліків, призначених лікарем, є критично важливим для ефективного контролю симптомів астми.

Навчання дівчат визначенню поширених тригерів астми, таких як алергени, забруднене повітря чи стрес, допомагає їм мінімізувати ризики та контролювати своє здоров'я.

Дівчат з астмою слід заохочувати до участі в фізичній активності із відповідними коригуваннями. Спортивні програми можуть сприяти інклюзії, адаптуючи умови до конкретних потреб.

Регулярні відвідування лікаря необхідні для моніторингу стану здоров'я та внесення змін до планів лікування. Важливо створювати спільноти однолітків, які стикаються зі схожими проблемами, щоб знижувати відчуття ізоляції. Активна участь обізнаних опікунів сприяє дотриманню лікувальних рекомендацій та розвитку здорових звичок.

Особливості догляду за дівчатами з інвалідністю

Дівчата з інвалідністю стикаються з унікальними викликами в охороні здоров'я та бар'єрами, які потребують спеціального підходу для забезпечення комплексного догляду. Ці бар'єри можуть включати:

- фізичні обмеження доступу до медичних закладів,

- труднощі в комунікації,

- відсутність належного розуміння потреб з боку медичних працівників.

Регулярні медичні огляди мають включати скринінг на поширені захворювання та врахування специфічних ризиків, пов'язаних із певними формами інвалідності. Наприклад, дівчата з порушеннями опорно-рухового апарату можуть мати підвищений ризик розвитку остеопорозу чи утворення пролежнів.

Дівчата з інвалідністю можуть бути більш вразливими до депресії та тривожних розладів через соціальну стигматизацію або ізоляцію. Доступ до психологічної допомоги, консультацій або груп підтримки допомагає подолати ці виклики.

Необхідно забезпечити доступність інформації щодо менструальної гігієни та репродуктивного здоров'я. Опікуни та освітяни мають гарантувати, що ця інформація подається в зручному для сприйняття форматі — за допомогою візуальних матеріалів чи спрощеної мови.

Школи можуть відігравати важливу роль у наданні медичних послуг та освітніх програм для дівчат з інвалідністю. Ці програми повинні бути інклюзивними та адаптивними, щоб відповідати потребам кожної дитини.

Навчання дівчат їхніх прав як пацієнток допомагає їм бути впевненими у відстоюванні своїх інтересів у системі охорони здоров'я. Батьки та опікуни повинні активно виступати за покращення доступу до медичної допомоги та захищати права своїх дітей. Інклюзивні програми, які інтегрують дівчат з інвалідністю у шкільне життя чи громадські заходи, допомагають зменшити стигматизацію та сприяють створенню підтримуючого середовища.

Забезпечення підтримки для дівчат із хронічними захворюваннями та інвалідністю потребує співпраці між родинами, освітянами, медичними працівниками та громадами. Задовольняючи фізичні, емоційні та соціальні потреби цих дівчат, ми допомагаємо їм вести повноцінне життя та досягати свого потенціалу.

Майбутнє справедливості в охороні здоров'я залежить від визнання та вирішення унікальних викликів, із якими стикаються дівчата. Завдяки індивідуалізованому догляду, освіті та активній підтримці ми можемо гарантувати, що кожна дівчина має можливість розвиватися, незалежно від стану її здоров'я чи наявності інвалідності.

Гігієна тіла та зовнішніх статевих органів: Формування здорових звичок із дитинства

Гігієна — це не просто щоденна рутина, а основа доброго здоров'я та самопочуття, яка закладається з раннього дитинства і супроводжує людину протягом усього життя. Для дівчаток навчання правильним гігієнічним практикам виходить за межі простої чистоти; воно формує їхню впевненість у собі та допомагає будувати позитивне ставлення до власного тіла.

Від народження шкіра дитини потребує уважного догляду. М'яка та чутлива, вона схильна до подразнень, почервонінь і запалень, особливо в зонах, де накопичується волога, таких як промежина та анальна ділянка. Це особливо актуально для дітей, які носять підгузки: тривалий контакт із вологим середовищем може спричинити дискомфорт і висипання. Щоб запобігти цим проблемам, батькам слід обережно протирати ці ділянки вологими серветками під час кожної зміни підгузка та обмивати дитину теплою водою після дефекації. Ці ранні звички стають основою для формування гігієнічних навичок на все життя.

У міру зростання у немовлят можуть з'являтися білі виділення або тонка плівка у складках малих і великих статевих губ та паховій області. Хоча це може викликати занепокоєння у батьків, такі виділення є природними й не потребують агресивного очищення. Достатньо щоденного обмивання теплою водою, використання мила — лише за потреби, не частіше ніж через день. Варто уникати ароматизованих засобів і надавати перевагу м'якому дитячому милу. Важливо дотримуватися правильного напрямку під час миття — завжди від лобкової ділянки до ануса, щоб уникнути перенесення бактерій.

Після обмивання промежину слід акуратно висушити м'яким рушником. Щоб запобігти перехресному забрудненню, для інтимної гігієни потрібно використовувати окремий рушник. Батьки мають змалку навчати дітей цим правилам, щоб вони стали для них звичною справою. Такий підхід не лише знижує ризик інфекцій, але й формує розуміння важливості догляду за собою.

Купання для дітей часто є джерелом радості. Тепла вода і мильна піна перетворюють процес очищення на гру та релаксацію. Однак, щоб ця процедура приносила користь, потрібно дотримуватися деяких правил. Вода має бути приємно теплою, але не гарячою. Пінні засоби та добавки для ванни слід використовувати обережно, адже тривалий контакт із піною може подразнювати зовнішні статеві органи, спричиняючи свербіж або печіння.

У міру дорослішання дітей важливо переходити від ванн до душу як основної гігієнічної процедури. Душ забезпечує кращу гігієну, оскільки знижує тривалість контакту шкіри з потенційно подразливими речовинами. Навіть після купання у ванні бажано обполоснути тіло чистою водою з душу, щоб змити залишки мила або піни. Використання сидячих ванн і спринцювання для дітей та дорослих не рекомендується, оскільки це може порушити природний баланс шкіри та репродуктивної системи.

Важливу роль у підтриманні гігієни відіграє і одяг, особливо білизна. Чиста, зручна білизна з натуральних матеріалів, таких як бавовна чи шовк, дозволяє шкірі «дихати», знижуючи ризик подразнень та інфекцій. Прати білизну слід окремо від іншого одягу, використовуючи м'які, екологічно безпечні миючі засоби, щоб зменшити ймовірність алергічних реакцій.

Підлітки, особливо дівчата, можуть почати користуватися одноразовими прокладками для щоденного використання. Хоча це може бути зручно, такі засоби не повинні заміняти основну гігієнічну практику — щоденну зміну білизни. Модні тенденції, наприклад, носіння стрінгів, часто викликають дискусії, однак за правильного вибору розміру та носіння вони не становлять загрози для здоров'я. Водночас традиційні моделі білизни залишаються більш практичними для повсякденного використання.

Початок менструації є важливим етапом у житті дівчини, що потребує особливої уваги до гігієни. У цей період слід обмивати зовнішні статеві органи двічі на день — вранці та ввечері. Якщо дівчина обирає використання тампонів, рекомендується обмежити їх застосування денним часом, оскільки використання тампонів уночі підвищує ризик розвитку таких ускладнень, як синдром токсичного шоку. Для нічного захисту безпечнішим варіантом залишаються гігієнічні прокладки.

Освіта з менструальної гігієни дає змогу батькам обговорювати ширші аспекти догляду за собою та репродуктивного здоров'я, закладаючи основу для свідомих рішень у майбутньому.

Видалення волосся в інтимних зонах стало популярним серед підлітків і жінок. Існує безліч методів — від професійних процедур до домашніх рішень. Вибір залежить від особистих уподобань і ресурсів. Для підлітків поради батьків, особливо матері, можуть бути корисними у виборі безпечного та відповідного методу. Бритви, якщо ними користуються, мають бути індивідуальними і ніколи не передаватися іншим, щоб запобігти поширенню інфекцій.

Окрім догляду за шкірою, важливо забезпечити «дихання» для інтимної зони. Варто уникати тісного одягу, що стискає живіт і стегна, оскільки це обмежує циркуляцію повітря, спричиняючи дискомфорт і подразнення.

Нічний одяг — це особистий вибір, що залежить від індивідуальних вподобань. Незалежно від того, чи спить дівчина в піжамі, нічній сорочці чи без одягу, важливо, щоб одяг був вільним, не викликав перегріву і регулярно змінювався для підтримання чистоти. Комфортний нічний одяг сприяє якісному сну, що позитивно впливає на загальне здоров'я.

Навчання гігієни — це фундаментальна частина виховання, не менш важлива, ніж харчування, освіта чи емоційна підтримка. Гігієнічні практики мають розвиватися разом із дитиною, відповідаючи на зміни її тіла. Батьки відіграють вирішальну роль у формуванні позитивного ставлення до догляду за собою, створюючи відкрите й підтримуюче середовище, де дитина може ставити питання та отримувати необхідні поради.

Закладаючи ці звички змалку, батьки не лише захищають дітей від потенційних проблем зі здоров'ям, але й допомагають їм пишатися своєю особистою гігієною. Така основа турботи й уваги гарантує, що дівчата виростають із знанням і впевненістю у здатності підтримувати своє здоров'я.

Чи знали ви?

- *Напрямок миття має значення: завжди обмивайте від лобкової ділянки до ануса, щоб уникнути перенесення бактерій і знизити ризик розвитку інфекцій сечових шляхів або статевих органів.*

- *Щоденні прокладки мають обмеження: одноразові щоденні прокладки можуть бути зручними, але вони не замінюють потребу в щоденній зміні білизни, що є важливою умовою підтримання гігієни.*

Роль батька в розвитку, успіху та здоров'ї дівчини

Взаємини між батьком і донькою є наріжним каменем її емоційного та психологічного розвитку. Батьки відіграють важливу роль у формуванні самооцінки дівчини, її стійкості та розумінні навколишнього світу. Їхній вплив виходить за межі дитинства, залишаючи тривалий слід у тому, як доньки сприймають себе, будують стосунки й долають життєві виклики. Усвідомлення глибокого значення ролі батька підкреслює необхідність цілеспрямованої та турботливої участі у житті дівчини на всіх етапах її дорослішання.

Присутність і залученість батька забезпечують дівчинці почуття безпеки та емоційної стабільності. Для доньок наявність надійної та підтримуючої батьківської фігури сприяє формуванню довіри й упевненості у стосунках із іншими людьми. Батьки, які виявляють любов, заохочення та повагу, закладають основу для того, щоб їхні доньки почувалися цінними й зрозумілими.

Дівчата часто шукають підтвердження своєї цінності в очах батька. Коли батько підтверджує значущість доньки своїми словами та вчинками, це суттєво підсилює її самооцінку. Натомість брак емоційного зв'язку чи непослідовна підтримка можуть викликати відчуття невпевненості та недостатності. Емоційний зв'язок між батьком і донькою особливо важливий у підлітковому віці, коли дівчина формує свою ідентичність і самосприйняття. Батьки, які залишаються уважними та присутніми в цей період, можуть допомогти знизити негативний вплив суспільного тиску, зокрема стосовно зовнішності та впливу однолітків.

Батьки відіграють важливу роль у заохоченні доньок до вивчення нових інтересів і відкриття нових можливостей. Підтримка захоплень і святкування досягнень допомагають дівчатам розвивати незалежність і впевненість у собі. Таке заохочення часто сприяє успіху як в академічній, так і в професійній чи особистій сферах.

Віра батька у здібності доньки має ефект доміно, формуючи її власну віру в себе. Коли батьки навчають доньок підходити до труднощів із рішучістю та стійкістю, вони розвивають у них мислення, орієнтоване на наполегливість. Батьки, які демонструють навички розв'язання проблем, критичного мислення та адаптивності, показують цінність цих умінь, що дозволяє донькам долати труднощі з мужністю й винахідливістю.

Те, як батько взаємодіє зі своєю донькою та жінками в її оточенні, глибоко впливає на формування її уявлення про стосунки. Батьки, які демонструють повагу, доброту та рівність у своїх стосунках, встановлюють стандарт того, як інші мають ставитися до їхніх доньок. Такі приклади допомагають дівчатам встановлювати здорові межі та розпізнавати позитивну динаміку у стосунках.

Натомість ворожі прояви, такі як байдужість, критика чи агресія, можуть закласти основу для нездорових моделей поведінки у стосунках дівчини в майбутньому. Батьки повинні бути уважними до своїх дій і слів, оскільки доньки часто внутрішньо засвоюють ці моменти. Батьки, які практикують відкриту, шанобливу комунікацію зі своїми доньками, створюють безпечне середовище для обговорення почуттів, переживань і тривоги, що закладає основу для довіри та взаєморозуміння.

Вплив батька поширюється і на фізичне, і на психічне здоров'я доньки. Батьки, які заохочують активний спосіб життя, збалансоване харчування та регулярні фізичні вправи, роблять значний внесок у загальне благополуччя своїх доньок. Ці звички, закладені в дитинстві, часто зберігаються й у дорослому житті, сприяючи довгостроковому здоров'ю.

Участь батька має не менший вплив і на психічне здоров'я. Батьки, які заохочують відкритий діалог про емоції та психічний стан, сприяють нормалізації обговорення цих питань. Така відкритість знижує рівень стигматизації та заохочує доньок звертатися по допомогу в разі потреби. Крім того, батьки, які демонструють стратегії управління стресом і емоційної регуляції, забезпечують доньок важливими інструментами для подолання життєвих труднощів.

Дівчата часто стикаються із суспільними очікуваннями, які можуть обмежувати їх або завдавати шкоди. Батьки мають унікальну можливість кинути виклик цим нормам, підтримуючи права та прагнення своїх доньок. Коли батьки активно підтримують амбіції своїх доньок, незалежно від традиційних гендерних ролей, вони підсилюють віру, що дівчата здатні досягти будь-якої мети. Наприклад, заохочення батьком доньки до вивчення дисциплін, де традиційно домінують чоловіки, таких як наука, технології, інженерія та математика (STEM), може надихнути її переслідувати свої інтереси без страху перед упередженням або дискримінацією. Батьки, які виступають за гендерну рівність у своїх сім'ях і громадах, сприяють подоланню стереотипів, створюючи більш інклюзивне середовище, де їхні доньки можуть процвітати.

Стосунки між батьком і донькою не є статичними — вони еволюціонують. Батьки, які залишаються залученими та готовими адаптуватися до змін у житті своїх доньок, сприяють формуванню тривалих і міцних зв'язків. Від веселих ігор у дитинстві до змістовних розмов у підлітковому віці та дорослому житті — цей зв'язок поглиблюється завдяки спільним переживанням і взаємній повазі.

Батьки повинні приділяти час для якісного спілкування зі своїми доньками, уважно слухати їх і брати участь у спільних заняттях, які зміцнюють їхній зв'язок. Прості жести — відвідування шкільних заходів, святкування важливих подій чи спільне хобі — створюють незабутні спогади та підкреслюють важливість цих взаємин.

Роль батька в житті дівчини неможливо переоцінити. Його участь формує емоційну стійкість доньки, її впевненість у собі та розуміння світу. Батьки, які ставлять на перше місце любов, повагу та підтримку, надають своїм донькам інструменти для успіху та процвітання в усіх сферах життя. Приймаючи свою унікальну роль, батьки мають силу позитивно впливати на своїх доньок і майбутні покоління жінок, які нестимуть цей спадок далі.

Чи знали ви?

- *Заохочення батьком і віра у здібності доньки значно підвищують її самооцінку, стійкість і впевненість у собі. Така підтримка часто сприяє досягненню успіхів в академічній, професійній та особистій сферах.*

- *Батьки, які демонструють повагу, доброту та рівність у стосунках, подають потужний приклад для своїх доньок, формуючи їхні очікування щодо здорових стосунків і допомагаючи встановлювати міцні межі та позитивну динаміку.*

Здоров'я Вашої Дитини — У Ваших Руках

Дякую всім, хто знайшов час прочитати цю книгу. Сподіваюся, вона надала вам цінні знання та інструменти для дбайливого й усвідомленого догляду за вашою дитиною.

Бути батьками — це одна з найскладніших, але водночас найцінніших ролей у житті. Вона вимагає відповідальності та уваги, що формують життя тих, хто покладається на нас у своєму зростанні, безпеці та щасті. На відміну від багатьох інших життєвих ролей, батьківство не постачається з інструкцією, і нам не дано вибирати своїх дітей. Натомість ми формуємо їх через власні дії, слова та середовище, яке створюємо.

Але пам'ятайте, що «готовий результат» — це не той тендітний новонароджений, якого ми тримаємо на руках. Це людина, якою дитина стане за роки навчання, наставництва та підтримки. Суть батьківства полягає не лише у вихованні здорової дитини, а й у формуванні стійкої особистості, яка вступає в доросле життя з упевненістю, емпатією та здатністю орієнтуватися у світі, що постійно змінюється.

Діти — це віддзеркалення життя дорослих, які їх оточують. Їхнє фізичне здоров'я часто є прямим наслідком того, як ми дбаємо про їхні тіла, а їхнє емоційне благополуччя відображає динаміку наших стосунків. Радість і любов, які ми приносимо в їхнє життя, залишають незгладимий слід, так само як стрес, гнів чи байдужість можуть залишити шрами.

Це означає, що фізичне, психічне та емоційне здоров'я наших дітей значною мірою залежить від нас самих. Ми повинні прагнути бути прикладом тих поведінкових моделей, які хочемо, щоб вони засвоїли, формуючи звички доброти, самодогляду та допитливості. Середовище, яке ми створюємо вдома, емоції, які ми проявляємо, і пріоритети, яких дотримуємось, стають для них зразком взаємодії зі світом.

«Природа хоче, щоб діти були дітьми, перш ніж стати дорослими. Нехай у них дозріває дитинство», — писав Жан-Жак Руссо. Ці слова — вічне нагадування про важливість дозволити дітям жити своїм дитинством. Їхні ранні роки — це безцінний і швидкоплинний період, сповнений захоплення, відкриттів і невинності, які потрібно оберігати та цінувати.

Якщо у вас є радісні спогади з дитинства, нехай вони надихають вас створювати такі ж моменти для ваших дітей. Якщо ваше дитинство було позначене труднощами, пам'ятайте, що ви маєте силу розірвати цей цикл і дати щось краще наступному поколінню.

Дітям не потрібна досконалість — їм потрібні любов, присутність і розуміння. Вони не запам'ятають усіх подарунків, які ви їм дарували, чи кожну деталь ваших зусиль. Вони запам'ятають, як ви змушували їх почуватися в безпеці, підтриманими й глибоко коханими.

Батьківство не вимагає від нас знати всі відповіді. Воно вимагає лише щоденно намагатися зустрічати своїх дітей із співчуттям, терпінням і відкритим серцем. Помилки та моменти невпевненості будуть — це частина шляху.

Понад усе — любіть своїх дітей. Показуйте їм своїми словами та вчинками, що вони важливі для вас. І, піклуючись про їхній розвиток, не забувайте піклуватися і про себе, адже ваше здоров'я та щастя тісно пов'язані з їхніми.

Дякую, що приєдналися до мене в цій подорожі. Нехай знання, викладені в цій книзі, стануть для вас дороговказом у турботі про ваших дітей і допоможуть вам формувати майбутнє, сповнене можливостей і надії.

Любіть своїх дітей...
Д-р Олена Березовська

Словник термінів та понять

А

Аденархе: Підвищення рівня андрогенів надниркових залоз (наприклад, ДГЕА, андростендіон), що позначає початок гормональних змін у період статевого дозрівання.

Аменорея: Відсутність менструації протягом тривалого періоду, що може бути спричинено стресом, гормональними порушеннями, дефіцитом харчування або надмірними фізичними навантаженнями.

Амніоцентез: Діагностична процедура, під час якої відбирають амніотичну рідину для аналізу хромосом плода з метою виявлення генетичних порушень.

Анемія: Стан, при якому знижений рівень гемоглобіну або еритроцитів у крові, що викликає втому, слабкість і блідість шкіри.

Ановуляція: Відсутність овуляції під час менструального циклу, що може спричинити нерегулярні місячні або безпліддя.

Андрогени: Група стероїдних гормонів (наприклад, тестостерон), які відповідають за розвиток вторинних статевих ознак, зокрема в чоловіків, але також присутні і в жіночому організмі.

Апоптоз: Програмована загибель клітин, необхідна для нормального розвитку організму та підтримання гомеостазу.

Ациклічний біль: Біль у тазовій ділянці, що не пов'язаний із менструальним циклом і може бути хронічним.

Аутосоми: Нестатеві хромосоми, що містять основну частину генетичної інформації.

Автономна нервова система: Частина нервової системи, яка контролює мимовільні функції організму, зокрема серцебиття, дихання та травлення.

Акне: Хронічне запалення шкіри, що проявляється у вигляді прищів, комедонів і кіст, зазвичай пов'язане з гормональними змінами підліткового віку.

АМК (Аномальна маткова кровотеча): Кровотеча з матки, що виникає поза межами нормального менструального циклу.

Анамнез: Інформація про попередні захворювання, зібрана у пацієнта для діагностики.

Андропауза: Вікове зниження рівня чоловічих статевих гормонів (тестостерону).

Анемія: Стан, що характеризується зниженою кількістю еритроцитів або гемоглобіну в крові.

Аутизм (розлади аутистичного спектра, РАС): Нейророзвиткові порушення, що впливають на соціальну взаємодію, комунікацію та поведінку.

Ароматаза: Фермент, що відповідає за перетворення андрогенів на естрогени, важливий у регуляції гормонального балансу.

Б

Базальний шар: Глибокий шар ендометрію, який залишається незмінним під час менструації та забезпечує відновлення слизової оболонки матки.

Базальна температура тіла: Температура тіла у стані спокою, яку вимірюють для визначення овуляції або порушень менструального циклу.

Бактеріальний вагіноз: Порушення нормального балансу бактерій у піхві, що викликає неприємний запах, виділення та дискомфорт.

Біопсія: Медична процедура, під час якої відбирають зразок тканини для мікроскопічного аналізу з метою діагностики захворювань.

Біоідентичні гормони: Гормональні препарати, які мають таку ж хімічну структуру, як і природні гормони в організмі.

Білірубін: Жовтий пігмент, що утворюється при розпаді еритроцитів; його надлишок може спричинити жовтяницю.

Біль у грудях (мастодинія): Дискомфорт або чутливість у молочних залозах, що може бути пов'язаний із гормональними коливаннями або іншими причинами.

Будова тіла: Сукупність характеристик, що визначають форму, розмір та пропорції людського тіла.

В

Вагініт: Загальний термін для опису запалення піхви, яке може бути спричинене інфекціями, гормональними змінами або подразниками.

Варикозне розширення вен: Патологічний стан, при якому вени стають розширеними, звивистими і помітними під шкірою.

Венеричні хвороби: Інфекції, що передаються статевим шляхом, наприклад сифіліс, гонорея, хламідіоз.

Вертикальна передача: Передача інфекції або захворювання від матері до дитини під час вагітності, пологів або грудного вигодовування.

Внутрішньоматкова спіраль (ВМС): Контрацептивний пристрій, що вводиться в порожнину матки для запобігання небажаній вагітності.

Внутрішньоутробний: Такий, що відбувається в матці під час вагітності.

Вторинні статеві ознаки: Фізичні зміни, що з'являються під час статевого дозрівання, наприклад розвиток грудей, ріст волосся на тілі, зміни голосу.

Вроджені аномалії: Відхилення у розвитку органів або систем, що виникають під час формування плода.

Вульва: Зовнішні жіночі статеві органи, що включають великі та малі статеві губи, клітор і вхід до піхви.

Вульвовагініт: Запалення вульви та піхви, яке може бути спричинене інфекцією, алергією або подразниками..

Г

Генетика: Наука про спадковість і варіації організмів, що вивчає, як гени передаються від батьків до дітей.

Геніталії: Загальний термін для опису зовнішніх і внутрішніх статевих органів.

Геном: Повний набір генетичного матеріалу організму.

Гепатит: Запалення печінки, що може бути спричинене вірусами, токсинами або аутоімунними захворюваннями.

Гіперплазія: Надмірне розростання тканин або органів через підвищене ділення клітин.

Гіперінсулінемія: Підвищений рівень інсуліну в крові.

Гіпофіз: Залоза внутрішньої секреції, що виробляє гормони для регуляції роботи інших ендокринних органів.

Гірсутизм: Надмірний ріст жорсткого темного волосся у нетипових для жінок ділянках, таких як обличчя, груди або спина, що часто пов'язано з гормональними порушеннями.

Глюкоза: Основне джерело енергії для клітин організму, що циркулює в крові.

Гормони: Біологічно активні речовини, які регулюють різноманітні процеси в організмі, такі як ріст, обмін речовин, репродукція.

Гормональний дисбаланс: Порушення нормального рівня гормонів у крові, що може впливати на самопочуття і здоров'я.

Грудне вигодовування: Процес годування немовляти грудним молоком, яке забезпечує необхідні поживні речовини та антитіла.

Гінеколог: Лікар, що спеціалізується на діагностиці, лікуванні та профілактиці захворювань жіночої репродуктивної системи.

Д

Депресія: Психічний розлад, що проявляється тривалим пригніченим настроєм, втратою інтересу до життя та зниженням енергії.

Дисбактеріоз: Порушення балансу нормальної мікрофлори організму, що може призвести до проблем із травленням або імунітетом.

Диференціація: Процес спеціалізації клітин для виконання певних функцій.

Дисграфія: Розлад, що впливає на здатність правильно писати.

Дисменорея: Болісні менструації, що супроводжуються спазмами внизу живота, нудотою або головним болем.

Дисморфофобія: Психічний розлад, що проявляється нав'язливою тривогою щодо уявних або перебільшених фізичних недоліків.

Дисплазія: Аномальний розвиток тканин або органів, що може бути передраковим станом.

Дислексія: Розлад, що ускладнює процес читання при нормальному інтелекті.

Диспраксія: Порушення координації рухів і моторних навичок.

Діабет: Хронічне захворювання, що характеризується підвищеним рівнем глюкози в крові через порушення вироблення або дії інсуліну.

Діафрагма: Метод бар'єрної контрацепції, що представляє собою куполоподібний пристрій, який вводиться у піхву для запобігання проникненню сперматозоїдів у матку.

Діурез: Виділення сечі організмом; може бути змінено внаслідок захворювань або впливу лікарських засобів.

E

Екзема: Хронічне запальне захворювання шкіри, що проявляється почервонінням, свербежем і сухістю.

Екстракорпоральне запліднення (ЕКЗ): Метод запліднення поза тілом жінки, у лабораторних умовах.

Ектопія шийки матки: Стан, коли клітини, що зазвичай знаходяться всередині шийки матки, розростаються на її зовнішній поверхні.

Ембріон: Організм на ранній стадії розвитку після запліднення до формування основних органів.

Ендометрій: Внутрішній шар слизової оболонки матки, який оновлюється під час кожного менструального циклу.

Ендометріоз: Захворювання, при якому тканина, схожа на ендометрій, росте за межами матки, спричиняючи біль і можливі проблеми з фертильністю.

Ендокринна система: Система залоз, що виробляє гормони для регуляції обміну речовин, росту, розвитку і репродуктивної функції.

Естрогени: Основні жіночі статеві гормони, що регулюють розвиток вторинних статевих ознак і менструальний цикл.

Емоційний інтелект: Здатність розпізнавати, розуміти та керувати власними емоціями і емоціями інших людей.

Ж

Жіночі статеві гормони: Гормони, такі як естрогени і прогестерон, що регулюють репродуктивну функцію та менструальний цикл.

Жовте тіло: Тимчасова ендокринна структура в яєчнику, що утворюється після овуляції і виробляє прогестерон для підтримки можливої вагітності.

Жовтяниця: Стан, що характеризується пожовтінням шкіри і слизових оболонок через накопичення білірубіну в крові.

Життєвий цикл клітини: Послідовність фаз росту і поділу клітини, що включає інтерфазу, мітоз і цитокінез.

З

Залози внутрішньої секреції: Органи, які виробляють і виділяють гормони безпосередньо в кров для регуляції різних функцій організму.

Запалення: Реакція організму на пошкодження або інфекцію, що супроводжується почервонінням, набряком, болем і підвищенням температури.

Зародок: Початкова стадія розвитку організму після запліднення до стадії плоду.

Зовнішні статеві органи: Частини жіночої репродуктивної системи, що знаходяться зовні, включаючи вульву, клітор і великі статеві губи.

Зоб: Збільшення щитоподібної залози, що може бути спричинене дефіцитом йоду або іншими захворюваннями.

Згортання крові (коагуляція): Біологічний процес утворення кров'яного згустка для зупинки кровотечі.

І

Імунітет: Здатність організму захищатися від інфекційних агентів і чужорідних речовин.

Імунна система: Система органів, клітин і білків, що працює разом для захисту організму від патогенів.

Інвазійний: Метод, що передбачає проникнення в організм або порушення цілісності тканин.

Інсулін: Гормон, що регулює рівень глюкози в крові, сприяючи її засвоєнню клітинами.

Інсулінорезистентність: Зниження чутливості клітин до дії інсуліну.

Інфекція: Процес проникнення і розмноження мікроорганізмів у тілі, що може спричинити захворювання.

Інтоксикація: Отруєння організму шкідливими речовинами, що може бути спричинене токсинами, ліками або алкоголем.

Інтимна гігієна: Практики догляду за зовнішніми статевими органами для запобігання інфекціям і підтримання здоров'я.

Інтерферони: Білки, що виробляються клітинами у відповідь на вірусну інфекцію і допомагають активізувати імунну відповідь.

Й

Йод: Елемент, необхідний для нормальної роботи щитоподібної залози і вироблення гормонів тироксину.

Йододефіцит: Недостатній рівень йоду в організмі, що може спричинити порушення роботи щитоподібної залози.

Йога: Практика, що поєднує фізичні вправи, дихальні техніки і медитацію для зміцнення тіла і розуму.

К

Кальцій: Мінерал, необхідний для формування кісток, зубів і підтримання нормальної роботи м'язів і нервів.

Карієс: Пошкодження зубної емалі внаслідок дії бактерій, що призводить до утворення порожнин у зубах.

Клімакс (менопауза): Період у житті жінки, коли припиняються менструації через зниження вироблення статевих гормонів.

Когнітивні функції: Психологічні процеси, пов'язані з мисленням, пам'яттю, увагою і здатністю до навчання.

Контрацепція: Методи запобігання небажаній вагітності, включно з бар'єрними засобами, гормональними препаратами і ВМС.

Кортизол: Гормон стресу, що регулює обмін речовин, рівень глюкози в крові та імунну відповідь.

Крихкість кісток (остеопенія): Зниження мінеральної щільності кісткової тканини, що підвищує ризик переломів.

Кістозне утворення: Порожнинне утворення, заповнене рідиною, що може виникати в різних органах, зокрема в яєчниках.

Л

Лабіопластика: Хірургічна процедура для корекції форми або розміру малих статевих губ.

Лактація: Процес вироблення грудного молока молочними залозами після пологів.

Лейкорея: Виділення з піхви білого або прозорого кольору, що може бути нормою або ознакою інфекції.

Лейоміома (міома): Доброякісна пухлина м'язового шару матки, яка може спричиняти кровотечі або біль.

Ліпідний обмін: Метаболічний процес, пов'язаний з обробкою жирів у організмі.

Лютеїнова фаза: Друга фаза менструального циклу після овуляції, коли жовте тіло виробляє прогестерон.

Лімфатична система: Система судин і вузлів, що бере участь у підтримці імунітету і видаленні токсинів із організму.

Локальна терапія: Застосування ліків безпосередньо на уражену ділянку тіла.

М

Макіяж гігієнічний: Засоби догляду за шкірою, що зволожують і захищають від зовнішніх факторів.

Мастит: Запалення молочної залози, часто пов'язане з грудним вигодовуванням.

Мастопатія: Доброякісні зміни в тканині грудей, що можуть спричиняти ущільнення і болючість.

Менархе: Перша менструація в житті дівчини, що сигналізує про настання статевої зрілості..

Менструація (місячні): Фізіологічний процес відторгнення слизової оболонки матки, що супроводжується кровотечею.

Метаболізм: Сукупність біохімічних процесів, що забезпечують обмін речовин у клітинах.

Метаболічний: Пов'язаний із процесами обміну речовин.

Мікробіом: Сукупність мікроорганізмів, що живуть на шкірі, у кишечнику та інших частинах тіла, підтримуючи здоров'я.

Мігрень: Інтенсивний головний біль, часто супроводжується нудотою, підвищеною чутливістю до світла і звуків.

Н

Набряк: Скупчення рідини в тканинах, що спричиняє їхнє збільшення в об'ємі.

Неінвазійний: Метод або процедура, що не передбачає проникнення в тіло чи пошкодження тканин.

Нейрони: Клітини нервової системи, які передають імпульси між мозком і різними частинами тіла.

Неонатальний період: Період новонародженості, що триває від народження до 28-го дня життя.

Нерівномірний ріст: Стан, коли різні частини тіла розвиваються з різною швидкістю, що є нормою у підлітковому віці.

Ниркова недостатність: Порушення функції нирок, що може призвести до накопичення токсинів в організмі.

О

Обмін речовин (метаболізм): Сукупність хімічних процесів у тілі, що забезпечують ріст, розвиток та енергію.

Образ тіла: Суб'єктивне сприйняття власного фізичного вигляду, що впливає на самооцінку та емоційний стан.

Обсервація: Спостереження за станом здоров'я пацієнта без активного втручання.

Овуляція: Вихід зрілої яйцеклітини з яєчника, що відбувається приблизно в середині менструального циклу.

Окситоцин: Гормон, що регулює скорочення матки під час пологів і сприяє встановленню емоційних зв'язків.

Олігоменорея: Рідкісні або нерегулярні менструації, що можуть бути ознакою гормональних порушень.

Опорно-рухова система: Система кісток, м'язів і суглобів, що забезпечує підтримку тіла та рухливість.

Органи малого таза: Органи, розташовані в нижній частині черевної порожнини, зокрема матка, яєчники, сечовий міхур.

Оральні контрацептиви: Гормональні препарати у формі таблеток для запобігання небажаній вагітності.

П

Пап-тест: Лабораторний аналіз мазка із шийки матки для виявлення передракових і ракових змін.

Патоген: Мікроорганізм (бактерія, вірус або грибок), що може спричинити захворювання.

Патологія: Наука про хвороби або сам патологічний стан, що відхиляється від норми.

Пахвове волосся: Волосся, яке росте в області пахв у період статевого дозрівання.

ПМС (передменструальний синдром): Сукупність емоційних і фізичних симптомів перед початком менструації.

Піхва: Внутрішній статевий орган жінки, що виконує репродуктивні та захисні функції.

Порушення харчової поведінки: Психічні стани, пов'язані з нездоровим ставленням до їжі, наприклад анорексія або булімія.

Пребіотики: Речовини, що стимулюють ріст корисних бактерій у кишечнику.

Прееклампсія: Ускладнення вагітності, що проявляється підвищеним артеріальним тиском і білком у сечі.

Прогестерон: Гормон, важливий для регуляції менструального циклу та підтримки вагітності.

Пролактин: Гормон, що стимулює вироблення молока після пологів.

Пубертат: Період інтенсивного фізичного й гормонального розвитку, що починається в підлітковому віці.

Р

Рак шийки матки: Онкологічне захворювання, що виникає внаслідок аномальних змін клітин шийки матки, часто пов'язане з ВПЛ-інфекцією.

Резерв яєчників: Кількість і якість яйцеклітин у яєчниках, що впливає на репродуктивний потенціал жінки.

Респіраторна система: Система органів, що забезпечує дихання й обмін киснем та вуглекислого газу.

Ретенційний: Пов'язаний із затримкою або утриманням речовин чи рідин в організмі.

Розтяжки (стрії): Лінійні рубці на шкірі, що виникають внаслідок швидкого розтягнення під час росту або вагітності.

Розлади настрою: Психічні стани, що впливають на емоційний стан людини, наприклад депресія чи біполярний розлад.

Рубцева тканина: Тканина, що формується в процесі загоєння після травми або хірургічного втручання.

Репродуктивна система: Система органів, відповідальна за розмноження.

Риніт: Запалення слизової оболонки носа, що спричиняє закладеність, чхання і виділення з носа.

С

Сексуальне здоров'я: Стан фізичного, емоційного, психічного та соціального благополуччя, пов'язаний із сексуальністю, що включає безпечний та задовільний сексуальний досвід без примусу чи насильства.

Сексуальна освіта: Навчальний процес, що охоплює знання про анатомію, репродукцію, контрацепцію, сексуальні відносини та права.

Синехії: Спайки або зрощення тканин, наприклад, у

піхві або матці, що можуть спричинити дискомфорт або порушення менструального циклу.

Синдром полікістозних яєчників (СПКЯ): Ендокринний розлад, що впливає на рівень гормонів, спричиняючи нерегулярні менструації, акне та утворення кіст на яєчниках.

Сперматозоїд: Чоловіча статева клітина, необхідна для запліднення яйцеклітини.

Статева ідентичність: Відчуття особистої належності до певної статі, що може збігатися або не збігатися із біологічною статтю.

Статева зрілість: Стан організму, коли людина здатна до розмноження.

Стерилізація: Медична процедура, що забезпечує постійну контрацепцію шляхом хірургічного втручання.

Стрес: Реакція організму на фізичні, емоційні чи психологічні виклики, що може впливати на загальний стан здоров'я.

Судоми: Непередбачувані м'язові скорочення, що можуть бути спричинені неврологічними або метаболічними порушеннями.

Системні захворювання: Хвороби, що впливають на декілька органів або систем організму, наприклад цукровий діабет чи вовчак.

Т

Таз: Кісткова структура в нижній частині тіла, що підтримує органи малого таза та забезпечує рухливість.

Тазовий біль: Дискомфорт або біль у нижній частині живота, що може бути спричинений гінекологічними, урологічними або гастроентерологічними захворюваннями.

Телархе: Початковий етап розвитку молочних залоз у дівчаток під час статевого дозрівання, що є однією з перших ознак настання пубертату.

Тестостерон: Основний чоловічий гормон, що також присутній у жінок у менших кількостях і впливає на лібідо, настрій та м'язову масу.

Тривожний розлад: Психічний стан, що характеризується надмірною тривогою, занепокоєнням і страхом, які можуть впливати на повсякденне життя.

Тромбоз: Утворення згустків крові (тромбів) у судинах, що може порушити кровотік і становити загрозу для життя.

Тромбоцити: Клітини крові, що відповідають за згортання та зупинку кровотечі.

Трансгендерна особа: Людина, чия гендерна ідентичність відрізняється від біологічної статі, визначеної при народженні.

Трихомоніаз: Поширена інфекція, що передається статевим шляхом і викликається паразитом Trichomonas vaginalis.

У

Ультразвукове дослідження (УЗД): Метод візуалізації внутрішніх органів за допомогою ультразвукових хвиль.

Уретра: Трубка, що виводить сечу з сечового міхура назовні.

Уретрит: Запалення уретри, що може спричиняти біль і печіння під час сечовипускання.

Урогенітальна система: Система органів, що включає сечовидільні та статеві органи.

Урогенітальні інфекції: Інфекції, що вражають сечостатеву систему, наприклад цистит чи уретрит.

Уреаплазмоз: Інфекція, що передається статевим шляхом і викликається бактеріями роду Ureaplasma.

Успадковані хвороби: Захворювання, що передаються від батьків до дітей через гени.

Ф

Фенотип: Сукупність зовнішніх і внутрішніх ознак організму, що проявляються завдяки генам і середовищу.

Фертильність: Здатність організму до відтворення потомства.

Фетальний: Пов'язаний із плодом на стадії внутрішньоутробного розвитку.

Фіброма: Доброякісна пухлина, що зазвичай утворюється в матці або інших органах.

Фолікул: Структура в яєчнику, що містить яйцеклітину й сприяє її дозріванню.

Фолікулярна фаза: Перша фаза менструального циклу, коли дозріває яйцеклітина.

Фізіологія: Наука про функціонування організму людини або тварини.

Фолат (фолієва кислота): Вітамін групи В, важливий для формування ДНК і профілактики вроджених вад розвитку у плода.

Фіброзно-кістозна мастопатія: Доброякісні зміни в тканині грудей, що можуть спричиняти біль і ущільнення.

Фемінізм: Рух за рівність прав жінок і чоловіків у всіх сферах життя.

Фолікулярна кіста: Рідина, що накопичується в фолікулі яєчника, іноді викликаючи дискомфорт або біль.

Флора піхви (мікробіом, мікробіота, біота): Сукупність корисних мікроорганізмів, що підтримують здоровий баланс у піхві.

Х

Хламідіоз: Поширена бактеріальна інфекція, що передається статевим шляхом і може спричиняти безсимптомний перебіг або ускладнення, як-от безпліддя.

Хронічний біль: Тривалий або повторюваний біль, що триває понад 3 місяці та може впливати на якість життя.

Хромосоми: Структури в клітинах, що містять генетичний матеріал (ДНК), відповідальний за передачу спадкової інформації.

Хірургічне втручання: Медична процедура, що передбачає оперативне втручання для лікування захворювань або травм.

Холестерин: Жироподібна речовина, необхідна для утворення гормонів і клітинних мембран, надлишок якої може спричинити серцево-судинні захворювання.

Харчова алергія: Аномальна імунна реакція на певні продукти, що може проявлятися висипанням, набряком, проблемами з диханням.

Харчові розлади: Психологічні стани, що впливають на харчову поведінку, наприклад анорексія чи булімія.

Ц

Цервікальна слиз: Виділення з шийки матки, що змінюється протягом менструального циклу і може свідчити про фертильність.

Цервікальний канал: Канал, що з'єднує піхву з порожниною матки, через який проходять менструальні виділення та сперматозоїди.

Цервіцит: Запалення шийки матки, що може бути спричинене інфекціями або подразненням.

Цистит: Запалення сечового міхура, що викликає часте і болісне сечовипускання.

Цитологічний аналіз (ПАП-тест): Дослідження клітин шийки матки для виявлення передракових змін або раку.

Цукровий діабет: Хронічне захворювання, пов'язане з порушенням регуляції рівня глюкози в крові.

Ч

Частота серцевих скорочень (ЧСС): Кількість ударів серця за хвилину, показник загального стану серцево-судинної системи.

Червона кров'яна клітина (еритроцит): Клітина, що транспортує кисень від легень до інших частин тіла.

Чутливість: Фізіологічна або емоційна реакція на подразники, наприклад біль, температуру або стрес.

Ш

Шизофренія: Психічний розлад, що

характеризується порушенням мислення, сприйняття та емоційного стану.

Шкірний висип: Зміни на шкірі у вигляді плям, пухирців або лущення, що можуть бути спричинені алергіями або інфекціями.

Шкідливі звички: Поведінкові патерни, що негативно впливають на здоров'я, наприклад куріння або зловживання алкоголем.

Шлунок: Орган травної системи, де відбувається первинне перетравлення їжі.

Шок: Критичний стан, що характеризується недостатнім кровопостачанням органів і тканин.

Щ

Щитовидна залоза: Ендокринний орган, що регулює обмін речовин і виробляє гормони, які впливають на ріст і розвиток.

Щільність кісткової тканини: Показник міцності кісток, важливий для діагностики остеопорозу.

Щоденний режим: Система регулярних звичок і рутин, що сприяє підтримці здоров'я та гармонійного розвитку.

Щеплення (вакцинація): Введення вакцини для створення імунітету проти інфекційних хвороб.

Щоденні прокладки: Гігієнічні засоби для щоденного використання, але не замінюють регулярну зміну білизни.

Ю

Ювенільний: Такий, що стосується дітей або підлітків.

Ювенільна маткова кровотеча: Ненормальна маткова кровотеча в підлітковому віці, часто через гормональні дисбаланси.

Я

Яєчники: Парні органи жіночої репродуктивної системи, які виробляють яйцеклітини та гормони.

Яйцеклітина: Жіноча репродуктивна клітина, що бере участь у процесі запліднення.